解放军总医院临床路径汇编

肝胆外科临床路径

Clinical Pathways of Hepato-bilio-pancreatic Surgery

主　编　卢实春　董家鸿　张文智　刘　荣

人民軍醫出版社
PEOPLE'S MILITARY MEDICAL PRESS
北　京

图书在版编目(CIP)数据

肝胆外科临床路径/卢实春等主编.一北京：人民军医出版社，2018.1
(解放军总医院临床路径汇编)
ISBN 978-7-5091-9288-7

Ⅰ.Ⅰ.①肝… Ⅱ.①卢… Ⅲ.①肝疾病—外科学—诊疗 ②胆道疾病—外科学—诊疗
Ⅳ.①R657.3 ②R657.4

中国版本图书馆 CIP 数据核字(2018)第 011828 号

策划编辑:梁紫岩　**文字编辑**:银　冰　**责任审读**:赵　民
出版发行:人民军医出版社　**经销**:新华书店
通信地址:北京市 100036 信箱 188 分箱　**邮编**:100036
质量反馈电话:(010)51927290;(010)51927283
邮购电话:(010)51927252
策划编辑电话:(010)51927300—8062
网址:www.pmmp.com.cn

印、装:京南印刷厂
开本:787mm×1092mm　1/16
印张:17.5　**字数**:379 千字
版、印次:2018 年 1 月第 1 版第 1 次印刷
定价:120.00 元

内容提要

本书为《解放军总医院临床路径汇编》第二十五分册，主要为肝胆外科多发病、常见病的诊疗路径，共包含37条，由解放军总医院肝胆外科医护团队参考国家卫计委医改司《临床路径管理丛书》及中国卫生经济学会、中国价格协会联合下发的《按病种收（付）费规范》单病种临床路径、国内外最新相关诊疗指南和专家共识，结合肿瘤学、消化内科学、内分泌学、麻醉学、药学、营养学、快速康复医学等多学科内容综合编制而成。

本分册包括胆道疾病、胰腺疾病、肝脏疾病、脾脏疾病和肝脏移植，涵盖肝胆胰脾系统各种良恶性肿瘤、先天性疾病、寄生虫病、感染性疾病和战创伤等多种病变的传统和微创手术治疗方式，并包括解放军总医院肝胆外科的优势和创新技术，如机器人和微创肝胆胰手术、急性重症胰腺炎的微创和综合治疗、肝移植技术等。这些临床路径结合了相关疾病的理论和临床基础及解放军总医院肝胆外科在本领域的丰富诊疗经验，核心是将疾病（手术）所涉及的关键性检查、治疗、护理等活动标准化，确保患者在正确的时间、正确的地点，得到正确的诊疗服务，同时控制医疗成本，保证并提高医疗质量。本书是肝胆外科专业医护人员进行临床诊治的有力的参考工具。

《解放军总医院临床路径汇编》
编委会名单

编著者名单

主　编　卢实春　董家鸿　张文智　刘　荣

副主编　姜　凯　纪文斌　王　敬　胡明根　赵之明

编　者（以姓氏笔画为序）

万　涛　王　勋　王　彬　尹注增　刘　洋　刘　哲
许　勇　李继东　杨　滔　余　强　冷建军　辛宪磊
张柯迪　张雯雯　陈永卫　陈永亮　陈继业　孟翔飞
赵向前　胡丙洋　梁　斌

序

医院要发展，关键在创新。创新是医院发展的生命。

创新的同时也要善于总结。我们欣喜地看到，解放军总医院一直走在创新的前列，从创建研究型医院的管理实践，到持续开展的标准化建设，再到临床路径管理的系统梳理，创新的因子无处不在，总结的果实惠及民生。这正是一所医院不断发展壮大的强大动力与推力。

临床路径是应用循证医学证据，针对某种疾病，按照时间顺序，对入院检查、诊断、治疗、护理、饮食指导、宣教、出院计划等形成的疾病服务计划。它出现在20世纪80年代中期的美国，经过几十年的完善发展，已经成为一种行之有效的医疗管理手段。国内外实践证明，实施临床路径，对医院规范诊疗服务行为、提高工作效率、控制医疗费用、改进医疗质量、确保医疗安全、增加患者满意度都发挥着重要的作用。同时，大力推行临床路径管理是公立医院改革的重要任务之一，直接关系到部队官兵和人民群众好看病、看好病的问题，关系到能否让部队官兵和人民群众切身感受到医改带来健康实惠的问题，具有显著的政治效益、军事效益、社会效益和经济效益。

医疗质量是医院建设的永恒主题。质量决定医院的生存和发展，直接关系到患者的身心健康和生命安全。长期以来，解放军总医院在医疗质量管理方面进行着积极的探索，早在2002年就开始着手临床路径相关研究，逐渐摸索建立了一整套具有自身特色的临床路径管理体系。医院学科分类齐全，医学人才荟萃，技术手段多样，诊治疾病涉及DRGs达700多组，为研究制定临床路径提供了良好的基础，积累了宝贵的经验。《解放军总医院临床路径汇编》收录了解放军总医院多年来研究制定的28个专业1225条临床路径。路径融入了解放军总医院医疗质量管理标准化的丰富内容和要求，具有很强的医院管理特色。

该书的主要编审人员集成了院内众多知名医疗、护理以及管理专家的智慧结晶和实践经验，对全国、全军各级各类医院制定和应用临床路径，对各级医护人员改善临床思维，对医院管理人员了解诊疗重点都具有重要的参考和借鉴意义。

习主席指出，没有全民健康就没有全面小康。医院的质量建设无终极，我们的奋斗目标就无止境。质量没有一成不变的答案，只有永远的问题和追求目标。《解放军总医院临床路径汇编》为全军医院开了一个好头，希望大家继续群策群力、献计献策，不断补充、完善和丰富临床路径管理，更好地造福于广大军民，为实现伟大的中国梦提供强有力的健康支撑。

中央军委后勤保障部副部长

前言

推进医院质量建设，坚持以病人为中心，促进医患和谐，为群众提供安全、有效、方便、廉价的医疗卫生服务，是医药卫生体制改革的出发点和立足点。临床路径作为一种既可以改进医疗质量，又能有效控制医疗成本的管理工具，得到了国家管理部门和医疗机构越来越广泛的重视和应用。

2015年，国家卫计委下发的《进一步改善医疗服务行动计划》中提出，到2017年底，所有三级医院的50%出院患者和80%二级医院的70%出院患者要按照临床路径管理。截至今年9月，国家卫计委先后发布了共1212条临床路径，涵盖了30多个临床专业。近日，国家卫计委又发布了《医疗机构临床路径管理指导原则》，对医疗机构实施临床路径管理进行了进一步规范。

解放军总医院早在2002年就开始着手临床路径的研究与应用，十余年的时间里，制定开发了大量的路径表单，这些表单凝结着我们广大专家的智慧和心血，它们既是总医院的宝贵财富，也是我国医疗卫生行业的共同财富。为此，我们从中精心挑选了能够涵盖大型综合性医院主要病种、诊疗方案相对成熟的临床路径汇编成书，与业内同行分享。

《解放军总医院临床路径汇编》包括心血管内科、呼吸内科、消化内科、普通外科、骨科、神经外科、胸外科、妇产科等28个专业分册，涉及963个病种，共计1225条临床路径，每条临床路径都包括标准住院流程和临床路径表单。在路径表单中，不仅包含疾病诊治的检查检验、用药医嘱等诊疗内容，我们还结合医院各项规章制度和医疗质量管理标准化要求，增加了各个诊疗环节需要医护人员落实的行为规范，如入出院评估、病历书写、会诊申请、查房时限等；另外，护理工作的内容也更加细化全面，更具有专科专病特点。可以说这些路径是集医疗技术和管理经验于一体，具有鲜明的总医院特色，希望对广大医务人员和医院管理者都能起到一定的参考借鉴作用。

该丛书从编写到出版，历时6年多时间，我院有80余位知名专家和来自全院医疗、护理、药学、医技、医保、管理等各个专业领域的300余人参与，他们查阅了海量的资料，投入了大量的时间和精力。同时，该书也得到了许多业内同行的大力指导和人民军医出版社的鼎力支持，在此一并表示诚挚的谢意。

由于医疗技术发展迅速，很多疾病的诊治手段和方法日新月异，一些疾病的诊疗方案在业内会存在不同观点；另外，本书难免有许多不足，敬请读者、专家、同行惠予指正。

2017年9月于北京

目 录

第1章 胆道疾病

第一节 胆囊结石伴慢性胆囊炎行经腹腔镜胆囊切除术临床路径

一、胆囊结石伴慢性胆囊炎行经腹腔镜胆囊切除术临床路径标准住院流程

(一)适用对象

第一诊断为胆囊结石伴慢性胆囊炎(ICD-10:K80.102)行腹腔镜胆囊切除术(ICD-9-CM-3:51.2301)的患者。

(二)诊断依据

根据《黄志强胆道外科学》(山东科学技术出版社,2010年),《临床诊疗指南——外科学分册》(中华医学会编著,人民卫生出版社,2012年),《黄家驷外科学》(第7版,人民卫生出版社,2011年),《克氏外科学》(第19版,北京大学医学出版社,2015年)。

1. 临床症状

(1)腹痛:是多数慢性胆囊炎最常见的症状,发生率为84%。腹痛的发生常与高脂肪、高蛋白质饮食有关。患者常表现发作性的胆绞痛,多位于右上腹;出现钝痛,可放射至背部,持续数小时后缓解。

(2)消化不良:是慢性胆囊炎的常见表现,占56%,又称胆源性消化不良,表现为嗳气、饱胀、腹胀、恶心等消化不良症状。

2. 体格检查 约34%的慢性胆囊炎患者体格检查可检出右上腹压痛,但大多数患者可无阳性体征。

3. 影像学诊断

(1)超声检查:是诊断慢性胆囊炎最常用、最有价值的检查,可以显示出胆囊壁增厚、纤维化及胆囊中的结石。慢性胆囊炎的超声特点主要是胆囊壁增厚(壁厚≥3 mm)、毛糙;合并胆囊结石则出现胆囊内强回声及后方声影,若胆囊内出现层状分布的点状低回声,后方无声影时,则常是胆囊内胆汁淤积物的影像。

(2)CT:不作为常规诊断标准。CT能良好地显示胆囊壁增厚及可能的结石,能评估胆囊的营养不良性钙化,有助于排除其他需要鉴别的疾病。

(3)MRI:在评估胆囊壁纤维化、胆囊壁缺血、胆囊周围肝组织水肿、胆囊周围脂肪堆积等方面均优于CT,主要用于鉴别急性和慢性胆囊炎。磁共振胰胆管造影(magnetic resonance cholangio-pancreatography，MRCP）可发现超声和 CT 不易检出的胆囊和胆总管的小结石。

（三）选择治疗方案的依据

根据《黄志强胆道外科学》（山东科学技术出版社，2010 年），《临床诊疗指南——外科学分册》（中华医学会编著，人民卫生出版社，2012 年），《黄家驷外科学》（第 7 版，人民卫生出版社，2011 年），《中国慢性胆囊炎，胆囊结石内科诊疗共识意见（2014 年）》，《克氏外科学》（第 19 版，北京大学医学出版社，2015 年）。

1. 慢性胆囊炎和胆囊结石一般首选内科治疗，但在内科治疗的基础上，如果出现以下临床表现，则需考虑外科治疗。

（1）疼痛无缓解或反复发作，影响生活和工作。

（2）胆囊壁逐渐增厚达 4 mm 及以上。

（3）胆囊结石逐年增多和增大，合并胆囊功能减退或障碍。

（4）胆囊壁呈陶瓷样改变。无明确手术禁忌证。

2. 征得患者及其家属的同意。

（四）标准住院天数

2～3 天。

（五）进入路径标准

1. 第一诊断必须符合胆囊结石伴慢性胆囊炎（ICD-10：K80.102）行腹腔镜胆囊切除术（ICD-9-CM-3：51.2301）。

2. 年龄：各年龄段可耐受手术的患者均可。

3. 专科指征：腹部超声或 MRCP 提示胆囊结石、慢性胆囊炎。

4. 当患者同时具有其他疾病诊断时，但在住院期间不需要特殊处理，也不影响第一诊断的临床路径流程实施时，可以进入路径。

（六）术前评估（住院第 1 天）

1. *诊疗评估*

（1）检查检验评估

①完成血、尿、粪常规，血生化，血清四项，凝血功能，血型（门诊完成）。

②完成 X 线胸片、心电图、超声心动图、肺功能和血气分析（老年人或既往有相关病史者）等，排除手术禁忌（门诊完成）。

③完成腹部超声，必要时行 MRCP（门诊完成）。

（2）有内科疾病者及时请相关科室医师会诊（门诊完成）。

（3）其他

①营养评估：根据《解放军总医院新住院患者营养风险筛查表（NRS-2002）》为新住院患者进行营养评估，评分≥3 分患者给予处置，必要时申请营养科医师会诊。

②心理评估：根据新住院患者情况申请心理科医师会诊。

③疼痛评估：根据《VAS 评分》实施疼痛评估，评分＞7 分患者给予处置，必要时请疼痛科医师会诊。

④康复评估：根据《住院患者康复筛查和评估表》在新住院患者住院后 24 小时内进行康复筛查和评估。任何一项结果为“是”，则申请康复科医师会诊。

⑤深静脉血栓栓塞症风险评估：根据专科《深静脉血栓栓塞症评估量表》在新住院患者住

院后 24 小时内进行风险筛查和评估，风险结果为“高危”的，则申请血管外科或介入导管室医师会诊。

2. 术前准备

(1)术前评估：术前 24 小时完成病情评估、必要检查，做出术前小结、术前讨论。

(2)术前谈话：术前与患者及其家属谈话，告知手术方案、相关风险、手术费用及其家属权益，履行书面知情同意手续。

(3)通知手术室：准备手术间、手术药品、手术物品。

(4)护士做心理护理，交代注意事项，进行术前宣教。

(5)手术部位标识：术者、一助或经治医师术前应对手术部位做体表标识。

(6)术前麻醉医师访视：制订麻醉计划，完成评估，确定麻醉访视，记入《麻醉医师术前访视记录》，告知患者及其家属麻醉适应证，麻醉目的、风险，可能出现情况及处理原则、替代方案等，签《麻醉知情同意书》并归入病历。

(七)预防性抗生素选择与使用时机

依据《抗菌药物临床应用指导原则(2015 年)》(国卫办医发〔2015〕43 号)和卫生部办公厅《关于抗菌药物临床应用管理有关问题的通知》(卫办医政发 38 号)执行。

腹腔镜胆囊切除术和内镜逆行胆胰管造影术等预防用药纳入普外科Ⅰ类（清洁）切口手术管理。一般情况下，普外科Ⅰ类（清洁）切口手术不需预防用药，仅在特殊情况时考虑预防用药，一般可选择第二代头孢类抗生素并注意以下要求。

1. 预防性用药时间为术前 30 分钟。

2. 手术超过 4 小时加用 1 次。

3. 术后 72 小时内停止使用抗生素。

(八)手术日为住院第 2－3 天

1. 手术安全核对：患者入手术间后由手术医师、麻醉医师、巡回护士及患者本人共同核对患者身份、手术部位与标识、手术方式。手术医师、麻醉医师、巡回护士三方按《手术安全核对表》逐项核对，共同签名。

(1)手术方式和手术切除范围：腹腔镜下胆囊切除术(备开腹)，切除范围为胆囊。

(2)麻醉方式：全身麻醉。

(3)手术内固定物：不可吸收性钛夹或可吸收性生物夹。

(4)术中胆囊三角解剖困难，难以完成腹腔镜胆囊切除时，可中转开腹手术。

(5)术中用药：麻醉常规用药等。

(6)输血：视术中情况而定。

2. 经治医师或手术医师应即刻完成术后首次病程记录，观察术后患者病情变化。

(九)术后住院恢复

1 天。

(十)出院标准

1. 生命体征正常。

2. 已进食。

3. 无明显腹痛、发热。

4. 切口愈合好，无感染。

5. 没有需要住院处理的并发症和(或)合并症。

(十一)有无变异及原因分析

1. 医疗原因导致的变异　改变诊疗方案、转科治疗、操作失误、误诊等。

2. 患者原因导致的变异　不同意治疗方案，个人要求出院，院外服用手术禁忌药，月经期，对诊疗计划不满要求出路径。

3. 并发症原因导致变异　围术期并发症有胆管损伤、胆漏、腹腔出血、感染、切口感染等造成住院天数延长和费用增加。

4. 病情原因导致变异　部分患者常常存在很多内科合并症，如脑血管或心血管病、糖尿病、血栓等，手术可能导致这些疾病加重而需要治疗，从而延长治疗时间和增加住院费用。

5. 辅诊科室原因导致的变异　检查、检验、手术、病理等检查(不及时，结果错报)、报告(结果错报)等原因延长住院天数，增加费用等。

6. 管理原因导致的变异　系统暂不支持，系统瘫痪，需要修订制度等。

7. 节假日　术前患者如住院时间遇节假日，使手术推迟，延长住院天数，增加费用。

二、胆囊结石伴慢性胆囊炎行经腹腔镜胆囊切除术临床路径表单

适用对象		第一诊断为胆囊结石伴慢性胆囊炎(ICD-10:K80.102) 行腹腔镜胆囊切除术(ICD-9-CM-3:51.2301)的患者		
患者基本信息		姓名:______　性别:____　年龄:____ 门诊号:______　住院号:______　过敏史:______ 住院日期:____年__月__日　出院日期:____年__月__日		标准住院天数 2～3 天
时间		住院第 1 天 (术前准备/诊疗评估)	住院第 1—2 天 (手术日)	住院第 2—3 天 (恢复出院)
主要诊疗工作	制度落实	□ 住院 2 小时内经治医师或值班医师完成接诊 □ 住院 24 小时内主管医师完成检诊 □ 专科医师会诊(必要时) □ 完成术前准备 □ 组织术前讨论 □ 麻醉医师术前访视 □ 手术部位标识	□ 三级医师查房 □ 手术安全核查 □ 麻醉医师术后访视	□ 术者或上级医师查房
	病情评估	□ 经治医师询问病史与体格检查 □ 心理评估 □ 营养评估 □ 疼痛评估 □ 康复评估		□ 上级医师进行治疗效果、预后和出院评估 □ 出院宣教

（续　表）

主要诊疗工作	病历书写	□ 住院 8 小时内完成首次病程记录 □ 住院 24 小时内完成住院记录 □ 完成主管医师查房记录 □ 完成主诊医师查房记录 □ 完成术前讨论、术前小结	□ 术后即刻完成术后首次病程记录 □ 术者或一助术后 24 小时内完成手术记录（术者签名）	□ 术后病程记录 □ 主管医师查房记录 □ 主诊医师查房记录 □ 特殊的治疗、操作单独书写 □ 出院当天病程记录（有上级医师指示出院） □ 出院后 24 小时内完成出院记录 □ 出院后 24 小时内完成病案首页
	知情同意	□ 患者或及家属在住院记录单签名 □ 术前谈话，告知患者及家属病情和围术期注意事项并签署麻醉知情同意书、输血知情同意书、手术知情同意书、授权委托书（患者本人不能签名时）、自费用品协议书（必要时）、军人目录外耗材审批单（必要时）		□ 告知患者及其家属出院后注意事项（指导出院后功能锻炼，复诊的时间、地点，发生紧急情况时处理等）
	手术治疗	□ 预约手术	□ 实施手术（手术安全核查记录、手术清点记录）	
	其他	□ 及时通知上级医师检诊 □ 经治医师检查、整理病历资料		□ 通知出院 □ 开具出院介绍信 □ 开具诊断证明书 □ 出院带药 □ 预约门诊复诊时间

（续　表）

重点医嘱	长期医嘱	护理医嘱	□ 按肝胆外科护理常规 □ 三级护理	□ 按肝胆外科术后护理常规 □ 二级护理	□ 按肝胆外科术后护理常规 □ 三级护理
		处置医嘱			
		膳食医嘱	□ 普食 □ 糖尿病饮食 □ 低盐、低脂饮食 □ 低盐、低脂、糖尿病饮食 □ 术前禁食、禁水	□ 术后 6 小时流食	□ 半流食 □ 糖尿病半流食 □ 低盐、低脂半流食 □ 低盐、低脂、糖尿病半流食
		药物医嘱	□ 既往基础用药(必要时)		□ 既往基础用药(必要时)
	临时医嘱	检查检验	□ 血常规(含 CRP＋IL-6) □ 尿常规 □ 粪常规 □ 血型 □ 凝血四项 □ 普通生化 □ 传染性疾病筛查(乙型肝炎、丙型肝炎、艾滋病、梅毒) □ 冠状动脉 CT(必要时) □ 超声心动图(必要时) □ 动态心电图(必要时) □ 肺功能(必要时) □ 肺 CT(必要时) □ 动脉血气分析(必要时)		□ 血常规(必要时) □ 普通生化(必要时)
		药物医嘱		□ 补液 □ 抑酸或胃黏膜保护药 □ 镇痛等对症处理	
		手术医嘱	□ 常规准备明日在全身麻醉下行腹腔镜胆囊切除术		
		处置医嘱	□ 备腹部皮肤(＞$30cm^2$)		□ 出院
主要护理工作	健康宣教		□ 住院宣教(住院环境、规章制度) □ 进行护理安全指导 □ 进行等级护理、活动范围指导 □ 进行饮食指导 □ 进行关于疾病知识的宣教 □ 检查、检验项目的目的和意义	□ 术前宣教 □ 术后心理疏导 □ 指导术后康复训练 □ 指导术后注意事项	□ 出院宣教(康复训练方法、用药指导、换药时间及注意事项、复查时间等)

（续　表）

<table>
<tr><td rowspan="6">主要护理工作</td><td>护理处置</td><td colspan="3">□ 患者身份核对
□ 佩戴腕带
□ 建立住院病历，通知医师
□ 住院介绍：介绍责任护士，病区环境、设施、规章制度、基础护理服务项目
□ 询问病史，填写护理记录单首页
□ 观察病情
□ 测量基本生命体征
□ 抽血、留取标本
□ 心理与生活护理
□ 根据评估结果采取相应护理措施
□ 通知检查项目及注意事项</td><td colspan="3">□ 测量基本生命体征
□ 心理与生活护理
□ 指导并监督患者治疗与康复训练
□ 遵医嘱用药
□ 根据评估结果采取相应护理措施
□ 完成护理记录</td><td colspan="3">□ 观察患者情况
□ 核对患者医疗费用
□ 协助患者办理出院手续
□ 指导并监督患者康复训练
□ 整理床单位</td></tr>
<tr><td>护理评估</td><td colspan="3">□ 一般评估：生命体征、神志、皮肤、药物过敏史等
□ 专科评估
□ 风险评估：评估有无跌倒、坠床、压疮、深静脉血栓等风险
□ 心理评估
□ 营养评估</td><td colspan="3">□ 风险评估：评估有无跌倒、坠床、压疮、导管滑脱、液体外渗的风险
□ 疼痛评估
□ 康复评估</td><td colspan="3"></td></tr>
<tr><td>专科护理</td><td colspan="3"></td><td colspan="3">□ 心理与生活护理</td><td colspan="3"></td></tr>
<tr><td>饮食指导</td><td colspan="3">□ 根据医嘱通知配餐员准备膳食</td><td colspan="3"></td><td colspan="3"></td></tr>
<tr><td>活动体位</td><td colspan="3">□ 根据护理等级指导活动</td><td colspan="3">□ 根据护理等级指导活动</td><td colspan="3"></td></tr>
<tr><td>洗浴要求</td><td colspan="3">□ 协助患者洗澡、更换病号服</td><td colspan="3">□ 协助患者晨、晚间护理
□ 备皮后协助患者清洁备皮部位，更换病号服
□ 告知患者切口处口保护方法</td><td colspan="3"></td></tr>
<tr><td colspan="2">病情变异记录</td><td colspan="3">□ 无　□ 有，原因：
□ 患者　□ 疾病　□ 医疗
□ 护理　□ 保障　□ 管理</td><td colspan="3">□ 无　□ 有，原因：
□ 患者　□ 疾病　□ 医疗
□ 护理　□ 保障　□ 管理</td><td colspan="3">□ 无　□ 有，原因：
□ 患者　□ 疾病　□ 医疗
□ 护理　□ 保障　□ 管理</td></tr>
<tr><td colspan="2" rowspan="2">护士签名</td><td>白班</td><td>小夜班</td><td>大夜班</td><td>白班</td><td>小夜班</td><td>大夜班</td><td>白班</td><td>小夜班</td><td>大夜班</td></tr>
<tr><td></td><td></td><td></td><td></td><td></td><td></td><td></td><td></td><td></td></tr>
<tr><td colspan="2">医师签名</td><td colspan="3"></td><td colspan="3"></td><td colspan="3"></td></tr>
</table>

第二节 胆囊息肉样变伴慢性胆囊炎行经腹腔镜胆囊切除术临床路径

一、胆囊息肉样变伴慢性胆囊炎行经腹腔镜胆囊切除术临床路径标准住院流程

(一)适用对象

第一诊断为胆囊息肉样变伴慢性胆囊炎(ICD-10:K82.809 伴 K81.101),行腹腔镜胆囊切除术(ICD-9-CM-3:51.2301)的患者。

(二)诊断依据

根据《黄志强胆道外科学》(山东科学技术出版社,2010 年),《临床诊疗指南——外科学分册》(中华医学会编著,人民卫生出版社,2012 年),《黄家驷外科学》(第 7 版,人民卫生出版社,2011 年),《克氏外科学》(第 19 版,北京大学医学出版社,2015 年)。

1. 临床症状

(1)腹痛:是大多数慢性胆囊炎最常见的症状,发生率为 84%。腹痛的发生常与高脂肪、高蛋白质饮食有关。患者常表现发作性的胆绞痛,多位于右上腹;出现钝痛,可放射至背部,持续数小时后缓解。

(2)消化不良:是慢性胆囊炎的常见表现(56%),又称胆源性消化不良,表现为嗳气、饱胀、腹胀、恶心等消化不良症状。

2. 体格检查 约 34%的慢性胆囊炎患者体格检查可检出右上腹压痛,但大多数患者可无任何阳性体征。

3. 影像学诊断

(1)超声检查:是诊断慢性胆囊炎最常用、最有价值的检查,可以显示出胆囊壁增厚、纤维化,以及胆囊的息肉样变。慢性胆囊炎的超声特点主要是胆囊壁增厚(壁厚≥3 mm)、毛糙;胆囊息肉可见胆囊壁内生不同形态的隆起。合并胆囊结石则出现胆囊内强回声及后方声影,若胆囊内出现层状分布的点状低回声,后方无声影时,则常是胆囊内胆汁淤积物的影像。

(2)CT:不作为常规诊断标准,敏感度为 79%,特异度为 99%,准确度为 89%。CT 能良好地显示胆囊壁增厚及息肉样变,能评估胆囊的营养不良性钙化,有助于排除其他需要鉴别的疾病。

(3)MRI、MRCP:在评估胆囊壁纤维化、胆囊壁缺血、胆囊周围肝组织水肿、胆囊周围脂肪堆积等方面均优于 CT,主要用于鉴别急性和慢性胆囊炎。

(三)选择治疗方案的依据

根据《黄志强胆道外科学》(山东科学技术出版社,2010 年),《临床诊疗指南——外科学分册》(中华医学会编著,人民卫生出版社,2012 年),《黄家驷外科学》(第 7 版,人民卫生出版社,2011 年),《中国慢性胆囊炎,胆囊结石内科诊疗共识意见(2014 年)》,《克氏外科学》(第 19 版,北京大学医学出版社,2015 年)。

1. 如果出现以下临床表现需考虑外科治疗

(1)如果没有明显症状,但是当胆囊息肉有逐渐增大的趋势或息肉直径超过 10mm 或为

单发病变或息肉基底部宽大或生长息肉的胆囊壁局部增厚或息肉位于胆囊靠近肝脏或靠近胆囊出口的位置或合并有胆囊结石等，应考虑手术治疗。

(2)有明显症状的患者，在排除精神因素、胃十二指肠和其他胆道疾病后，可行手术治疗。

(3)患者因胆囊息肉而背负沉重思想负担，影响正常工作和生活的，也可进行手术治疗。

2. 其他　征得患者及其家属的同意。

(四)标准住院天数

2～3 天。

(五)进入路径标准

1. 第一诊断必须符合胆囊息肉样变伴慢性胆囊炎(ICD-10：K82.809 伴 K81.101)，行腹腔镜胆囊切除术(ICD-9-CM-3：51.2301)。

2. 年龄：各年龄段可耐受手术的患者均可。

3. 专科指征：腹部超声或胆囊超声造影或 CT 提示胆囊息肉。

4. 当患者同时具有其他疾病诊断时，但在住院期间不需要特殊处理，也不影响第一诊断的临床路径流程实施时，可以进入路径。

(六)术前评估(住院第 1 天)

1. 诊疗评估

(1)检查检验评估

①完成血、尿、粪常规，血生化，血清四项，凝血功能，血型(门诊完成)。

②完成 X 线胸片、心电图、超声心动图、肺功能和血气分析(老年人或既往有相关病史者)等，排除手术禁忌(门诊完成)。

③完成腹部超声，必要时行 MRCP(门诊完成)。

(2)有内科疾病者及时请相关科室医师会诊(门诊完成)。

(3)其他

① 营养评估：根据《解放军总医院新住院患者营养风险筛查表(NRS-2002)》为新住院患者进行营养评估，评分≥3 分患者给予处置，必要时申请营养科医师会诊。

② 心理评估：根据新住院患者情况申请心理科医师会诊。

③ 疼痛评估：根据《VAS 评分》实施疼痛评估，评分＞7 分患者给予处置，必要时请疼痛科医师会诊。

④ 康复评估：根据《住院患者康复筛查和评估表》在新住院患者住院后 24 小时内进行康复筛查和评估。任何一项结果为“是”，则申请康复科医师会诊。

⑤ 深静脉血栓栓塞症风险评估：根据专科《深静脉血栓栓塞症评估量表》在新住院患者住院后 24 小时内进行风险筛查和评估，风险结果为“高危”的，则申请血管外科或介入导管室医师会诊。

2. 术前准备

(1)术前评估：术前 24 小时完成病情评估、必要检查，做出术前小结、术前讨论。

(2)术前谈话：术前与患者及其家属谈话，告知手术方案、相关风险、手术费用及其家属权益，履行书面知情同意手续。

(3)通知手术室：准备手术间、手术药品、手术物品。

(4)护士做心理护理，交代注意事项，进行术前宣教。

(5)手术部位标识:术者、一助或经治医师术前应对手术部位做体表标识。

(6)术前麻醉医师访视:制订麻醉计划,完成评估,确定麻醉访视,记入《麻醉医师术前访视记录》,告知患者及其家属麻醉适应证,麻醉目的、风险,可能出现情况及处理原则、替代方案等,签《麻醉知情同意书》并归入病历。

(七)预防性抗生素选择与使用时机

依据《抗菌药物临床应用指导原则(2015 年)》(国卫办医发〔2015〕43 号)和卫生部办公厅《关于抗菌药物临床应用管理有关问题的通知》(卫办医政发 38 号)执行。

腹腔镜胆囊切除术和内镜逆行胆胰管造影术等预防用药纳入普外科Ⅰ类(清洁)切口手术管理。一般情况下,普外科Ⅰ类(清洁)切口手术不需预防用药,仅在特殊情况时考虑预防用药,一般可选择第二代头孢类抗生素并注意以下要求。

1. 预防性用药时间为术前 30 分钟。

2. 手术超过 4 小时加用 1 次。

3. 术后 72 小时内停止使用抗生素。

(八)手术日为住院第 2－3 天

1. 手术安全核对:患者入手术间后由手术医师、麻醉医师、巡回护士及患者本人共同核对患者身份、手术部位与标识、手术方式。手术医师、麻醉医师、巡回护士三方按《手术安全核对表》逐项核对,共同签名。

(1)手术方式和手术切除范围:腹腔镜下胆囊切除术(备开腹),切除范围为胆囊。

(2)麻醉方式:全身麻醉。

(3)手术内固定物:不可吸收性钛夹或可吸收性生物夹。

(4)术中胆囊三角解剖困难,难以完成腹腔镜胆囊切除时,可中转开腹手术。

(5)术中用药:麻醉常规用药等。

(6)输血:视术中情况而定。

2. 经治医师或手术医师应即刻完成术后首次病程记录,观察术后患者病情变化。

(九)术后住院恢复

1 天。

(十)出院标准

1. 生命体征正常。

2. 已进食。

3. 无明显腹痛、发热。

4. 切口愈合好,无感染。

5. 没有需要住院处理的并发症和(或)合并症。

(十一)有无变异及原因分析

1. 医疗原因导致的变异　改变诊疗方案、转科治疗、操作失误、误诊等。

2. 患者原因导致的变异　不同意治疗方案,个人要求出院,院外服用手术禁忌药,月经期,对诊疗计划不满要求出路径。

3. 并发症原因导致变异　围术期并发症有胆管损伤、胆漏、腹腔出血、感染、切口感染等造成住院天数延长和费用增加。

4. 病情原因导致变异　部分患者常常存在很多内科并发症,如脑血管或心血管病、糖尿病、血栓等，手术可能导致这些疾病加重而需要治疗，从而延长治疗时间和增加住院费用。

5. 辅诊科室原因导致的变异　检查、检验、手术、病理等检查（不及时，结果错报）、报告（结果错报）等原因延长住院天数，增加费用等。

6. 管理原因导致的变异　系统暂不支持，系统瘫痪，需要修订制度等。

7. 节假日　术前患者如住院时间遇节假日，使手术推迟，延长住院天数，增加费用。

二、胆囊息肉样变伴慢性胆囊炎行经腹腔镜胆囊切除术临床路径标准住院流程

适用对象		第一诊断为胆囊息肉样变伴慢性胆囊炎（ICD-10：K82.809 伴 K81.101） 行腹腔镜胆囊切除术（ICD-9-CM-3：51.2301）的患者		
患者基本信息		姓名：______　性别：____　年龄：____ 门诊号：______　住院号：______　过敏史：______ 住院日期：____年__月__日　出院日期：____年__月__日		标准住院天数 2～3 天
时间		住院第 1 天 （术前准备/诊疗评估）	住院第 1—2 天 （手术日）	住院第 2—3 天 （恢复出院）
主要诊疗工作	制度落实	□ 住院 2 小时内经治医师或值班医师完成接诊 □ 住院 24 小时内主管医师完成检诊 □ 专科医师会诊（必要时） □ 完成术前准备 □ 组织术前讨论 □ 麻醉医师术前访视 □ 手术部位标识	□ 三级医师查房 □ 手术安全核查 □ 麻醉医师术后访视	□ 术者或上级医师查房
	病情评估	□ 经治医师询问病史与体格检查 □ 心理评估 □ 营养评估 □ 疼痛评估 □ 康复评估		□ 上级医师进行治疗效果、预后和出院评估 □ 出院宣教
	病历书写	□ 住院 8 小时内完成首次病程记录 □ 住院 24 小时内完成住院记录 □ 完成主管医师查房记录 □ 完成主诊医师查房记录 □ 完成术前讨论、术前小结	□ 术后即刻完成术后首次病程记录 □ 术者或一助术后 24 小时内完成手术记录（术者签名）	□ 术后病程记录 □ 主管医师查房记录 □ 主诊医师查房记录 □ 特殊的治疗、操作单独书写 □ 出院当天病程记录（有上级医师指示出院） □ 出院后 24 小时内完成出院记录 □ 出院后 24 小时内完成病案首页

（续　表）

主要诊疗工作	知情同意		□ 患者或其家属在住院记录单签名 □ 术前谈话，告知患者及其家属病情和围术期注意事项并签署麻醉知情同意书、输血知情同意书、手术知情同意书、授权委托书（患者本人不能签名时）、自费用品协议书（必要时）、军人目录外耗材审批单（必要时）		□ 告知患者及其家属出院后注意事项（指导出院后功能锻炼、复诊的时间及地点、发生紧急情况时处理等）
	手术治疗		□ 预约手术	□ 实施手术（手术安全核查记录、手术清点记录）	
	其他		□ 及时通知上级医师检诊 □ 经治医师检查、整理病历资料		□ 通知出院 □ 开具出院介绍信 □ 开具诊断证明书 □ 出院带药 □ 预约门诊复诊时间
重点医嘱	长期医嘱	护理医嘱	□ 按肝胆外科护理常规 □ 三级护理	□ 按肝胆外科术后护理常规 □ 二级护理	□ 按肝胆外科术后护理常规 □ 三级护理
		处置医嘱			
		膳食医嘱	□ 普食 □ 糖尿病饮食 □ 低盐、低脂饮食 □ 低盐、低脂、糖尿病饮食 □ 术前禁食、禁水	□ 术后 6 小时流食	□ 半流食 □ 糖尿病半流食 □ 低盐、低脂半流食 □ 低盐、低脂、糖尿病半流食
		药物医嘱	□ 既往基础用药（必要时）		□ 既往基础用药（必要时）
	临时医嘱	检查检验	□ 血常规（含 CRP＋IL-6） □ 尿常规 □ 粪常规 □ 血型 □ 凝血四项 □ 普通生化 □ 传染性疾病筛查（乙型肝炎、丙型肝炎、艾滋病、梅毒） □ 冠状动脉 CT（必要时） □ 超声心动图（必要时） □ 动态心电图（必要时） □ 肺功能（必要时） □ 肺 CT（必要时） □ 动脉血气分析（必要时）		□ 血常规（必要时） □ 普通生化（必要时）

（续　表）

重点医嘱	临时医嘱	药物医嘱		□ 补液 □ 抑酸或胃黏膜保护药 □ 镇痛等对症处理	
		手术医嘱	□ 常规准备明日在全身麻醉下行腹腔镜胆囊切除术		
		处置医嘱	□ 备腹部皮肤（>30cm²）		□ 出院
主要护理工作	健康宣教		□ 住院宣教（住院环境、规章制度） □ 进行护理安全指导 □ 进行等级护理、活动范围指导 □ 进行饮食指导 □ 进行关于疾病知识的宣教 □ 检查、检验项目的目的和意义	□ 术前宣教 □ 术后心理疏导 □ 指导术后康复训练 □ 指导术后注意事项	□ 出院宣教（康复训练方法、用药指导、换药时间及注意事项、复查时间等）
	护理处置		□ 患者身份核对 □ 佩戴腕带 □ 建立住院病历，通知医师 □ 住院介绍：介绍责任护士，病区环境、设施、规章制度、基础护理服务项目 □ 询问病史，填写护理记录单首页 □ 观察病情 □ 测量基本生命体征 □ 抽血、留取标本 □ 心理与生活护理 □ 根据评估结果采取相应护理措施 □ 通知检查项目及注意事项	□ 测量基本生命体征 □ 心理与生活护理 □ 指导并监督患者治疗与康复训练 □ 遵医嘱用药 □ 根据评估结果采取相应护理措施 □ 完成护理记录	□ 观察患者情况 □ 核对患者医疗费用 □ 协助患者办理出院手续 □ 指导并监督患者康复训练 □ 整理床单位
	护理评估		□ 一般评估：生命体征、神志、皮肤、药物过敏史等 □ 专科评估 □ 风险评估：评估有无跌倒、坠床、压疮、深静脉血栓等风险 □ 心理评估 □ 营养评估	□ 风险评估：评估有无跌倒、坠床、压疮、导管滑脱、液体外渗的风险 □ 疼痛评估 □ 康复评估	

（续　表）

主要护理工作	专科护理		□ 心理与生活护理	
	饮食指导	□ 根据医嘱通知配餐员准备膳食		
	活动体位	□ 根据护理等级指导活动	□ 根据护理等级指导活动	
	洗浴要求	□ 协助患者洗澡、更换病号服	□ 协助患者晨、晚间护理 □ 备皮后协助患者清洁备皮部位，更换病号服 □ 告知患者切口保护方法	
病情变异记录		□ 无　□ 有，原因： □ 患者　□ 疾病　□ 医疗 □ 护理　□ 保障　□ 管理	□ 无　□ 有，原因： □ 患者　□ 疾病　□ 医疗 □ 护理　□ 保障　□ 管理	□ 无　□ 有，原因： □ 患者　□ 疾病　□ 医疗 □ 护理　□ 保障　□ 管理
护士签名		白班　小夜班　大夜班	白班　小夜班　大夜班	白班　小夜班　大夜班
医师签名				

第三节　胆囊息肉行经腹腔镜胆囊切除术临床路径

一、胆囊息肉行腹腔镜胆囊切除术临床路径标准住院流程

（一）适用对象

第一诊断为胆囊息肉（ICD-10：K82.809），行腹腔镜胆囊切除术（ICD-9-CM-3：51.2301）的患者。

（二）诊断依据

根据《外科学》（8 年制和 7 年制教材临床医学专用，人民卫生出版社）。

1. 病史　可无明确症状；无黄疸、胰腺炎；大多数患者仅在体格检查时发现。

2. 辅助检查　腹部超声、超声造影证实胆囊息肉且符合手术适应证（息肉直径≥1cm）；必要时磁共振胰胆管造影（MRCP）。

（三）选择治疗方案的依据

根据《外科学》（8 年制和 7 年制教材临床医学专用，人民卫生出版社）。

1. 术前检查明确有胆囊息肉患者（息肉直径≥1cm），可行外科治疗。

2. 有明显手术适应证，无明确手术禁忌证。

3. 患者及其家属同意行手术治疗，并知情相关手术风险。

（四）标准住院日为 4 天

（五）进入路径标准

1. 诊断符合胆囊息肉（ICD-10：K82.809）。

2. 全身一般状况良好。

3. 无复杂上腹部手术史。

4. 患者还伴有其他疾病，并且影响上述临床路径流程实施时，可以排除。

5. 当患者已经进行多次手术的复杂病例可排除。

6. 术中探查发现与术前诊断不符合，不排除恶性可能。

7. 全身状况较差，无法耐受气腹或手术者可排除。

(六)术前准备(术前评估)2天

1. 专科评估

(1)血常规、尿常规、粪常规、血生化、凝血功能、血清术前八项、血型、痰培养。

(2)X线胸片、心电图、超声心动图、肺功能和血气分析(老年人或既往有相关病史者)等检查。

(3)胆囊超声、胆囊超声造影，胆囊收缩功能，PET(必要时)等检查。

(4)同时合并其他疾病时，请相关科室医师会诊，并结合会诊意见考虑下一步的治疗方案。

2. 其他评估

(1)营养评估：根据《解放军总医院新入院患者营养风险筛查表(NRS-2002)》为新入院患者进行营养评估，评分≥3分者给予处置，必要时请营养科医师会诊。

(2)深静脉血栓栓塞症风险评估：根据专科《深静脉血栓栓塞症评估量表》，在新入院患者入院后24小时内进行风险筛查和评估。风险结果为“高危”的，则请血管外科或介入导管室医师会诊。

(3)心理评估：结合新入院患者情况请心理科医师会诊。

(4)疼痛评估：根据《VAS评分》实施疼痛评估，评分>7分者给予处置，必要时请疼痛科医师会诊。

(5)康复评估：根据《入院患者康复筛查和评估表》，在新入院患者入院后24小时内进行康复筛查和评估。任何一项结果为“是”，则请康复科医师会诊。

3. 术前准备

(1)术前谈话：术者应在术前1天与患者及其亲属谈话，告知手术方案、相关风险、用血计划、术后转归、手术费用和患者及亲属权益，并履行书面知情同意手续。

(2)结合患者情况，给予镇痛、增强免疫力、抗感染药物等治疗。

(3)通知手术室准备手术间、手术药品、手术物品及特殊耗材。

(4)护士做心理护理、入院宣教、术前宣教、健康教育；交代注意事项，如防褥疮、防跌倒、指导患者戒烟等，并进行术后康复宣教。

(5)手术部位标识：术者、第一助手或经治医师在术前1天应对手术部位做体表标记，急诊手术由接诊医师或会诊外科医师标记，标记过程应有责任护士、患者及其亲属共同参与，并记入手术安排表。

(6)术前1天麻醉医师访视，制订麻醉计划、完成评估、确定麻醉方式，并记入《麻醉术前访视记录》，告知患者及其家属麻醉适应证、麻醉目的、麻醉风险、可能出现的情况及处理原则、替代方案等，签署《麻醉知情同意书》并归入病历。

(七)预防性抗菌药物选择与使用时机

抗菌药物的使用，应按照《抗菌药物临床应用指导原则》和《关于抗菌药物临床应用管理有关问题的通知》执行。

1. 预防性抗菌药物应用：第二代头孢菌素或其他肠道革兰阴性细菌敏感的抗生素。

2. 预防性用药时间为术前30分钟。

3. 手术时间>3小时,术中应加用抗菌药物1次。

4. 术后24~48小时,根据细菌培养结果可酌情停止或更改抗菌药物。

(八)手术日为住院第3天

1. 手术安全核对　患者入手术间后由手术医师、麻醉医师、巡回护士和患者本人共同核对患者身份、手术部位与标识、手术方式。手术医师、麻醉医师、巡回护士三方按《手术安全核对表》逐项核对,共同签字。

2. 麻醉方式　全身麻醉。

3. 手术方式　腹腔镜胆囊切除术。

4. 手术内固定物　可吸收血管夹、钛夹。

5. 输血　视术中出血情况而定。

6. 其他　经治医师或手术医师应即刻完成术后首次病程记录,观察术后患者病情变化。

(九)术后住院恢复1天

1. 必须复查的检查项目,包括血常规、血生化(蛋白、肝功能、肾功能、电解质)。

2. 必要时行血栓弹力图、血气分析检查。

3. 必要时行床旁心电图、床旁超声等检查。

4. 术后处理

(1)抗菌药物:按照《抗菌药物临床应用指导原则》和《关于抗菌药物临床应用管理有关问题的通知》执行,结合患者病情使用抗生素。

(2)术后预防静脉血栓栓塞症。

(3)术后康复:结合引流液的量及引流液胆红素情况,术后3~4天拔除引流管,术后常规切口换药。

(4)术后镇痛:应用弱阿片类镇痛药、镇痛泵镇痛。

(5)术者在术后24小时内完成手术记录,特殊情况可由第一助手完成,术者签名确认并归入病历。

(6)上级医师在术后3天内至少查房1次,根据术中和术后情况修订术后治疗计划。

(7)麻醉医师术后3天内访视患者,如有特殊情况应详细记录,及时与手术医师或重症监护室医师沟通并迅速处理。

(8)术后护理:按照护理等级进行日常护理,监测患者生命体征,观察引流管引流情况、伤口敷料有无渗出。指导患者正确使用病房设备,掌握床上排便、排尿的方法,进行自主排尿训练,防跌倒、防褥疮护理等。

(十)出院标准

1. 胆囊息肉治愈。

2. 切口愈合好,无感染。

3. 没有需要住院处理的并发症。

(十一)有无变异及原因分析

1. 围术期并发症　胆管损伤、胆漏、腹腔出血、感染、切口感染等造成住院日延长和费用增加。

2. 其他疾病合并症　部分患者常存在多种合并症,如脑血管疾病或心血管疾病、糖尿病、血栓等,因而术前可能需额外专科检查用于术前评估;再者,手术本身有导致这些疾病加重的风险，从而需要额外治疗，延长治疗时间和增加住院费用。

3. 节假日及手术安排　术前患者如住院后赶上节假日，使手术推迟，延长住院时间，增加费用。我院就诊患者较多，医疗资源有限，患者无法按规定时效接受治疗（如：手术室及手术人员安排不开），从而造成住院时间延长。术前患者病情变化（如发热、术日当天血压高等）导致手术推迟，从而延长住院时间和增加住院费用。

二、胆囊息肉行经腹腔镜胆囊切除术临床路径表单

适用对象		第一诊断为胆囊息肉（ICD-10：K82.809），行经腹腔镜胆囊切除术（ICD-9-CM-3：51.2301）的患者			
患者基本信息		姓名：______ 性别：____ 年龄：____ 门诊号：______ 住院号：______ 过敏史：______ 住院日期：____年__月__日 出院日期：____年__月__日			标准住院日：4 天
时间		住院第 1 天	住院第 2 天 （术前日）	住院第 3 日 （手术日）	住院第 4 天
主要诊疗工作	制度落实	□ 入院 2 小时内经治医师或值班医师完成接诊 □ 入院 24 小时内主管医师完成检诊	□ 主诊医师 48 小时内完成检诊 □ 专科会诊（必要时） □ 完成术前准备 □ 组织术前讨论 □ 手术部位标识	□ 三级医师查房 □ 手术安全核查	□ 手术医师查房
	病情评估	□ 经治医师询问病史与体格检查	□ 康复评估 □ 营养评估 □ 心理评估 □ 疼痛评估 □ 深静脉血栓评估	□ 观察病情有无变化并做相应处理	□ 观察切口、生命体征情况等并做出相应处理
	病历书写	□ 入院 8 小时内完成首次病程记录 □ 入院 24 小时内完成入院记录 □ 完成主管医师查房记录	□ 完成主诊医师查房记录 □ 完成术前讨论、术前小结	□ 术者完成手术记录 □ 住院医师完成术后病程记录	□ 出院当天病程记录（有上级医师指示出院） □ 出院后 24 小时内完成出院记录 □ 出院后 24 小时内完成病案首页
	知情同意	□ 患者或其家属在入院记录单上签字	□ 术前谈话，告知患者及其家属病情和围术期注意事项并签署《手术知情同意书》《授权委托书》（患者本人不能签字时）、《自费用品协议书》（必要时）、《军人目录外耗材审批单》（必要时）	□ 向患者及或其家属交代手术过程及术后注意事项	□ 告知患者及其家属出院后注意事项（指导出院后功能锻炼，复诊的时间、地点，发生紧急情况时的处理等）

（续　表）

主要诊疗工作	手术治疗			□ 预约手术	□ 实施手术（手术安全核查记录、手术清点记录）	
	其他		□ 及时通知上级医师检诊 □ 经治医师检查、整理病历资料	□ 麻醉医师查房并与患者和（或）家属交代麻醉注意事项并签署《麻醉知情同意书》 □ 完成各项术前准备	□ 麻醉医师查房	□ 通知出院 □ 开具出院介绍信 □ 开具诊断证明书 □ 出院带药 □ 预约门诊复诊时间
重点医嘱	长期医嘱	护理医嘱	□ 按肿瘤外科护理常规 □ 二级护理	□ 按肿瘤外科护理常规 □ 二级护理	□ 按肿瘤外科术后护理常规 □ 一级护理	□ 按肿瘤外科护理常规 □ 二级护理
		处置医嘱				
		膳食医嘱	□ 低脂普食 □ 糖尿病饮食 □ 低盐、低脂饮食 □ 低盐、低脂、糖尿病饮食	□ 低脂普食 □ 糖尿病饮食 □ 低盐、低脂饮食 □ 低盐、低脂、糖尿病饮食	□ 禁食、禁水	□ 低脂流食
		药物医嘱	□ 自带药（必要时）	□ 自带药（必要时）	□ 抗生素 □ 胃黏膜保护药（必要时）	
	临时医嘱	检查检验	□ 血常规 □ 尿常规 □ 粪常规 □ 血型 □ 凝血四项 □ 普通生化 □ 血清术前八项 □ 胸部正位 X 线片 □ 心电图检查（多导心电图） □ 腹部超声 □ 必要时 MRCP 或腹部 CT □ 必要时肺功能、超声心动图、24 小时动态心电图、血气分析等检查（根据患者情况选择）	□ 根据会诊科室要求开具检查单和化验单	□ 血常规 □ 普通生化检查	

（续　表）

重点医嘱	临时医嘱	药物医嘱		□ 必要时硫酸镁 25g，口服 □ 必要时聚乙二醇电解质散 246.6g，口服	□ 抗生素 □ 胃黏膜保护药（必要时） □ 镇吐、镇痛（必要时） □ 补液	□ 抗生素 □ 胃黏膜保护药（必要时） □ 镇吐、镇痛（必要时） □ 出院带药
		手术医嘱		□ 准备明日在全身麻醉下行腹腔镜胆囊切除术		
		处置医嘱	□ 静脉抽血 □ 动脉抽血	□ 术前禁食、禁水 □ 术前抗生素皮试 □ 术区备皮 □ 术前肠道准备（必要时）	□ 心电、血压监护（必要时），吸氧 12 小时 □ 静脉抽血	□ 大换药 □ 出院
主要护理工作	健康宣教		□ 入院宣教（住院环境、规章制度） □ 进行护理安全指导 □ 进行等级护理、活动范围指导 □ 进行饮食指导 □ 进行关于疾病知识的宣教 □ 检查、检验项目的目的和意义	□ 告知术前注意事项 □ 术后注意事项宣教 □ 术前心理护理	□ 术后心理疏导 □ 指导术后注意事项	□ 出院宣教（用药指导，换药时间及注意事项，复查时间等）
	护理处置		□ 患者身份核对 □ 佩戴腕带 □ 建立入院病历，通知医师 □ 入院介绍：介绍责任护士，病区环境、设施、规章制度、基础护理服务项目 □ 询问病史，填写护理记录单首页 □ 观察病情 □ 测量基本生命体征 □ 抽血、留取标本 □ 心理护理与生活护理 □ 根据评估结果，采取相应的护理措施 □ 通知检查项目及注意事项	□ 备皮 □ 肠道准备	□ 检查术前物品准备 □ 与手术室护士交接 □ 术后观察病情 □ 测量基本生命体征 □ 心理护理与生活护理 □ 遵医嘱用药 □ 根据评估结果采取相应的护理措施 □ 完成护理记录	□ 观察患者情况 □ 核对患者医疗费用 □ 协助患者办理出院手续 □ 指导并监督患者康复训练 □ 整理床单位

（续　表）

主要护理工作	护理评估	□ 一般评估：生命体征、神志、皮肤、药物过敏史等 □ 风险评估：评估有无跌倒、坠床、褥疮风险	□ 心理评估 □ 营养评估 □ 疼痛评估 □ 康复评估	□ 评估切口疼痛情况 □ 观察切口敷料情况，有渗出时立即报告医师处理 □ 风险评估：评估有无跌倒、坠床、褥疮、导管滑脱、液体外渗的风险	
	专科护理	□ 入院心理护理与生活护理	□ 术前心理护理与生活护理	□ 手术后心理护理与生活护理	□ 手术后心理护理与生活护理
	饮食指导	□ 根据医嘱通知配餐员准备膳食 □ 协助患者进餐	□ 告知患者术前禁食、禁水	□ 6 小时后饮水，视情况低脂流食	
	活动体位	□ 根据护理等级指导活动	□ 根据护理等级指导活动	□ 平卧位 6 小时 □ 视情况 6 小时后下床活动	
	洗浴要求	□ 协助患者洗澡、更换病号服	□ 协助患者洗澡、更换病号服		
病情变异记录		□无　□有，原因： □患者　□疾病 □医疗　□护理 □保障　□管理	□无　□有，原因： □患者　□疾病 □医疗　□护理 □保障　□管理	□无　□有，原因： □患者　□疾病 □医疗　□护理 □保障　□管理	□无　□有，原因： □患者　□疾病 □医疗　□护理 □保障　□管理
护士签名		白班　小夜班　大夜班	白班　小夜班　大夜班	白班　小夜班　大夜班	白班　小夜班　大夜班
医师签名					

第四节　胆总管结石行胆总管探查取石、T 管引流术临床路径

一、胆总管结石行胆总管探查取石、T 管引流术临床路径标准住院流程

（一）适用对象

第一诊断为胆总管结石（ICD-10：K80.301/K80.405/K80.409/K80.411/K80.502），行胆

总管探查取石 T 管引流术(ICD-9-CM-3:51.4101/51.5104)的患者。

(二)诊断依据

根据《黄志强胆道外科学》(山东科学技术出版社,2010 年),《临床诊疗指南——外科学分册》(中华医学会编著，人民卫生出版社,2012 年),《黄家驷外科学》(第 7 版,人民卫生出版社,2011 年),《克氏外科学》(第 19 版,北京大学医学出版社,2015 年)。

1. 临床症状　胆总管结石最典型的临床表现是上腹绞痛和对穿性背痛,寒战、高热和随后发生的黄疸夏科(Charcot)三联征;若胆管下端梗阻完全,胆囊管通畅,患者可表现弛张性高热、肝细胞损害和胆汁淤滞的表现等一系列中毒性症状,总称为急性梗阻性化脓性胆管炎。

2. 体格检查　部分患者体格检查可检出右上腹压痛,但多数患者可无任何阳性体征。

3. 影像学诊断

(1)超声检查:是最常用、最有价值的检查。

(2)CT:可见 X 线片阳性的结石位于扩张的胆总管断面,有助于排除其他需要鉴别的疾病。

(3)MRI:在评估胆管壁纤维化、周围组织炎性水肿等方面均优于 CT,磁共振胰胆管造影(magnetic resonance cholangio-pancreatography,MRCP)可发现超声和 CT 不易检出的胆总管的小结石。

(三)选择治疗方案的依据

根据《黄志强胆道外科学》(山东科学技术出版社,2010 年),《临床诊疗指南——外科学分册》(中华医学会编著，人民卫生出版社,2012 年),《黄家驷外科学》(第 7 版,人民卫生出版社,2011 年),《克氏外科学》(第 19 版,北京大学医学出版社,2015 年)。

1. 明确有胆总管结石并可明确除外肝内胆管结石的患者。

2. 无明确手术禁忌证。

3. 征得患者及其家属的同意。

(四)标准住院天数

5～7 天。

(五)进入路径标准

1. 第一诊断必须符合胆总管结石(ICD-10:K80.301/K80.405/K80.409/K80.411/K80.502),行胆总管探查取石 T 管引流术(ICD-9-CM-3:51.4101/51.5104)。

2. 当患者同时具有其他疾病诊断时,但在住院期间不需要特殊处理也不影响第一诊断的临床路径流程实施时,可以进入路径。

3. 当患者同时合并有严重肝硬化,肝功能不全和重度黄疸的可排除。

4. 当患者已经进行多次手术的复杂病例可排除。

5. 患者具有胆囊结石、肝内胆管结石,胆总管结石考虑为继发性而非原发性者可排除。

(六)术前评估(住院第 1—3 天)

1. 诊疗评估

(1)检查检验评估

①完成血、尿、粪常规，血生化，血清四项，凝血功能，血型。

②完成X线胸片、心电图、超声心动图、肺功能和血气分析（老年人或既往有相关病史者）等，排除手术禁忌。

③完成腹部超声，必要时 MRCP。

(2)有内科疾病者及时请相关科室医师会诊。

(3)其他

① 营养评估：根据《解放军总医院新住院患者营养风险筛查表（NRS-2002）》为新住院患者进行营养评估，评分≥3 分患者给予处置，必要时申请营养科医师会诊。

② 心理评估：根据新住院患者情况申请心理科医师会诊。

③ 疼痛评估：根据《VAS 评分》实施疼痛评估，评分＞7 分患者给予处置，必要时请疼痛科医师会诊。

④ 康复评估：根据《住院患者康复筛查和评估表》在新住院患者住院后 24 小时内进行康复筛查和评估。任何一项结果为“是”，则申请康复科医师会诊。

⑤ 深静脉血栓栓塞症风险评估：根据专科《深静脉血栓栓塞症评估量表》在新住院患者住院后 24 小时内进行风险筛查和评估，风险结果为“高危”的，则申请血管外科或介入导管室医师会诊。

2. 术前准备

(1)术前评估：术前 24 小时完成病情评估、必要检查，做出术前小结，术前讨论。

(2)术前谈话：术前与患者及其家属谈话，告知手术方案、相关风险，手术费用及家属权益，履行书面知情同意手续。

(3)通知手术室：准备手术间、手术药品、手术物品。

(4)护士做心理护理，交代注意事项，进行术前宣教。

(5)手术部位标识：术者、一助或经治医师术前应对手术部位做体表标识。

(6)术前麻醉医师访视：制订麻醉计划，完成评估，确定麻醉访视，记入《麻醉医师术前访视记录》，告知患者及其家属麻醉适应证，麻醉目的、风险，可能出现情况及处理原则，替代方案等，签《麻醉知情同意书》并归入病历。

(七)预防性抗生素选择与使用时机

依据《抗菌药物临床应用指导原则（2015 年）》（国卫办医发〔2015〕43 号）和卫生部办公厅《关于抗菌药物临床应用管理有关问题的通知》（卫办医政发 38 号）执行。

1. 预防性抗生素应用：第二代、第三代头孢类抗生素。

2. 预防性用药时间为术前 30 分钟。

3. 手术超过 4 小时加用 1 次。

4. 术后 72 小时内停止使用抗生素。

(八)手术日为住院第 3－5 天

1. 手术安全核对：患者入手术间后由手术医师、麻醉医师、巡回护士及患者本人共同核对患者身份、手术部位与标识、手术方式。手术医师、麻醉医师、巡回护士三方按《手术安全核对表》逐项核对，共同签名。

(1)手术方式和手术切除范围:腹腔镜下胆总管切开取石、T 管置入术(备开腹手术)。

(2)麻醉方式:全身麻醉。

(3)手术内固定物:胆道内留置 T 管。

(4)术中可行胆道镜检查,取石。

(5)术中用药:麻醉常规用药等。

(6)输血:视术中情况而定。

2. 经治医师或手术医师应即刻完成术后首次病程记录,观察术后患者病情变化。

(九)术后住院恢复为住院第 5—7 天

1. 必要的营养支持、补液治疗。

2. 术后第 2 天经口进食。

3. 术后 72 小时内结束抗生素治疗。

4. 必要时切口换药,符合指征时拔除引流管。

(十)出院标准

1. 胆总管结石临床治愈。

2. 无明显腹痛、发热,黄疸明显减轻或消失。

3. 切口愈合好,无感染。

4. T 管引流通畅,胆汁清亮无感染,无出血。

5. 没有需要住院处理的并发症和(或)合并症。

(十一)有无变异及原因分析

1. 医疗原因导致的变异　改变诊疗方案,转科治疗,操作失误,误诊等。

2. 患者原因导致的变异　不同意治疗方案,个人要求出院,院外服用手术禁忌药,月经期,对诊疗计划不满要求出路径。

3. 并发症原因导致变异　围术期并发症有胆管损伤、胆漏、腹腔出血、感染、切口感染等造成住院天数延长和费用增加。

4. 病情原因导致变异　部分患者常常存在很多内科合并症,如脑血管或心血管病、糖尿病、血栓等,手术可能导致这些疾病加重而需要治疗,从而延长治疗时间和增加住院费用。

5. 辅诊科室原因导致的变异　检查、检验、手术、病理等检查(不及时,结果错报)、报告(结果错报)等原因延长住院天数,增加费用等。

6. 管理原因导致的变异　系统暂不支持,系统瘫痪,需要修订制度等。

7. 节假日　术前患者如住院后遇节假日,使手术推迟,延长住院天数,增加费用。

二、胆总管结石行胆总管探查取石、T管引流术临床路径表单

<table>
<tr><td colspan="2">适用对象</td><td colspan="3">第一诊断为胆总管结石(ICD-10:K80.301/K80.405/K80.409/K80.411/K80.502)
行胆总管探查取石T管引流术(ICD-9-CM-3:51.4101/51.5104)的患者</td></tr>
<tr><td colspan="2">患者基本信息</td><td colspan="2">姓名:______ 性别:____ 年龄:____
门诊号:______ 住院号:______ 过敏史:______
住院日期:____年__月__日 出院日期:____年__月__日</td><td>标准住院天数5~7天</td></tr>
<tr><td colspan="2">时间</td><td>住院第1—3天
(术前准备/诊疗评估)</td><td>住院第3—5天
(手术日)</td><td>住院第5—7天
(恢复出院)</td></tr>
<tr><td rowspan="3">主要诊疗工作</td><td>制度落实</td><td>□ 住院2小时内经治医师或值班医师完成接诊
□ 住院24小时内主管医师完成检诊
□ 住院48小时内主诊医师完成检诊
□ 专科医师会诊(必要时)
□ 完成术前准备
□ 组织术前讨论
□ 麻醉医师术前访视
□ 手术部位标识</td><td>□ 三级医师查房
□ 手术安全核查
□ 麻醉医师术后访视</td><td>□ 三级医师查房
□ 进行手术及切口评估,确定有无胆漏、切口愈合不良等手术并发症
□ 必要时切口换药,符合指征时拔除引流管</td></tr>
<tr><td>病情评估</td><td>□ 经治医师询问病史与体格检查
□ 心理评估
□ 营养评估
□ 疼痛评估
□ 康复评估</td><td></td><td>□ 上级医师进行治疗效果、预后和出院评估
□ 出院宣教</td></tr>
<tr><td>病历书写</td><td>□ 住院8小时内完成首次病程记录
□ 住院24小时内完成住院记录
□ 完成主管医师查房记录
□ 完成主诊医师查房记录
□ 完成术前讨论、术前小结</td><td>□ 术后即刻完成术后首次病程记录
□ 术者或一助术后24小时内完成手术记录(术者签名)</td><td>□ 术后病程记录
□ 主管医师查房记录
□ 主诊医师查房记录
□ 特殊的治疗、操作单独书写
□ 出院当天病程记录(有上级医师指示出院)
□ 出院后24小时内完成出院记录
□ 出院后24小时内完成病案首页</td></tr>
</table>

（续　表）

主要诊疗工作	知情同意		□ 患者或其家属在住院记录单签名 □ 术前谈话，告知患者及其家属病情和围术期注意事项并签署麻醉知情同意书、输血知情同意书、手术知情同意书、授权委托书（患者本人不能签名时）、自费用品协议书（必要时）、军人目录外耗材审批单（必要时）		□ 告知患者及其家属出院后注意事项（指导出院后功能锻炼、复诊的时间及地点、发生紧急情况时处理等）
主要诊疗工作	手术治疗		□ 预约手术	□ 实施手术（手术安全核查记录、手术清点记录）	
主要诊疗工作	其他		□ 及时通知上级医师检诊 □ 经治医师检查、整理病历资料		□ 通知出院 □ 开具出院介绍信 □ 开具诊断证明书 □ 出院带药 □ 预约门诊复诊时间
重点医嘱	长期医嘱	护理医嘱	□ 按肝胆外科护理常规 □ 三级护理	□ 按肝胆外科术后护理常规 □ 一级护理	□ 按肝胆外科术后护理常规 □ 二级或三级护理
重点医嘱	长期医嘱	处置医嘱			
重点医嘱	长期医嘱	膳食医嘱	□ 普食 □ 糖尿病饮食 □ 低盐、低脂饮食 □ 低盐、低脂、糖尿病饮食 □ 术前禁食、禁水	□ 术后第 1 天进流食	□ 半流食 □ 糖尿病半流食 □ 低盐、低脂半流食 □ 低盐、低脂、糖尿病半流食
重点医嘱	长期医嘱	药物医嘱	□ 既往基础用药（必要时）		□ 既往基础用药（必要时）
重点医嘱	临时医嘱	检查检验	□ 血常规（含 CRP＋IL-6） □ 尿常规 □ 粪常规 □ 血型 □ 凝血四项 □ 普通生化 □ 传染性疾病筛查（乙型肝炎、丙型肝炎、艾滋病、梅毒） □ MRCP □ 肝胆胰脾超声 □ 冠状动脉 CT（必要时） □ 超声心动图（必要时） □ 动态心电图（必要时） □ 肺功能（必要时） □ 动脉血气分析（必要时）		□ 血常规 □ 普通生化 □ 肝功能 □ 出、凝血功能

（续　表）

重点医嘱	临时医嘱	药物医嘱		□ 抗感染治疗 □ 补液 □ 抑酸或胃黏膜保护药 □ 镇痛等对症处理	□ 抗感染治疗 □ 补液 □ 抑酸或胃黏膜保护药 □ 镇痛等对症处理
		手术医嘱	□ 常规准备明日在全身麻醉下行腹腔镜胆总管探查取石、T管引流术		
		处置医嘱	□ 备腹部皮肤（$>30\text{cm}^2$）		□ 出院 □ 必要时针对术后并发症行介入治疗
主要护理工作	健康宣教		□ 住院宣教（住院环境、规章制度） □ 进行护理安全指导 □ 进行等级护理、活动范围指导 □ 进行饮食指导 □ 进行关于疾病知识的宣教 □ 检查、检验项目的目的和意义	□ 术前宣教 □ 术后心理疏导 □ 指导术后康复训练 □ 指导术后注意事项	□ 出院宣教（康复训练方法、用药指导、换药时间及注意事项、复查时间等）
	护理处置		□ 患者身份核对 □ 佩戴腕带 □ 建立住院病历，通知医师 □ 住院介绍：介绍责任护士，病区环境、设施、规章制度、基础护理服务项目 □ 询问病史，填写护理记录单首页 □ 观察病情 □ 测量基本生命体征 □ 抽血、留取标本 □ 心理与生活护理 □ 根据评估结果采取相应护理措施 □ 通知检查项目及注意事项	□ 测量基本生命体征 □ 心理与生活护理 □ 指导并监督患者治疗与康复训练 □ 遵医嘱用药 □ 根据评估结果采取相应护理措施 □ 完成护理记录	□ 观察患者情况 □ 核对患者医疗费用 □ 协助患者办理出院手续 □ 指导并监督患者康复训练 □ 整理床单位
	护理评估		□ 一般评估：生命体征、神志、皮肤、药物过敏史等 □ 专科评估 □ 风险评估：评估有无跌倒、坠床、压疮、深静脉血栓等风险 □ 心理评估 □ 营养评估	□ 风险评估：评估有无跌倒、坠床、压疮、导管滑脱、液体外渗的风险 □ 疼痛评估 □ 康复评估	

（续　表）

<table>
<tr><td rowspan="4">主要护理工作</td><td>专科护理</td><td colspan="3"></td><td colspan="3">□ 心理与生活护理</td><td colspan="3"></td></tr>
<tr><td>饮食指导</td><td colspan="3">□ 根据医嘱通知配餐员准备膳食</td><td colspan="3"></td><td colspan="3"></td></tr>
<tr><td>活动体位</td><td colspan="3">□ 根据护理等级指导活动</td><td colspan="3">□ 根据护理等级指导活动</td><td colspan="3"></td></tr>
<tr><td>洗浴要求</td><td colspan="3">□ 协助患者洗澡、更换病号服</td><td colspan="3">□ 协助患者晨、晚间护理
□ 备皮后协助患者清洁备皮部位，更换病号服
□ 告知患者切口保护方法</td><td colspan="3"></td></tr>
<tr><td colspan="2">病情变异记录</td><td colspan="3">□ 无　□ 有，原因：
□ 患者　□ 疾病　□ 医疗
□ 护理　□ 保障　□ 管理</td><td colspan="3">□ 无　□ 有，原因：
□ 患者　□ 疾病　□ 医疗
□ 护理　□ 保障　□ 管理</td><td colspan="3">□ 无　□ 有，原因：
□ 患者　□ 疾病　□ 医疗
□ 护理　□ 保障　□ 管理</td></tr>
<tr><td colspan="2" rowspan="2">护士签名</td><td>白班</td><td>小夜班</td><td>大夜班</td><td>白班</td><td>小夜班</td><td>大夜班</td><td>白班</td><td>小夜班</td><td>大夜班</td></tr>
<tr><td></td><td></td><td></td><td></td><td></td><td></td><td></td><td></td><td></td></tr>
<tr><td colspan="2">医师签名</td><td colspan="3"></td><td colspan="3"></td><td colspan="3"></td></tr>
</table>

第五节　急性胆囊炎行开腹胆囊切除术临床路径

一、急性胆囊炎行开腹胆囊切除术临床路径标准住院流程

（一）适用对象

第一诊断为急性胆囊炎（ICD-10：K81.002/K80.0/K81.0），行开腹胆囊切除术（ICD-9-CM-3：51.2201）的患者。

（二）诊断依据

根据《黄志强胆道外科学》（山东科学技术出版社，2010 年），《临床诊疗指南——外科学分册》（中华医学会编著，人民卫生出版社，2012 年），《黄家驷外科学》（第 7 版，人民卫生出版社，2011 年），《克氏外科学》（第 19 版，北京大学医学出版社，2015 年）。

1. 病史、症状和体征：急性右上腹痛发作 3 天内，可伴发热，墨菲征阳性；无黄疸、胰腺炎；可伴胆囊结石，不伴有胆总管结石。

2. 辅助检查：腹部超声证实急性胆囊炎且符合手术适应证；必要时 MRCP。

（三）选择治疗方案的依据

根据《黄志强胆道外科学》（山东科学技术出版社，2010 年），《临床诊疗指南——外科学分册》（中华医学会编著，人民卫生出版社，2012 年），《黄家驷外科学》（第 7 版，人民卫生出版社，2011 年），《克氏外科学》（第 19 版，北京大学医学出版社，2015 年）。

1. 明确有急性胆囊炎患者。

2. 无明确手术禁忌证。

3. 征得患者及其家属的同意。

(四)标准住院天数

1～10天。

(五)进入路径标准

1. 第一诊断必须符合急性胆囊炎(ICD-10:K81.002/K80.0/K81.0),行开腹胆囊切除术(ICD-9-CM-3:51.2201)。

2. 当患者同时具有其他疾病诊断时,但在住院期间不需要特殊处理也不影响第一诊断的临床路径流程实施时,可以进入路径。

3. 当患者同时合并有严重肝硬化,肝功能不全和重度黄疸的可排除。

4. 当患者已经进行多次手术的复杂病例可排除。

5. 患者具有胆囊结石、肝内胆管结石,胆总管结石考虑为继发性而非原发性者可排除。

(六)术前评估(住院第1—2天)

1. 诊疗评估

(1)检查检验评估

① 完成血、尿、粪常规,血生化,血清四项,凝血功能,血型。

② 完成X线胸片、心电图,超声心动图、肺功能和血气分析(老年人或既往有相关病史者)等,排除手术禁忌。

③ 完成腹部超声,必要时MRCP。

(2)有内科疾病患者及时请相关科室医师会诊。

(3)其他

① 营养评估:根据《解放军总医院新住院患者营养风险筛查表(NRS-2002)》为新住院患者进行营养评估,评分≥3分患者给予处置,必要时申请营养科医师会诊。

② 心理评估:根据新住院患者情况申请心理科医师会诊评估。

③ 疼痛评估:根据《VAS评分》实施疼痛评估,评分>7分患者给予处置,必要时请疼痛科医师会诊。

④ 康复评估:根据《住院患者康复筛查和评估表》在新住院患者住院后24小时内进行康复筛查和评估。任何一项结果为“是”,则申请康复科医师会诊。

⑤ 深静脉血栓栓塞症风险评估:根据专科《深静脉血栓栓塞症评估量表》在新住院患者住院后24小时内进行风险筛查和评估,风险结果为“高危”的,则申请血管外科或介入导管室医师会诊。

2. 术前准备

(1)术前评估:术前24小时完成病情评估、必要检查,做出术前小结,术前讨论。

(2)术前谈话:术前与患者及其家属谈话,告知手术方案、相关风险,手术费用及其家属权益,履行书面知情同意手续。

(3)通知手术室:准备手术间、手术药品、手术物品。

(4)护士做心理护理,交代注意事项,进行术前宣教。

(5)手术部位标识:术者、一助或经治医师术前应对手术部位做体表标识。

(6)术前麻醉医师访视:制订麻醉计划,完成评估,确定麻醉访视,记入《麻醉医师术前访视记录》,告知患者及其家属麻醉适应证,麻醉目的、风险,可能出现情况及处理原则、替代方案等,签《麻醉知情同意书》并归入病历。

(七)预防性抗生素选择与使用时机

依据《抗菌药物临床应用指导原则(2015年)》(国卫办医发〔2015〕43号)和卫生部办公厅《关于抗菌药物临床应用管理有关问题的通知》(卫办医政发38号)执行。

1. 预防性抗生素应用:第二代、第三代头孢类抗生素。

2. 预防性用药时间为术前30分钟。

3. 手术超过4小时加用1次。

4. 术后血常规正常可停止使用抗生素。

(八)手术日为住院第1-4天

1. 手术安全核对:患者入手术间后由手术医师、麻醉医师、巡回护士及患者本人共同核对患者身份、手术部位与标识、手术方式。手术医师、麻醉医师、巡回护士三方按《手术安全核对表》逐项核对,共同签名。

(1)手术方式和手术切除范围:开腹胆囊切除术。

(2)麻醉方式:全身麻醉。

(3)手术内固定物:根据手术情况。

(4)术中用药:麻醉常规用药等。

(5)输血:视术中情况而定。

2. 经治医师或手术医师应即刻完成术后首次病程记录,观察术后患者病情变化。

(九)术后住院恢复1~7天

1. 必要的营养支持、补液等对症治疗。

2. 术后第2天经口进食。

3. 术后血常规,结束抗生素治疗。

4. 必要时切口换药,符合指征时拔除引流管。

(十)出院标准

1. 无明显腹痛,发热。

2. 切口愈合好,无感染。

3. 没有需要住院处理的并发症和(或)合并症。

(十一)有无变异及原因分析

1. *医疗原因导致的变异* 改变诊疗方案,转科治疗,操作失误,误诊等。

2. *患者原因导致的变异* 不同意治疗方案,个人要求出院,院外服用手术禁忌药,月经期,对诊疗计划不满要求出路径。

3. *并发症原因导致变异* 围术期并发症有胆管损伤、胆漏、腹腔出血、感染、切口感染等造成住院天数延长和费用增加。

4. *病情原因导致变异* 部分患者常常存在很多内科合并症,如脑血管或心血管病、糖尿病、血栓等,手术可能导致这些疾病加重而需要治疗,从而延长治疗时间和增加住院费用。

5. *辅诊科室原因导致的变异* 检查、检验、手术、病理等检查(不及时,结果错报)、报告(结果错报)等原因延长住院天数,增加费用等。

6. *管理原因导致的变异* 系统暂不支持,系统瘫痪,需要修订制度等。

7. *节假日* 术前患者如住院后遇节假日,使手术推迟,延长住院天数,增加费用。

二、急性胆囊炎行开腹胆囊切除术临床路径标准住院流程

<table>
<tr><td colspan="2">适用对象</td><td colspan="3">第一诊断为急性胆囊炎(ICD-10:K81.002/K80.0/K81.0)
行开腹胆囊切除术(ICD-9-CM-3:51.2201)</td></tr>
<tr><td colspan="2">患者基本信息</td><td colspan="2">姓名:______ 性别:____ 年龄:____
门诊号:______ 住院号:______ 过敏史:______
住院日期:____年__月__日 出院日期:____年__月__日</td><td>标准住院天数 1～10 天</td></tr>
<tr><td colspan="2">时间</td><td>住院第 1－2 天
(术前准备/诊疗评估)</td><td>住院第 1－4 天
(手术日)</td><td>住院第 1－10 天
(术后第 1－7 天,恢复出院)</td></tr>
<tr><td rowspan="3">主要诊疗工作</td><td>制度落实</td><td>□ 住院 2 小时内经治医师或值班医师完成接诊
□ 住院 24 小时内主管医师完成检诊
□ 住院 48 小时内主诊医师完成检诊
□ 专科医师会诊(必要时)
□ 完成术前准备
□ 组织术前讨论
□ 麻醉医师术前访视
□ 手术部位标识</td><td>□ 三级医师查房
□ 手术安全核查
□ 麻醉医师术后访视</td><td>□ 三级医师查房
□ 进行手术及切口评估,确定有无胆漏、切口愈合不良等手术并发症
□ 必要时切口换药,符合指征时拔除引流管</td></tr>
<tr><td>病情评估</td><td>□ 经治医师询问病史与体格检查
□ 心理评估
□ 营养评估
□ 疼痛评估
□ 康复评估</td><td></td><td>□ 上级医师进行治疗效果、预后和出院评估
□ 出院宣教</td></tr>
<tr><td>病历书写</td><td>□ 住院 8 小时内完成首次病程记录
□ 住院 24 小时内完成住院记录
□ 完成主管医师查房记录
□ 完成主诊医师查房记录
□ 完成术前讨论、术前小结</td><td>□ 术后即刻完成术后首次病程记录
□ 术者或一助术后 24 小时内完成手术记录(术者签名)</td><td>□ 术后病程记录
□ 主管医师查房记录
□ 主诊医师查房记录
□ 特殊的治疗、操作单独书写
□ 出院当天病程记录(有上级医师指示出院)
□ 出院后 24 小时内完成出院记录
□ 出院后 24 小时内完成病案首页</td></tr>
</table>

（续　表）

主要诊疗工作	知情同意		□ 患者或其家属在住院记录单签名 □ 术前谈话，告知患者及其家属病情和围术期注意事项并签署麻醉知情同意书、输血知情同意书、手术知情同意书、授权委托书（患者本人不能签名时）、自费用品协议书（必要时）、军人目录外耗材审批单（必要时）		□ 告知患者及其家属出院后注意事项（指导出院后功能锻炼、复诊的时间及地点、发生紧急情况时处理等）
	手术治疗		□ 预约手术	□ 实施手术（手术安全核查记录、手术清点记录）	
	其他		□ 及时通知上级医师检诊 □ 经治医师检查、整理病历资料		□ 通知出院 □ 开具出院介绍信 □ 开具诊断证明书 □ 出院带药 □ 预约门诊复诊时间
重点医嘱	长期医嘱	护理医嘱	□ 按肝胆外科护理常规 □ 三级护理	□ 按肝胆外科术后护理常规 □ 一级护理	□ 按肝胆外科术后护理常规 □ 二级或三级护理
		处置医嘱			
		膳食医嘱	□ 普食 □ 糖尿病饮食 □ 低盐、低脂饮食 □ 低盐、低脂、糖尿病饮食 □ 术前禁食、禁水	□ 术后第 1 天流食	□ 半流食 □ 糖尿病半流食 □ 低盐、低脂半流食 □ 低盐、低脂、糖尿病半流食
	临时医嘱	药物医嘱	□ 既往基础用药（必要时）		□ 既往基础用药（必要时）
		检查检验	□ 血常规（含 CRP＋IL-6） □ 尿常规 □ 粪常规 □ 血型 □ 凝血四项 □ 普通生化 □ 传染性疾病筛查（乙型肝炎、丙型肝炎、艾滋病、梅毒） □ MRCP □ 肝胆胰脾超声 □ 冠状动脉 CT（必要时） □ 超声心动图（必要时） □ 动态心电图（必要时） □ 肺功能（必要时） □ 动脉血气分析（必要时）		□ 血常规 □ 普通生化 □ 肝功能 □ 出、凝血功能

（续　表）

重点医嘱	临时医嘱	药物医嘱		□ 抗感染治疗 □ 补液 □ 抑酸或胃黏膜保护药 □ 镇痛等对症处理	□ 抗感染治疗 □ 补液 □ 抑酸或胃黏膜保护药 □ 镇痛等对症处理
		手术医嘱	□ 常规准备明日在全身麻醉下行开腹胆囊切除术		
		处置医嘱	□ 备腹部皮肤（$>30cm^2$）		□ 出院 □ 必要时针对术后并发症行介入治疗
主要护理工作	健康宣教		□ 住院宣教（住院环境、规章制度） □ 进行护理安全指导 □ 进行等级护理、活动范围指导 □ 进行饮食指导 □ 进行关于疾病知识的宣教 □ 检查、检验项目的目的和意义	□ 术前宣教 □ 术后心理疏导 □ 指导术后康复训练 □ 指导术后注意事项	□ 出院宣教（康复训练方法、用药指导、换药时间及注意事项、复查时间等）
	护理处置		□ 患者身份核对 □ 佩戴腕带 □ 建立住院病历，通知医师 □ 住院介绍：介绍责任护士，病区环境、设施、规章制度、基础护理服务项目 □ 询问病史，填写护理记录单首页 □ 观察病情 □ 测量基本生命体征 □ 抽血、留取标本 □ 心理与生活护理 □ 根据评估结果采取相应护理措施 □ 通知检查项目及注意事项	□ 测量基本生命体征 □ 心理与生活护理 □ 指导并监督患者治疗与康复训练 □ 遵医嘱用药 □ 根据评估结果采取相应护理措施 □ 完成护理记录	□ 观察患者情况 □ 核对患者医疗费用 □ 协助患者办理出院手续 □ 指导并监督患者康复训练 □ 整理床单位
	护理评估		□ 一般评估：生命体征、神志、皮肤、药物过敏史等 □ 专科评估 □ 风险评估：评估有无跌倒、坠床、压疮、深静脉血栓等风险 □ 心理评估 □ 营养评估	□ 风险评估：评估有无跌倒、坠床、压疮、导管滑脱、液体外渗的风险 □ 疼痛评估 □ 康复评估	

（续　表）

<table>
<tr><td rowspan="4">主要护理工作</td><td>专科护理</td><td colspan="3"></td><td colspan="3">□ 心理与生活护理</td><td colspan="3"></td></tr>
<tr><td>饮食指导</td><td colspan="3">□ 根据医嘱通知配餐员准备膳食</td><td colspan="3"></td><td colspan="3"></td></tr>
<tr><td>活动体位</td><td colspan="3">□ 根据护理等级指导活动</td><td colspan="3">□ 根据护理等级指导活动</td><td colspan="3"></td></tr>
<tr><td>洗浴要求</td><td colspan="3">□ 协助患者洗澡、更换病号服</td><td colspan="3">□ 协助患者晨、晚间护理
□ 备皮后协助患者清洁备皮部位，更换病号服
□ 告知患者切口保护方法</td><td colspan="3"></td></tr>
<tr><td colspan="2">病情变异记录</td><td colspan="3">□ 无　□ 有，原因：
□ 患者　□ 疾病　□ 医疗
□ 护理　□ 保障　□ 管理</td><td colspan="3">□ 无　□ 有，原因：
□ 患者　□ 疾病　□ 医疗
□ 护理　□ 保障　□ 管理</td><td colspan="3">□ 无　□ 有，原因：
□ 患者　□ 疾病　□ 医疗
□ 护理　□ 保障　□ 管理</td></tr>
<tr><td colspan="2" rowspan="2">护士签名</td><td>白班</td><td>小夜班</td><td>大夜班</td><td>白班</td><td>小夜班</td><td>大夜班</td><td>白班</td><td>小夜班</td><td>大夜班</td></tr>
<tr><td></td><td></td><td></td><td></td><td></td><td></td><td></td><td></td><td></td></tr>
<tr><td colspan="2">医师签名</td><td colspan="3"></td><td colspan="3"></td><td colspan="3"></td></tr>
</table>

第六节　先天性胆总管囊状扩张症行胆总管囊肿切除、肝管空肠 Roux-en-Y 引流术临床路径

一、先天性胆总管囊状扩张症行胆总管囊肿切除、肝管空肠 Roux-en-Y 引流术临床路径标准住院流程

（一）适用对象

第一诊断为先天性胆总管囊状扩张症（ICD-10：Q44.4），行胆总管囊肿切除肝管空肠 Roux-en-Y 引流术（ICD-9-CM-3：51.63 伴 51.37）的患者。

（二）诊断依据

根据《黄志强胆道外科学》（山东科学技术出版社，2010 年），《临床诊疗指南——外科学分册》（中华医学会编著，人民卫生出版社，2012 年），《黄家驷外科学》（第 7 版，人民卫生出版社，2011 年），《克氏外科学》（第 19 版，北京大学医学出版社，2015 年）。

1. 病史　间断性右上腹部疼痛、腹部包块、黄疸等症状。

2. 辅助检查　腹部超声、MRI、MRCP 和 CT 证实胆总管囊状扩张伴（不伴）囊肿内结石形成。

（三）选择治疗方案的依据

根据《黄志强胆道外科学》（山东科学技术出版社，2010 年），《临床诊疗指南——外科学分册》（中华医学会编著，人民卫生出版社，2012 年），《黄家驷外科学》（第 7 版，人民卫生出版社，2011 年），《克氏外科学》（第 19 版，北京大学医学出版社，2015 年）。

1. 明确有胆总管囊状扩张症的患者。

2. 无明确手术禁忌证。

3. 征得患者及其家属的同意。

(四)标准住院天数

1～10 天。

(五)进入路径标准

1. 第一诊断必须符合先天性胆总管囊状扩张症(ICD-10:Q44.4),行胆总管囊肿切除肝管空肠 Roux-en-Y 引流术(ICD-9-CM-3:51.63 伴 51.37)。

2. 当患者同时具有其他疾病诊断时,但在住院期间不需要特殊处理也不影响第一诊断的临床路径流程实施时,可以进入路径。

3. 当患者同时合并有严重肝硬化,肝功能不全和重度黄疸的可排除。

4. 当患者已经进行二次及以上手术的复杂病例可排除。

5. 并发严重感染或穿孔等病情危重者可排除。

6. 胆总管囊肿恶变者可排除。

(六)术前评估(住院第 1－3 天)

1. 诊疗评估

(1)检查检验评估

①完成血、尿、粪常规,血生化、血清四项、凝血功能、血型、肿瘤标志物等检验。

②完成 X 线胸片、心电图、超声心动图、肺功能和血气分析(老年人或既往有相关病史者)等,排除手术禁忌。

③RI(平扫＋动态增强)或 MRCP。

④腹部 CT(平扫＋增强)或腹部血管三维重建。

⑤有内科疾病者及时请相关科室医师会诊。

(2)其他

①营养评估:根据《解放军总医院新住院患者营养风险筛查表(NRS-2002)》为新住院患者进行营养评估,评分≥3 分患者给予处置,必要时申请营养科医师会诊。

②心理评估:根据新住院患者情况申请心理科医师会诊。

③疼痛评估:根据《VAS 评分》实施疼痛评估,评分＞7 分患者给予处置,必要时请疼痛科医师会诊。

④康复评估:根据《住院患者康复筛查和评估表》在新住院患者住院后 24 小时内进行康复筛查和评估。任何一项结果为“是”,则申请康复科医师会诊。

⑤深静脉血栓栓塞症风险评估:根据专科《深静脉血栓栓塞症评估量表》在新住院患者住院后 24 小时内进行风险筛查和评估,风险结果为“高危”的,则申请血管外科或介入导管室医师会诊。

2. 术前准备

(1)术前评估:术前 24 小时完成病情评估、必要检查,做出术前小结,术前讨论。

(2)术前谈话:术前与患者及其家属谈话,告知手术方案、相关风险,手术费用及其家属权益,履行书面知情同意手续。

(3)通知手术室:准备手术间、手术药品、手术物品。

(4)护士做心理护理,交代注意事项,进行术前宣教。

(5)手术部位标识：术者、一助或经治医师术前应对手术部位做体表标识。

(6)术前麻醉医师访视：制订麻醉计划，完成评估，确定麻醉访视，记入《麻醉医师术前访视记录》，告知患者及其家属麻醉适应证，麻醉目的、风险，可能出现情况及处理原则、替代方案等，签《麻醉知情同意书》并归入病历。

(七)预防性抗生素选择与使用时机

应按照《抗菌药物临床应用指导原则(2015年)》(国卫办医发〔2015〕43号)和卫生部办公厅《关于抗菌药物临床应用管理有关问题的通知》(卫办医政发〔2009〕38号)执行。

1. 预防性抗生素应用：第三代头孢类抗生素。

2. 预防性用药时间为术前30分钟。

3. 手术超过4小时加用1次。

4. 术后5天可酌情停止使用抗生素。

(八)手术日为住院第1－4天

1. 手术安全核对：患者入手术间后由手术医师、麻醉医师、巡回护士及患者本人共同核对患者身份、手术部位与标识、手术方式。手术医师、麻醉医师、巡回护士三方按《手术安全核对表》逐项核对，共同签名。

(1)麻醉方式：全身麻醉。

(2)手术内固定物：可选择直线切割闭合器或肠道吻合器。

(3)术中胆道镜明确肝内胆管是否存在病变。

(4)术中用药：麻醉常规用药等。

(5)输血：视术中情况而定。

2. 经治医师或手术医师应即刻完成术后首次病程记录，观察术后患者病情变化。

(九)术后住院恢复1～7天

1. 必要的营养支持、补液治疗。

2. 术后第2天经口进食。

3. 术后5天可酌情结束抗生素治疗。

4. 必要时切口换药，符合指征时拔除引流管。

(十)出院标准

1. 先天性胆总管囊状扩张症病临床治愈。

2. 无明显腹痛，发热。

3. 切口愈合好，无感染。

4. 没有需要住院处理的并发症和(或)合并症。

(十一)有无变异及原因分析

1. *医疗原因导致的变异*　改变诊疗方案，转科治疗，操作失误，误诊等。

2. *患者原因导致的变异*　不同意治疗方案，个人要求出院，院外服用手术禁忌药，月经期，对诊疗计划不满要求出路径。

3. *并发症原因导致变异*　围术期并发症有胆管损伤、胆漏、腹腔出血、感染、切口感染等造成住院天数延长和费用增加。

4. *病情原因导致变异*　部分患者常常存在很多内科合并症，如脑血管或心血管病、糖尿病、血栓等，手术可能导致这些疾病加重而需要治疗，从而延长治疗时间和增加住院费用。

5．辅诊科室原因导致的变异　检查、检验、手术、病理等检查(不及时，结果错报)、报告(结果错报)等原因延长住院天数，增加费用等。

6．管理原因导致的变异　系统暂不支持，系统瘫痪，需要修订制度等。

7．节假日　术前患者如住院后遇节假日，使手术推迟，延长住院天数，增加费用。

二、先天性胆总管囊状扩张症行胆总管囊肿切除、肝管空肠 Roux-en-Y 引流术临床路径表单

适用对象		第一诊断为先天性胆总管囊状扩张症(ICD-10：Q44.4) 行胆总管囊肿切除 肝管空肠 Roux-en-Y 引流术(ICD-9-CM-3：51.63 伴 51.37)的患者		
患者基本信息		姓名：______　性别：____　年龄：____ 门诊号：______　住院号：______　过敏史：______ 住院日期：____年__月__日　出院日期：____年__月__日		标准住院天数 1～10 天
时间		住院第 1—2 天 (术前准备/诊疗评估)	住院第 1—4 天 (手术日)	住院第 1—10 天 (术后第 1—7 天，恢复出院)
主要诊疗工作	制度落实	□ 住院 2 小时内经治医师或值班医师完成接诊 □ 住院 24 小时内主管医师完成检诊 □ 住院 48 小时内主诊医师完成检诊 □ 专科医师会诊(必要时) □ 完成术前准备 □ 组织术前讨论 □ 麻醉医师术前访视 □ 手术部位标识	□ 三级医师查房 □ 手术安全核查 □ 麻醉医师术后访视	□ 三级医师查房 □ 进行手术及切口评估，确定有无胆漏、切口愈合不良等手术并发症 □ 必要时切口换药，符合指征时拔除引流管
	病情评估	□ 经治医师询问病史与体格检查 □ 心理评估 □ 营养评估 □ 疼痛评估 □ 康复评估		□ 上级医师进行治疗效果、预后和出院评估 □ 出院宣教
	病历书写	□ 住院 8 小时内完成首次病程记录 □ 住院 24 小时内完成住院记录 □ 完成主管医师查房记录 □ 完成主诊医师查房记录 □ 完成术前讨论、术前小结	□ 术后即刻完成术后首次病程记录 □ 术者或一助术后 24 小时内完成手术记录(术者签名)	□ 术后病程记录 □ 主管医师查房记录 □ 主诊医师查房记录 □ 特殊的治疗、操作单独书写 □ 出院当天病程记录(有上级医师指示出院) □ 出院后 24 小时内完成出院记录 □ 出院后 24 小时内完成病案首页

（续　表）

主要诊疗工作	知情同意		□ 患者或其家属在住院记录单签名 □ 术前谈话，告知患者及其家属病情和围术期注意事项并签署麻醉知情同意书、输血知情同意书、手术知情同意书、授权委托书（患者本人不能签名时）、自费用品协议书（必要时）、军人目录外耗材审批单（必要时）		□ 告知患者及其家属出院后注意事项（指导出院后功能锻炼、复诊的时间及地点、发生紧急情况时处理等）
	手术治疗		□ 预约手术	□ 实施手术（手术安全核查记录、手术清点记录）	
	其他		□ 及时通知上级医师检诊 □ 经治医师检查、整理病历资料		□ 通知出院 □ 开具出院介绍信 □ 开具诊断证明书 □ 出院带药 □ 预约门诊复诊时间
重点医嘱	长期医嘱	护理医嘱	□ 按肝胆外科护理常规 □ 三级护理	□ 按肝胆外科术后护理常规 □ 一级护理	□ 按肝胆外科术后护理常规 □ 二级或三级护理
		处置医嘱	□ 配血（必要时）	□ 持续胃肠减压 □ 留置引流管并计引流量	□ 持续胃肠减压 □ 留置引流管并计引流量 □ 心电监护（必要时） □ 吸氧 12 小时 □ 雾化吸入（必要时）
		膳食医嘱	□ 普食 □ 糖尿病饮食 □ 低盐、低脂饮食 □ 低盐、低脂、糖尿病饮食 □ 术前禁食、禁水	□ 禁食、禁水	□ 流食 □ 半流食 □ 低脂、半流食 □ 低盐、低脂、半流食
		药物医嘱	□ 既往基础用药（必要时）		□ 既往基础用药（必要时）
	临时医嘱	检查检验	□ 血常规（含 CRP＋IL-6） □ 尿常规 □ 粪常规 □ 血型 □ 凝血四项 □ 普通生化		□ 血常规 □ 普通生化 □ 肝功能 □ 出、凝血功能 □ 腹部 CT 平扫（必要时）

（续 表）

重点医嘱	临时医嘱	检查检验	□ 传染性疾病筛查（乙型肝炎、丙型肝炎、艾滋病、梅毒） □ 肿瘤标志物 □ MRI（平扫＋动态增强）、MRCP □ 腹部 CT（平扫＋增强）或腹部血管三维重建 □ 冠状动脉 CT（必要时） □ 超声心动图（必要时） □ 动态心电图（必要时） □ 肺功能（必要时） □ 动脉血气分析（必要时）		
重点医嘱	临时医嘱	药物医嘱	□ 抗感染治疗（必要时） □ 保肝治疗（必要时）	□ 抗感染治疗 □ 补液 □ 抑酸或胃黏膜保护药 □ 镇痛等对症处理	□ 抗感染治疗 □ 补液 □ 保肝治疗 □ 抑酸或胃黏膜保护药 □ 镇痛等对症处理
重点医嘱	临时医嘱	手术医嘱	□ 常规准备明日在全身麻醉下行胆总管囊肿切除、肝管空肠 Roux-en-Y 吻合术		
重点医嘱	临时医嘱	处置医嘱	□ 备腹部皮肤（>30cm^2） □ 术前留置胃肠减压管 □ 术前用抗生素皮试 □ 术前肠道准备（必要时）		□ 换药 □ 拔除胃管（必要时） □ 拔除腹腔引流管（必要时） □ 拆线 □ 出院 □ 必要时针对术后并发症行介入治疗
主要护理工作	健康宣教		□ 住院宣教（住院环境、规章制度） □ 进行护理安全指导 □ 进行等级护理、活动范围指导 □ 进行饮食指导 □ 进行关于疾病知识的宣教 □ 检查、检验项目的目的和意义 □ 术前宣教		□ 出院宣教（康复训练方法、用药指导、换药时间及注意事项、复查时间等） □ 术后心理疏导 □ 指导术后康复训练 □ 指导术后注意事项

（续　表）

主要护理工作	护理处置	□ 患者身份核对 □ 佩戴腕带 □ 建立住院病历，通知医师 □ 住院介绍：介绍责任护士，病区环境、设施、规章制度、基础护理服务项目 □ 询问病史，填写护理记录单首页 □ 观察病情 □ 测量基本生命体征 □ 抽血、留取标本 □ 心理与生活护理 □ 根据评估结果采取相应护理措施 □ 通知检查项目及注意事项		□ 测量基本生命体征 □ 观察患者病情变化并及时报告医师 □ 腹腔引流液性状与计量 □ 遵医嘱用药 □ 完成护理记录 □ 心理与生活护理 □ 指导并监督患者治疗与康复训练 □ 根据评估结果采取相应护理措施 □ 核对患者医疗费用 □ 协助患者办理出院手续 □ 指导并监督患者康复训练 □ 整理床单位
	护理评估	□ 一般评估：生命体征、神志、皮肤、药物过敏史等 □ 专科评估 □ 风险评估：评估有无跌倒、坠床、压疮、深静脉血栓等风险 □ 心理评估 □ 营养评估	□ 风险评估：评估有无跌倒、坠床、压疮、导管滑脱、液体外渗的风险 □ 疼痛评估 □ 康复评估	□ 风险评估：评估有无跌倒、坠床、压疮、导管滑脱、液体外渗的风险 □ 疼痛评估 □ 康复评估
	专科护理		□ 心理与生活护理	□ 引流管防脱落
	饮食指导	□ 根据医嘱通知配餐员准备膳食	□ 根据医嘱通知配餐员准备膳食	□ 根据医嘱通知配餐员准备膳食
	活动体位	□ 根据护理等级指导活动	□ 根据护理等级指导活动	□ 根据护理等级指导活动
	洗浴要求	□ 协助患者洗澡、更换病号服	□ 协助患者晨、晚间护理 □ 备皮后协助患者清洁备皮部位，更换病号服 □ 告知患者切口保护方法	□ 协助患者晨、晚间护理 □ 备皮后协助患者清洁备皮部位，更换病号服 □ 告知患者切口保护方法
病情变异记录		□ 无　□ 有，原因： □ 患者　□ 疾病　□ 医疗 □ 护理　□ 保障　□ 管理	□ 无　□ 有，原因： □ 患者　□ 疾病　□ 医疗 □ 护理　□ 保障　□ 管理	□ 无　□ 有，原因： □ 患者　□ 疾病　□ 医疗 □ 护理　□ 保障　□ 管理
护士签名		白班　小夜班　大夜班	白班　小夜班　大夜班	白班　小夜班　大夜班
医师签名				

第七节 胆总管中段癌行胆管癌切除、胆肠吻合术临床路径

一、胆总管中段癌行胆管癌切除、胆肠吻合术临床路径标准住院流程

(一)适用对象

第一诊断为胆总管中段癌(ICD-10:C24.002),行胆管癌根治胆肠吻合术(ICD-9-CM-3:51.63/51.37/51.22)。

(二)诊断依据

根据 NCCN Clinical Practice Guidelines in Oncology 2015 V1 on Biliary Tract Cancers (2015 年),《中华医学会外科学分会胆道重建技术专家共识》(中国实用外科杂志,2014 年),The British Society of Gastroenterology Guidelines on the Management of Cholangiocarcinoma(2012),《黄志强胆道外科学》(山东科学技术出版社,2010 年),《临床诊疗指南——外科学分册》(中华医学会编著,人民卫生出版社,2012 年),《黄家驷外科学》(第 7 版,人民卫生出版社,2011 年),《克氏外科学》(第 19 版,北京大学医学出版社,2015 年)。

1. 病史　胆管阻塞症状,如黄疸、疼痛、肝功能异常,伴有或不伴有发热、白陶土样粪便。

2. 辅助检查　腹部超声、增强 MRI、MRCP 和(或)增强 CT 证实胆总管中段癌并排除结石。

(三)选择治疗方案的依据

根据 NCCN Clinical Practice Guidelines in Oncology 2015 V1 on Biliary Tract Cancers (2015 年),《中华医学会外科学分会胆道重建技术专家共识》(中国实用外科杂志,2014 年),The British Society of Gastroenterology Guidelines on the Management of Cholangiocarcinoma(2012),《黄志强胆道外科学》(山东科学技术出版社,2010 年),《临床诊疗指南——外科学分册》(中华医学会编著,人民卫生出版社,2012 年),《黄家驷外科学》(第 7 版,人民卫生出版社,2011 年),《克氏外科学》(第 19 版,北京大学医学出版社,2015 年)。

1. 明确有胆总管中段癌的患者。

2. 无明确手术禁忌证。

3. 征得患者及其家属的同意。

(四)标准住院天数

1～14 天。

(五)进入路径标准

第一诊断必须符合胆总管中段癌(ICD-10:C24.002),行胆管癌根治胆肠吻合术(ICD-9-CM-3:51.63/51.37/51.22)。

1. 当患者同时具有其他疾病诊断时,但在住院期间不需要特殊处理也不影响第一诊断的临床路径流程实施时,可以进入路径。

2. 当患者同时合并有严重肝硬化,肝功能不全和重度黄疸需术前减黄治疗的可排除。

3. 当患者已经进行多次手术的复杂病例可排除。

4. 术前或术中发现肿瘤已有远处转移无法切除或需合并胰腺、十二指肠、门静脉切除重建的复杂病例可排除。

(六)术前准备(术前评估)1－4 天

1. 诊疗评估

(1)检查检验评估

①完成血、尿、粪常规，血生化，血清四项，凝血功能，血型，肿瘤标志物等检验。

②完成 X 线胸片、心电图、超声心动图、肺功能和血气分析(老年人或既往有相关病史者)等，排除手术禁忌。

③MRI(平扫＋动态增强)或 MRCP。

④腹部 CT(平扫＋增强)或腹部血管三维重建。

(2)有内科疾病患者：及时请相关科室医师会诊。

(3)其他

①营养评估：根据《解放军总医院新住院患者营养风险筛查表(NRS-2002)》为新住院患者进行营养评估，评分≥3 分患者给予处置，必要时申请营养科医师会诊。

②心理评估：根据新住院患者情况申请心理科医师会诊。

③疼痛评估：根据《VAS 评分》实施疼痛评估，评分＞7 分患者给予处置，必要时请疼痛科医师会诊。

④康复评估：根据《住院患者康复筛查和评估表》在新住院患者住院后 24 小时内进行康复筛查和评估。任何一项结果为“是”，则申请康复科医师会诊。

⑤深静脉血栓栓塞症风险评估：根据专科《深静脉血栓栓塞症评估量表》在新住院患者住院后 24 小时内进行风险筛查和评估，风险结果为“高危”的，则申请血管外科或介入导管室医师会诊。

2. 术前准备

(1)术前评估：术前 24 小时完成病情评估、必要检查，做出术前小结，术前讨论。

(2)术前谈话：术前与患者及其家属谈话，告知手术方案、相关风险，手术费用及家属权益，履行书面知情同意手续。

(3)通知手术室：准备手术间、手术药品、手术物品。

(4)护士做心理护理，交代注意事项，进行术前宣教。

(5)手术部位标识：术者、一助或经治医师术前应对手术部位做体表标识。

(6)术前麻醉医师访视：制订麻醉计划，完成评估，确定麻醉访视，记入《麻醉医师术前访视记录》，告知患者及其家属麻醉适应证，麻醉目的、风险，可能出现情况及处理原则、替代方案等，签《麻醉知情同意书》并归入病历。

(七)预防性抗生素选择与使用时机

应按照《抗菌药物临床应用指导原则(2015 年)》(国卫办医发〔2015〕43 号)和卫生部办公厅《关于抗菌药物临床应用管理有关问题的通知》(卫办医政发〔2009〕38 号)执行。

1. 预防性抗生素应用：第三代头孢类抗生素或其他肠道革兰阴性菌敏感的抗生素。

2. 预防性用药时间为术前 30 分钟。

3. 手术超过 4 小时加用 1 次。

4. 术后 5 天可酌情停止使用抗生素。

(八)手术日为住院第1-5天

1. 手术安全核对:患者入手术间后由手术医师、麻醉医师、巡回护士及患者本人共同核对患者身份、手术部位与标识、手术方式。手术医师、麻醉医师、巡回护士三方按《手术安全核对表》逐项核对,共同签名。

(1)麻醉方式:全身麻醉。

(2)手术内固定物:可选择直线切割闭合器或肠道吻合器。

(3)术中用药:麻醉常规用药等。

(4)输血:视术中情况而定。

2. 经治医师或手术医师应即刻完成术后首次病程记录,观察术后患者病情变化。

(九)术后住院恢复1~8天

1. 必要的营养支持、补液治疗。

2. 术后第2天经口进食。

3. 术后5天可酌情结束抗生素治疗。

4. 必要时切口换药,符合指征时拔除引流管。

(十)出院标准

1. 无胆管炎发作。

2. 黄疸消退,正常进食、排便。

3. 切口愈合好,无感染。

4. 没有需要住院处理的并发症和(或)合并症,如肠漏、严重胆道感染、胆漏。

(十一)有无变异及原因分析

1. 医疗原因导致的变异　改变诊疗方案、转科治疗、操作失误、误诊等。

2. 患者原因导致的变异　不同意治疗方案,个人要求出院,院外服用手术禁忌药,月经期,对诊疗计划不满要求出路径。

3. 并发症原因导致变异　围术期并发症有胆管损伤、胆漏、腹腔出血、感染、切口感染等造成住院天数延长和费用增加。

4. 病情原因导致变异　部分患者常常存在很多内科合并症,如脑血管或心血管病、糖尿病、血栓等,手术可能导致这些疾病加重而需要治疗,从而延长治疗时间和增加住院费用。

5. 辅诊科室原因导致的变异　检查、检验、手术、病理等检查(不及时,结果错报)、报告(结果错报)等原因延长住院天数,增加费用等。

6. 管理原因导致的变异　系统暂不支持,系统瘫痪,需要修订制度等。

7. 节假日　术前患者如住院后遇节假日,使手术推迟,延长住院天数,增加费用。

二、胆总管中段癌行胆管癌切除、胆肠吻合术临床路径表单

<table>
<tr><td colspan="2">适用对象</td><td colspan="3">第一诊断为胆总管中段癌(ICD-10:C24.002)
行胆管癌根治胆肠吻合术(ICD-9-CM-3:51.63/51.37/51.22)的患者</td></tr>
<tr><td colspan="2">患者基本信息</td><td colspan="2">姓名:______　性别:____　年龄:____
门诊号:______　住院号:______　过敏史:______
住院日期:____年__月__日　出院日期:____年__月__日</td><td>标准住院天数 1～14 天</td></tr>
<tr><td colspan="2">时间</td><td>住院第 1—4 天
(术前准备/诊疗评估)</td><td>住院第 1—5 天
(手术日)</td><td>术后第 1—8 天
(恢复出院)</td></tr>
<tr><td rowspan="3">主要诊疗工作</td><td>制度落实</td><td>□ 住院 2 小时内经治医师或值班医师完成接诊
□ 住院 24 小时内主管医师完成检诊
□ 住院 48 小时内主诊医师完成检诊
□ 专科医师会诊(必要时)
□ 完成术前准备
□ 组织术前讨论
□ 麻醉医师术前访视
□ 手术部位标识</td><td>□ 三级医师查房
□ 手术安全核查
□ 麻醉医师术后访视</td><td>□ 三级医师查房
□ 进行手术及切口评估,确定有无胆漏、切口愈合不良手术并发症
□ 必要时切口换药,符合指征时拔除引流管</td></tr>
<tr><td>病情评估</td><td>□ 经治医师询问病史与体格检查
□ 心理评估
□ 营养评估
□ 疼痛评估
□ 康复评估</td><td></td><td>□ 上级医师进行治疗效果、预后和出院评估
□ 出院宣教</td></tr>
<tr><td>病历书写</td><td>□ 住院 8 小时内完成首次病程记录
□ 住院 24 小时内完成住院记录
□ 完成主管医师查房记录
□ 完成主诊医师查房记录
□ 完成术前讨论、术前小结</td><td>□ 术后即刻完成术后首次病程记录
□ 术者或一助术后 24 小时内完成手术记录(术者签名)</td><td>□ 术后病程记录
□ 主管医师查房记录
□ 主诊医师查房记录
□ 特殊的治疗、操作单独书写
□ 出院当天病程记录(有上级医师指示出院)
□ 出院后 24 小时内完成出院记录
□ 出院后 24 小时内完成病案首页</td></tr>
</table>

（续　表）

主要诊疗工作	知情同意		□ 患者或其家属在住院记录单签名 □ 术前谈话，告知患者及其家属病情和围术期注意事项并签署麻醉知情同意书、输血知情同意书、手术知情同意书、授权委托书（患者本人不能签名时）、自费用品协议书（必要时）、军人目录外耗材审批单（必要时）		□ 告知患者及其家属出院后注意事项（指导出院后功能锻炼、复诊的时间及地点、发生紧急情况时处理等）
	手术治疗		□ 预约手术	□ 实施手术（手术安全核查记录、手术清点记录）	
	其他		□ 及时通知上级医师检诊 □ 经治医师检查、整理病历资料		□ 通知出院 □ 开具出院介绍信 □ 开具诊断证明书 □ 出院带药 □ 预约门诊复诊时间
重点医嘱	长期医嘱	护理医嘱	□ 按肝胆外科护理常规 □ 三级护理	□ 按肝胆外科术后护理常规 □ 一级护理	□ 按肝胆外科术后护理常规 □ 二级或三级护理
		处置医嘱	□ 配血（必要时）	□ 持续胃肠减压 □ 留置引流管并计引流量 □ 心电监护 □ 吸氧 12 小时 □ 雾化吸入 □ 监测 24 小时出入量	□ 持续胃肠减压 □ 留置引流管并计引流量 □ 心电监护（必要时） □ 吸氧 12 小时 □ 雾化吸入（必要时）
		膳食医嘱	□ 普食 □ 糖尿病饮食 □ 低盐、低脂饮食 □ 低盐、低脂、糖尿病饮食 □ 术前禁食、禁水	□ 禁食、禁水	□ 流食 □ 半流食 □ 低脂、半流食 □ 低盐、低脂半流食
		药物医嘱	□ 既往基础用药（必要时）		□ 既往基础用药（必要时）
	临时医嘱	检查检验	□ 血常规（含 CRP＋IL-6） □ 尿常规 □ 粪常规 □ 血型 □ 凝血四项		□ 血常规 □ 普通生化 □ 肝功能 □ 出、凝血功能 □ 腹部 CT 平扫（必要时）

（续 表）

重点医嘱	临时医嘱	检查检验	□ 普通生化 □ 传染性疾病筛查（乙型肝炎、丙型肝炎、艾滋病、梅毒） □ 肿瘤标志物 □ MRI（平扫＋动态增强）、MRCP □ 腹部CT（平扫＋增强）或腹部血管三维重建 □ 冠状动脉CT（必要时） □ 超声心动图（必要时） □ 动态心电图（必要时） □ 肺功能（必要时） □ 动脉血气分析（必要时）		
		药物医嘱	□ 抗感染治疗（必要时） □ 保肝治疗（必要时）	□ 抗感染治疗 □ 补液 □ 抑酸或胃黏膜保护药 □ 镇痛等对症处理	□ 抗感染治疗 □ 补液 □ 保肝治疗 □ 抑酸或胃黏膜保护药 □ 镇痛等对症处理
		手术医嘱	□ 常规准备明日在全身麻醉下行胆管癌根治、胆肠吻合术		
		处置医嘱	□ 备腹部皮肤（>$30cm^2$） □ 术前留置胃肠减压管 □ 术前用抗生素皮试 □ 术前肠道准备（必要时）		□ 换药 □ 拔除胃管（必要时） □ 拔除腹腔引流管（必要时） □ 拆线 □ 出院 □ 必要时针对术后并发症行介入治疗
主要护理工作	健康宣教		□ 住院宣教（住院环境、规章制度） □ 进行护理安全指导 □ 进行等级护理、活动范围指导 □ 进行饮食指导 □ 进行关于疾病知识的宣教 □ 检查、检验项目的目的和意义 □ 术前宣教		□ 出院宣教（康复训练方法、用药指导、换药时间及注意事项、复查时间等） □ 术后心理疏导 □ 指导术后康复训练 □ 指导术后注意事项

（续　表）

主要护理工作	护理处置	□ 患者身份核对 □ 佩戴腕带 □ 建立住院病历，通知医师 □ 住院介绍：介绍责任护士，病区环境、设施、规章制度、基础护理服务项目 □ 询问病史，填写护理记录单首页 □ 观察病情 □ 测量基本生命体征 □ 抽血、留取标本 □ 心理与生活护理 □ 根据评估结果采取相应护理措施 □ 通知检查项目及注意事项		□ 测量基本生命体征 □ 观察患者病情变化并及时报告医师 □ 腹腔引流液性状与计量 □ 遵医嘱用药 □ 完成护理记录 □ 心理与生活护理 □ 指导并监督患者治疗与康复训练 □ 根据评估结果采取相应护理措施 □ 核对患者医疗费用 □ 协助患者办理出院手续 □ 指导并监督患者康复训练 □ 整理床单位
	护理评估	□ 一般评估：生命体征、神志、皮肤、药物过敏史等 □ 专科评估 □ 风险评估：评估有无跌倒、坠床、压疮、深静脉血栓等风险 □ 心理评估 □ 营养评估	□ 风险评估：评估有无跌倒、坠床、压疮、导管滑脱、液体外渗的风险 □ 疼痛评估 □ 康复评估	□ 风险评估：评估有无跌倒、坠床、压疮、导管滑脱、液体外渗的风险 □ 疼痛评估 □ 康复评估
	专科护理		□ 心理与生活护理	□ 引流管防脱落
	饮食指导	□ 根据医嘱通知配餐员准备膳食	□ 根据医嘱通知配餐员准备膳食	□ 根据医嘱通知配餐员准备膳食
	活动体位	□ 根据护理等级指导活动	□ 根据护理等级指导活动	□ 根据护理等级指导活动
	洗浴要求	□ 协助患者洗澡、更换病号服	□ 协助患者晨、晚间护理 □ 备皮后协助患者清洁备皮部位，更换病号服 □ 告知患者切口保护方法	□ 协助患者晨、晚间护理 □ 备皮后协助患者清洁备皮部位，更换病号服 □ 告知患者切口保护方法
病情变异记录		□ 无　□ 有，原因： □ 患者　□ 疾病　□ 医疗 □ 护理　□ 保障　□ 管理	□ 无　□ 有，原因： □ 患者　□ 疾病　□ 医疗 □ 护理　□ 保障　□ 管理	□ 无　□ 有，原因： □ 患者　□ 疾病　□ 医疗 □ 护理　□ 保障　□ 管理
护士签名		白班　小夜班　大夜班	白班　小夜班　大夜班	白班　小夜班　大夜班
医师签名				

第八节　胆总管下段癌行胰十二指肠根治术临床路径

一、胆总管下段癌行胰十二指肠根治术临床路径标准住院流程

(一)适用对象

第一诊断为胆总管下段癌(ICD-10:C24.002),行胰十二指肠根治术(ICD-9-CM-3:52.7 01)的患者。

(二)诊断依据

根据 NCCN Clinical Practice Guidelines in Oncology 2015 V1 on Biliary Tract Cancers (2015 年),《中华医学会外科学分会胆道重建技术专家共识》(中国实用外科杂志,2014 年),The British Society of Gastroenterology Guidelines on the Management of cholangiocarcinoma(2012 年),《黄志强胆道外科学》(山东科学技术出版社,2010 年),《临床诊疗指南——外科学分册》(中华医学会编著,人民卫生出版社,2012 年),《黄家驷外科学》(第 7 版,人民卫生出版社,2011 年),《克氏外科学》(第 19 版,北京大学医学出版社,2015 年)。

1. *病史*　胆管阻塞症状,如黄疸、疼痛、肝功能异常,伴有或不伴有发热、白陶土样大便。

2. *辅助检查*　腹部超声、增强 MRI、MRCP 和(或)增强 CT 证实胆总管下段癌并排除结石。

(三)选择治疗方案的依据

根据 NCCN Clinical Practice Guidelines in Oncology 2015 V1 on Biliary Tract Cancers (2015 年),《中华医学会外科学分会胆道重建技术专家共识》(中国实用外科杂志,2014 年),The British Society of Gastroenterology Guidelines on the Management of Cholangiocarcinoma(2012 年),《黄志强胆道外科学》(山东科学技术出版社,2010 年),《临床诊疗指南——外科学分册》(中华医学会编著,人民卫生出版社,2012 年),《黄家驷外科学》(第 7 版,人民卫生出版社,2011 年),《克氏外科学》(第 19 版,北京大学医学出版社,2015 年)。

1. 明确有胆总管下段癌的患者。

2. 无明确手术禁忌证。

3. 征得患者及其家属的同意。

(四)标准住院天数

1～21 天。

(五)进入路径标准

1. 第一诊断必须符合胆总管下段癌(ICD-10:C24.002),行胰十二指肠根治术(ICD-9-CM-3:52.7 01)。

2. 当患者同时具有其他疾病诊断时,但在住院期间不需要特殊处理也不影响第一诊断的临床路径流程实施时,可以进入路径。

3. 当患者同时合并有严重肝硬化,肝功能不全和重度黄疸需术前减黄治疗的可排除。

4. 当患者已经进行多次手术的复杂病例可排除。

5. 术前或术中发现肿瘤已有远处转移无法切除或需合并胰腺、十二指肠、门静脉切除重建的复杂病例可排除。

(六)术前准备(术前评估)1～5天

1. 诊疗评估

(1)检查检验评估

①完成血、尿、粪常规,血生化、血清四项、凝血功能、血型、肿瘤标志物等检验。

②完成胸部X线片、心电图、超声心动图、肺功能和血气分析(老年人或既往有相关病史者)等,排除手术禁忌。

③MRI(平扫+动态增强)或MRCP。

④腹部CT(平扫+增强)或腹部血管三维重建。

⑤有内科疾病者及时请相关科室医师会诊。

(2)其他

①营养评估:根据《解放军总医院新住院患者营养风险筛查表(NRS-2002)》为新住院患者进行营养评估,评分≥3分患者给予处置,必要时申请营养科医师会诊。

②心理评估:根据新住院患者情况申请心理科医师会诊。

③疼痛评估:根据《VAS评分》实施疼痛评估,评分>7分患者给予处置,必要时请疼痛科医师会诊。

④康复评估:根据《住院患者康复筛查和评估表》在新住院患者住院后24小时内进行康复筛查和评估。任何一项结果为“是”,则申请康复科医师会诊。

⑤深静脉血栓栓塞症风险评估:根据专科《深静脉血栓栓塞症评估量表》在新住院患者住院后24小时内进行风险筛查和评估,风险结果为“高危”的,则申请血管外科或介入导管室医师会诊。

2. 术前准备

(1)术前评估:术前24小时完成病情评估、必要的检查,做出术前小结,术前讨论。

(2)术前谈话:术前与患者及其家属谈话,告知手术方案、相关风险,手术费用及其家属权益,履行书面知情同意手续。

(3)通知手术室:准备手术间、手术药品、手术物品。

(4)护士做心理护理,交代注意事项,进行术前宣教。

(5)手术部位标识:术者、一助或经治医师术前应对手术部位做体表标识。

(6)术前麻醉医师访视:制订麻醉计划,完成评估,确定麻醉访视,记入《麻醉医师术前访视记录》,告知患者及其家属麻醉适应证,麻醉目的、风险,可能出现情况及处理原则、替代方案等,签《麻醉知情同意书》并归入病历。

(七)预防性抗生素选择与使用时机

应按照《抗菌药物临床应用指导原则(2015年)》(国卫办医发〔2015〕43号)和卫生部办公厅《关于抗生素临床应用管理有关问题的通知》(卫办医政发〔2009〕38号)执行。

1. 预防性抗生素应用:第三代头孢类抗生素或其他肠道革兰阴性菌敏感的抗生素。

2. 预防性用药时间为术前30分钟。

3. 手术超过4小时加用1次。

4. 术后5天后可根据病情及血常规情况酌情停止使用抗菌药物。

(八)手术日为住院第 1—6 天

1. 手术安全核对:患者入手术间后由手术医师、麻醉医师、巡回护士及患者本人共同核对患者身份、手术部位与标识、手术方式。手术医师、麻醉医师、巡回护士三方按《手术安全核对表》逐项核对,共同签名。

(1)麻醉方式:全身麻醉。

(2)手术内固定物:可选择直线切割闭合器或肠道吻合器。

(3)术中用药:麻醉常规用药等。

(4)输血:视术中情况而定。

2. 经治医师或手术医师应即刻完成术后首次病程记录,观察术后患者病情变化。

(九)术后住院恢复 1～15 天

1. 必要的营养支持、补液治疗。

2. 术后首次排气后经口进食。

3. 术后 5 天可酌情结束抗生素治疗。

4. 必要时切口换药,符合指征时拔除引流管。

(十)出院标准

1. 胆总管下段癌根治性切除。

2. 腹腔引流管拔除。

3. 黄疸消退,正常进食、排便。

4. 切口愈合好,无感染。

5. 没有需要住院处理的并发症和(或)合并症,如肠漏、严重胆道感染、胆漏、胰漏。

(十一)有无变异及原因分析

1. *医疗原因导致的变异*　改变诊疗方案、转科治疗、操作失误、误诊等。

2. *患者原因导致的变异*　不同意治疗方案,个人要求出院,院外服用手术禁忌药,月经期,对诊疗计划不满要求出路径。

3. *并发症原因导致变异*　围术期并发症,如胆管损伤、胆漏、腹腔出血、感染、切口感染等造成住院天数延长和费用增加。

4. *病情原因导致变异*　部分患者常常存在很多内科合并症,如脑血管或心血管病、糖尿病、血栓等,手术可能导致这些疾病加重而需要治疗,从而延长治疗时间和增加住院费用。

5. *辅诊科室原因导致的变异*　检查、检验、手术、病理等检查(不及时,结果错报)、报告(结果错报)等原因延长住院天数,增加费用等。

6. *管理原因导致的变异*　系统暂不支持,系统瘫痪,需要修订制度等。

7. *节假日*　术前患者如住院后遇节假日,使手术推迟,延长住院天数,增加费用。

二、胆总管下段癌行胰十二指肠根治术临床路径表单

<table>
<tr><td colspan="2">适用对象</td><td colspan="3">第一诊断为胆总管下段癌(ICD-10:C24.002)
行胰十二指肠根治术(ICD-9-CM-3:52.7 01)的患者</td></tr>
<tr><td colspan="2">患者基本信息</td><td colspan="2">姓名:______ 性别:____ 年龄:____
门诊号:______ 住院号:______ 过敏史:______
住院日期:____年__月__日 出院日期:____年__月__日</td><td>标准住院天数 1～21 天</td></tr>
<tr><td colspan="2">时间</td><td>住院第 1—5 天
(术前准备/诊疗评估)</td><td>住院第 1—6 天
(手术日)</td><td>术后第 1—15 天
(恢复出院)</td></tr>
<tr><td rowspan="4">主要诊疗工作</td><td>制度落实</td><td>□ 住院 2 小时内经治医师或值班医师完成接诊
□ 住院 24 小时内主管医师完成检诊
□ 住院 48 小时内主诊医师完成检诊
□ 专科医师会诊(必要时)
□ 完成术前准备
□ 组织术前讨论
□ 麻醉医师术前访视
□ 手术部位标识</td><td>□ 三级医师查房
□ 手术安全核查
□ 麻醉医师术后访视</td><td>□ 三级医师查房
□ 进行手术及切口评估,确定有无胰漏胆漏、切口愈合不良等手术并发症
□ 必要时切口换药,符合指征时拔除引流管</td></tr>
<tr><td>病情评估</td><td>□ 经治医师询问病史与体格检查
□ 心理评估
□ 营养评估
□ 疼痛评估
□ 康复评估</td><td></td><td>□ 上级医师进行治疗效果、预后和出院评估
□ 出院宣教</td></tr>
<tr><td>病历书写</td><td>□ 住院 8 小时内完成首次病程记录
□ 住院 24 小时内完成住院记录
□ 完成主管医师查房记录
□ 完成主诊医师查房记录
□ 完成术前讨论、术前小结</td><td>□ 术后即刻完成术后首次病程记录
□ 术者或一助术后 24 小时内完成手术记录(术者签名)</td><td>□ 术后病程记录
□ 主管医师查房记录
□ 主诊医师查房记录
□ 特殊的治疗、操作单独书写
□ 出院当天病程记录(有上级医师指示出院)
□ 出院后 24 小时内完成出院记录
□ 出院后 24 小时内完成病案首页</td></tr>
<tr><td>知情同意</td><td>□ 患者或其家属在住院记录单签名
□ 术前谈话,告知患者及其家属病情和围术期注意事项并签署麻醉知情同意书、输血知情同意书、手术知情同意书、授权委托书(患者本人不能签名时)、自费用品协议书(必要时)、军人目录外耗材审批单(必要时)</td><td></td><td>□ 告知患者及其家属出院后注意事项(指导出院后功能锻炼、复诊的时间及地点、发生紧急情况时处理等)</td></tr>
</table>

（续　表）

主要诊疗工作	手术治疗		□ 预约手术	□ 实施手术（手术安全核查记录、手术清点记录）	
	其他		□ 及时通知上级医师检诊 □ 经治医师检查、整理病历资料		□ 通知出院 □ 开具出院介绍信 □ 开具诊断证明书 □ 出院带药 □ 预约门诊复诊时间
重点医嘱	长期医嘱	护理医嘱	□ 按肝胆外科护理常规 □ 三级护理	□ 按肝胆外科术后护理常规 □ 一级护理	□ 按肝胆外科术后护理常规 □ 二级或三级护理
		处置医嘱	□ 配血（必要时）	□ 持续胃肠减压 □ 留置引流管并计引流量 □ 心电监护 □ 吸氧 12 小时 □ 雾化吸入 □ 监测 24 小时出入量	□ 持续胃肠减压 □ 留置引流管并计引流量 □ 心电监护（必要时） □ 吸氧 12 小时 □ 雾化吸入（必要时）
		膳食医嘱	□ 普食 □ 糖尿病饮食 □ 低盐、低脂饮食 □ 低盐、低脂、糖尿病饮食 □ 术前禁食、禁水	□ 禁食、禁水	□ 流食 □ 半流食 □ 低脂、半流食 □ 低盐、低脂半流食
		药物医嘱	□ 既往基础用药（必要时）		□ 既往基础用药（必要时）
	临时医嘱	检查检验	□ 血常规（含 CRP＋IL-6） □ 尿常规 □ 粪常规 □ 血型 □ 凝血四项 □ 普通生化 □ 传染性疾病筛查（乙型肝炎、丙型肝炎、艾滋病、梅毒） □ 肿瘤标志物 □ MRI（平扫＋动态增强）、MRCP □ 腹部 CT（平扫＋增强）或腹部血管三维重建 □ 冠状动脉 CT（必要时） □ 超声心动图（必要时） □ 动态心电图（必要时） □ 肺功能（必要时） □ 动脉血气分析（必要时）		□ 血常规 □ 普通生化 □ 肝功能 □ 出、凝血功能 □ 腹部 CT 平扫（必要时） □ 引流液培养，淀粉酶测定

（续　表）

重点医嘱	临时医嘱	药物医嘱	□ 抗感染治疗（必要时） □ 保肝治疗（必要时）	□ 抗感染治疗 □ 补液 □ 抑酸或胃黏膜保护药 □ 镇痛等对症处理	□ 抗感染治疗 □ 补液 □ 保肝治疗 □ 抑酸或胃黏膜保护药 □ 镇痛等对症处理
		手术医嘱	□ 常规准备明日在全身麻醉下行胰十二指肠根治术		□ 生长抑素类似物治疗（必要时）
		处置医嘱	□ 备腹部皮肤（$>30\text{cm}^2$） □ 术前留置胃肠减压管 □ 术前用抗生素皮试 □ 术前肠道准备（必要时）		□ 换药 □ 拔除胃管（必要时） □ 拔除腹腔引流管（必要时） □ 拆线 □ 出院 □ 必要时针对术后并发症行介入治疗
主要护理工作	健康宣教		□ 住院宣教（住院环境、规章制度） □ 进行护理安全指导 □ 进行等级护理、活动范围指导 □ 进行饮食指导 □ 进行关于疾病知识的宣教 □ 检查、检验项目的目的和意义 □ 术前宣教		□ 出院宣教（康复训练方法、用药指导、换药时间及注意事项、复查时间等） □ 术后心理疏导 □ 指导术后康复训练 □ 指导术后注意事项
	护理处置		□ 患者身份核对 □ 佩戴腕带 □ 建立住院病历，通知医师 □ 住院介绍：介绍责任护士，病区环境、设施、规章制度、基础护理服务项目 □ 询问病史，填写护理记录单首页 □ 观察病情 □ 测量基本生命体征 □ 抽血、留取标本 □ 心理与生活护理 □ 根据评估结果采取相应护理措施 □ 通知检查项目及注意事项		□ 测量基本生命体征 □ 观察患者病情变化并及时报告医师 □ 腹腔引流液性状与计量 □ 遵医嘱用药 □ 完成护理记录 □ 心理与生活护理 □ 指导并监督患者治疗与康复训练 □ 根据评估结果采取相应护理措施 □ 核对患者医疗费用 □ 协助患者办理出院手续 □ 指导并监督患者康复训练 □ 整理床单位

（续　表）

<table>
<tr><td rowspan="5">主要护理工作</td><td>护理评估</td><td colspan="3">□ 一般评估：生命体征、神志、皮肤、药物过敏史等
□ 专科评估
□ 风险评估：评估有无跌倒、坠床、压疮、深静脉血栓等风险
□ 心理评估
□ 营养评估</td><td colspan="3">□ 风险评估：评估有无跌倒、坠床、压疮、导管滑脱、液体外渗的风险
□ 疼痛评估
□ 康复评估</td><td colspan="3">□ 风险评估：评估有无跌倒、坠床、压疮、导管滑脱、液体外渗的风险
□ 疼痛评估
□ 康复评估</td></tr>
<tr><td>专科护理</td><td colspan="3"></td><td colspan="3">□ 心理与生活护理</td><td colspan="3">□ 引流管防脱落</td></tr>
<tr><td>饮食指导</td><td colspan="3">□ 根据医嘱通知配餐员准备膳食</td><td colspan="3">□ 根据医嘱通知配餐员准备膳食</td><td colspan="3">□ 根据医嘱通知配餐员准备膳食</td></tr>
<tr><td>活动体位</td><td colspan="3">□ 根据护理等级指导活动</td><td colspan="3">□ 根据护理等级指导活动</td><td colspan="3">□ 根据护理等级指导活动</td></tr>
<tr><td>洗浴要求</td><td colspan="3">□ 协助患者洗澡、更换病号服</td><td colspan="3">□ 协助患者晨、晚间护理
□ 备皮后协助患者清洁备皮部位，更换病号服
□ 告知患者切口保护方法</td><td colspan="3">□ 协助患者晨、晚间护理
□ 备皮后协助患者清洁备皮部位，更换病号服
□ 告知患者切口保护方法</td></tr>
<tr><td colspan="2">病情变异记录</td><td colspan="3">□ 无　□ 有，原因：
□ 患者　□ 疾病　□ 医疗
□ 护理　□ 保障　□ 管理</td><td colspan="3">□ 无　□ 有，原因：
□ 患者　□ 疾病　□ 医疗
□ 护理　□ 保障　□ 管理</td><td colspan="3">□ 无　□ 有，原因：
□ 患者　□ 疾病　□ 医疗
□ 护理　□ 保障　□ 管理</td></tr>
<tr><td colspan="2" rowspan="2">护士签名</td><td>白班</td><td>小夜班</td><td>大夜班</td><td>白班</td><td>小夜班</td><td>大夜班</td><td>白班</td><td>小夜班</td><td>大夜班</td></tr>
<tr><td></td><td></td><td></td><td></td><td></td><td></td><td></td><td></td><td></td></tr>
<tr><td colspan="2">医师签名</td><td colspan="3"></td><td colspan="3"></td><td colspan="3"></td></tr>
</table>

第九节　胆囊癌行胆囊癌根治、胆肠吻合术临床路径

一、胆囊癌行胆囊癌根治、胆肠吻合术临床路径标准住院流程

（一）适用对象

第一诊断为胆囊癌（ICD-10：C23 01），行胆囊癌根治胆肠吻合术（ICD-9-CM-3：51.22 伴 51.3 伴 50.22）的患者。

（二）诊断依据

根据 NCCN Clinical Practice Guidelines in Oncology 2015 V1 on Biliary Tract Cancers（2015 年），《中华医学会外科学分会胆道重建技术专家共识》（中国实用外科杂志，2014 年），The British Society of Gastroenterology Guidelines on the Management of Cholangiocarcinoma（2012 年），《黄志强胆道外科学》（山东科学技术出版社，2010 年），《临床诊疗指南——外科学分册》（中华医学会编著，人民卫生出版社，2012 年），《黄家驷外科学》（第 7 版，人民卫生出版社，2011 年），《克氏外科学》（第 19 版，北京大学医学出版社，2015 年）。

1. 病史　胆管阻塞症状，如黄疸、疼痛、肝功能异常，伴有或不伴有发热、白陶土样粪便。

2. 辅助检查　腹部超声、增强 MRI、MRCP 和(或)增强 CT 证实胆囊实性占位。

(三)选择治疗方案的依据

根据 NCCN Clinical Practice Guidelines in Oncology 2015 V1 on Biliary Tract Cancers(2015 年)，《中华医学会外科学分会，胆道重建技术专家共识》(中国实用外科杂志，2014 年)，The British Society of Gastroenterology Guidelines on the Management of Cholangiocarcinoma(2012 年)，《黄志强胆道外科学》(山东科学技术出版社，2010 年)，《临床诊疗指南——外科学分册》(中华医学会编著，人民卫生出版社，2012 年)，《黄家驷外科学》(第 7 版，人民卫生出版社，2011 年)，《克氏外科学》(第 19 版，北京大学医学出版社，2015 年)。

1. 明确有胆囊实性占位，结合病史诊断为胆囊癌的患者。

2. 无明确手术禁忌证。

3. 征得患者及其家属的同意。

(四)标准住院天数

1～15 天。

(五)进入路径标准

1. 第一诊断必须符合胆囊癌(ICD-10：C23 01)，行胆囊癌根治胆肠吻合术(ICD-9-CM-3：51.22 伴 51.3 伴 50.22)。

2. 当患者同时具有其他疾病诊断时，但在住院期间不需要特殊处理也不影响第一诊断的临床路径流程实施时，可以进入路径。

3. 当患者同时合并有严重肝硬化，肝功能不全和黄疸的可排除。

4. 当患者已经进行多次手术的复杂病例可排除。

5. 术前或术中发现肿瘤已有远处转移无法切除或需合并胰腺、十二指肠、门静脉切除重建的复杂病例可排除。

(六)术前准备(术前评估)1～4 天

1. 诊疗评估

(1)检查检验评估

①完成血、尿、粪常规，血生化、血清四项、凝血功能、血型、肿瘤标志物等检验。

②完成胸部 X 线片、心电图、超声心动图、肺功能和血气分析(老年人或既往有相关病史者)等，排除手术禁忌。

③MRI(平扫＋动态增强)或 MRCP。

④腹部 CT(平扫＋增强)或腹部血管三维重建。

⑤有内科疾病者及时请相关科室医师会诊。

(2)其他

①营养评估：根据《解放军总医院新住院患者营养风险筛查表(NRS-2002)》为新住院患者进行营养评估，评分≥3 分患者给予处置，必要时申请营养科医师会诊。

②心理评估：根据新住院患者情况申请心理科医师会诊。

③疼痛评估：根据《VAS 评分》实施疼痛评估，评分＞7 分患者给予处置，必要时请疼痛科医师会诊。

④康复评估：根据《住院患者康复筛查和评估表》在新住院患者住院后 24 小时内进行康复

筛查和评估。任何一项结果为“是”，则申请康复科医师会诊。

⑤深静脉血栓栓塞症风险评估：根据专科《深静脉血栓栓塞症评估量表》在新住院患者住院后 24 小时内进行风险筛查和评估，风险结果为“高危”的，则申请血管外科或介入导管室医师会诊。

2. 术前准备

(1)术前评估：术前 24 小时完成病情评估、必要的检查，做出术前小结，术前讨论。

(2)术前谈话：术前与患者及其家属谈话，告知手术方案、相关风险，手术费用及其家属权益，履行书面知情同意手续。

(3)通知手术室：准备手术间、手术药品、手术物品。

(4)护士做心理护理，交代注意事项，进行术前宣教。

(5)手术部位标识：术者、一助或经治医师术前应对手术部位做体表标识。

(6)术前麻醉医师访视：制订麻醉计划，完成评估，确定麻醉访视，记入《麻醉医师术前访视记录》，告知患者及其家属麻醉适应证，麻醉目的、风险，可能出现情况及处理原则、替代方案等，签《麻醉知情同意书》并归入病历。

(七)预防性抗生素选择与使用时机

应按照《抗菌药物临床应用指导原则(2015 年)》(国卫办医发〔2015〕43 号)和卫生部办公厅《关于抗菌药物临床应用管理有关问题的通知》(卫办医政发〔2009〕38 号)执行。

1. 预防性抗生素应用：第三代头孢类抗生素或其他肠道革兰阴性菌敏感的抗生素。

2. 预防性用药时间为术前 30 分钟。

3. 手术超过 4 小时加用 1 次。

4. 术后 5 天后可根据病情及血常规情况酌情停止使用抗生素。

(八)手术日为住院第 1—5 天

1. 手术安全核对：患者入手术间后由手术医师、麻醉医师、巡回护士及患者本人共同核对患者身份、手术部位与标识、手术方式。手术医师、麻醉医师、巡回护士三方按《手术安全核对表》逐项核对，共同签名。

(1)麻醉方式：全身麻醉。

(2)手术内固定物：可选择直线切割闭合器或肠道吻合器。

(3)术中用药：麻醉常规用药等。

(4)输血：视术中情况而定。

2. 经治医师或手术医师应即刻完成术后首次病程记录，观察术后患者病情变化。

(九)术后住院恢复 1～10 天

1. 必要的营养支持、补液治疗。

2. 术后第 2 天经口进食。

3. 术后 5 天可酌情结束抗生素治疗。

4. 必要时切口换药，符合指征时拔除引流管。

(十)出院标准

1. 胆囊癌根治性切除。

2. 腹腔引流管拔除。

3. 黄疸消退，正常进食、排便。

4. 切口愈合好，无感染。

5. 没有需要住院处理的并发症和（或）合并症，如肠漏、严重胆道感染、胆漏。

（十一）有无变异及原因分析

1. 医疗原因导致的变异　改变诊疗方案、转科治疗、操作失误、误诊等。

2. 患者原因导致的变异　不同意治疗方案，个人要求出院，院外服用手术禁忌药，月经期，对诊疗计划不满要求出路径。

3. 并发症原因导致变异　围术期并发症，如胆管损伤、胆漏、腹腔出血、感染、切口感染等造成住院天数延长和费用增加。

4. 病情原因导致变异　部分患者常常存在很多内科合并症，如脑血管或心血管病、糖尿病、血栓等，手术可能导致这些疾病加重而需要治疗，从而延长治疗时间和增加住院费用。

5. 辅诊科室原因导致的变异　检查、检验、手术、病理等检查（不及时，结果错报）、报告（结果错报）等原因延长住院天数，增加费用等。

6. 管理原因导致的变异　系统暂不支持，系统瘫痪，需要修订制度等。

7. 节假日　术前患者如住院后遇节假日，使手术推迟，延长住院天数，增加费用。

二、胆囊癌行胆囊癌根治、胆肠吻合术临床路径表单

适用对象		第一诊断为胆囊癌（ICD-10：C23　01） 行胆囊癌根治胆肠吻合术（ICD-9-CM-3：51.22 伴 51.3 伴 50.22）的患者		
患者基本信息		姓名：______　性别：____　年龄：____ 门诊号：______　住院号：______　过敏史：______ 住院日期：____年__月__日　出院日期：____年__月__日		标准住院天数 1～15 天
时间		住院第 1—4 天 （术前准备/诊疗评估）	住院第 1—5 天 （手术日）	术后第 1—10 天 （恢复出院）
主要诊疗工作	制度落实	□ 住院 2 小时内经治医师或值班医师完成接诊 □ 住院 24 小时内主管医师完成检诊 □ 住院 48 小时内主诊医师完成检诊 □ 专科医师会诊（必要时） □ 完成术前准备 □ 组织术前讨论 □ 麻醉医师术前访视 □ 手术部位标识	□ 三级医师查房 □ 手术安全核查 □ 麻醉医师术后访视	□ 三级医师查房 □ 进行手术及切口评估，确定有无胆漏、切口愈合不良等手术并发症 □ 必要时切口换药，符合指征时拔除引流管
	病情评估	□ 经治医师询问病史与体格检查 □ 心理评估 □ 营养评估 □ 疼痛评估 □ 康复评估		□ 上级医师进行治疗效果、预后和出院评估 □ 出院宣教

（续　表）

主要诊疗工作	病历书写		□ 住院 8 小时内完成首次病程记录 □ 住院 24 小时内完成住院记录 □ 完成主管医师查房记录 □ 完成主诊医师查房记录 □ 完成术前讨论、术前小结	□ 术后即刻完成术后首次病程记录 □ 术者或一助术后 24 小时内完成手术记录（术者签名）	□ 术后病程记录 □ 主管医师查房记录 □ 主诊医师查房记录 □ 特殊的治疗、操作单独书写 □ 出院当天病程记录（有上级医师指示出院） □ 出院后 24 小时内完成出院记录 □ 出院后 24 小时内完成病案首页
	知情同意		□ 患者或其家属在住院记录单签名 □ 术前谈话，告知患者及其家属病情和围术期注意事项并签署麻醉知情同意书、输血知情同意书、手术知情同意书、授权委托书（患者本人不能签名时）、自费用品协议书（必要时）、军人目录外耗材审批单（必要时）		□ 告知患者及其家属出院后注意事项（指导出院后功能锻炼、复诊的时间及地点、发生紧急情况时处理等）
	手术治疗		□ 预约手术	□ 实施手术（手术安全核查记录、手术清点记录）	
	其他		□ 及时通知上级医师检诊 □ 经治医师检查、整理病历资料		□ 通知出院 □ 开具出院介绍信 □ 开具诊断证明书 □ 出院带药 □ 预约门诊复诊时间
重点医嘱	长期医嘱	护理医嘱	□ 按肝胆外科护理常规 □ 三级护理	□ 按肝胆外科术后护理常规 □ 一级护理	□ 按肝胆外科术后护理常规 □ 二级或三级护理
		处置医嘱	□ 配血（必要时）	□ 持续胃肠减压 □ 留置引流管并计量引流量 □ 心电监护 □ 吸氧 12 小时 □ 雾化吸入 □ 监测 24 小时出入量	□ 持续胃肠减压 □ 留置引流管并计量引流量 □ 心电监护（必要时） □ 吸氧 12 小时 □ 雾化吸入（必要时）
		膳食医嘱	□ 普食 □ 糖尿病饮食 □ 低盐、低脂饮食 □ 低盐、低脂、糖尿病饮食 □ 术前禁食、禁水	□ 禁食、禁水	□ 流食 □ 半流食 □ 低脂、半流食 □ 低盐、低脂半流食
		药物医嘱	□ 既往基础用药（必要时）		□ 既往基础用药（必要时）

（续　表）

重点医嘱	临时医嘱	检查检验	□ 血常规（含 CRP＋IL-6） □ 尿常规 □ 粪常规 □ 血型 □ 凝血四项 □ 普通生化 □ 传染性疾病筛查（乙型肝炎、丙型肝炎、艾滋病、梅毒） □ 肿瘤标志物 □ MRI（平扫＋动态增强）、MRCP □ 腹部 CT（平扫＋增强）或腹部血管三维重建 □ 冠状动脉 CT（必要时） □ 超声心动图（必要时） □ 动态心电图（必要时） □ 肺功能（必要时） □ 动脉血气分析（必要时）		□ 血常规 □ 普通生化 □ 肝功能 □ 出、凝血功能 □ 腹部 CT 平扫（必要时）
		药物医嘱	□ 抗感染治疗（必要时） □ 保肝治疗（必要时）	□ 抗感染治疗 □ 补液 □ 抑酸或胃黏膜保护药 □ 镇痛等对症处理	□ 抗感染治疗 □ 补液 □ 保肝治疗 □ 抑酸或胃黏膜保护药 □ 镇痛等对症处理
		手术医嘱	□ 常规准备明日在全身麻醉下行胆囊癌根治、胆肠吻合术		
		处置医嘱	□ 备腹部皮肤（＞$30cm^2$） □ 术前留置胃肠减压管 □ 术前用抗生素皮试 □ 术前肠道准备（必要时）		□ 换药 □ 拔除胃管（必要时） □ 拔除腹腔引流管（必要时） □ 拆线 □ 出院 □ 必要时针对术后并发症行介入治疗
主要护理工作	健康宣教		□ 住院宣教（住院环境、规章制度） □ 进行护理安全指导 □ 进行等级护理、活动范围指导 □ 进行饮食指导 □ 进行关于疾病知识的宣教 □ 检查、检验项目的目的和意义 □ 术前宣教		□ 出院宣教（康复训练方法、用药指导、换药时间及注意事项、复查时间等） □ 术后心理疏导 □ 指导术后康复训练 □ 指导术后注意事项

（续　表）

<table>
<tr><td rowspan="7">主要护理工作</td><td>护理处置</td><td colspan="3">□ 患者身份核对
□ 佩戴腕带
□ 建立住院病历，通知医师
□ 住院介绍：介绍责任护士，病区环境、设施、规章制度、基础护理服务项目
□ 询问病史，填写护理记录单首页
□ 观察病情
□ 测量基本生命体征
□ 抽血、留取标本
□ 心理与生活护理
□ 根据评估结果采取相应护理措施
□ 通知检查项目及注意事项</td><td colspan="3"></td><td colspan="3">□ 测量基本生命体征
□ 观察患者病情变化并及时报告医师
□ 腹腔引流液性状与计量
□ 遵医嘱用药
□ 完成护理记录
□ 心理与生活护理
□ 指导并监督患者治疗与康复训练
□ 根据评估结果采取相应护理措施
□ 核对患者医疗费用
□ 协助患者办理出院手续
□ 指导并监督患者康复训练
□ 整理床单位</td></tr>
<tr><td>护理评估</td><td colspan="3">□ 一般评估：生命体征、神志、皮肤、药物过敏史等
□ 专科评估
□ 风险评估：评估有无跌倒、坠床、压疮、深静脉血栓等风险
□ 心理评估
□ 营养评估</td><td colspan="3">□ 风险评估：评估有无跌倒、坠床、压疮、导管滑脱、液体外渗的风险
□ 疼痛评估
□ 康复评估</td><td colspan="3">□ 风险评估：评估有无跌倒、坠床、压疮、导管滑脱、液体外渗的风险
□ 疼痛评估
□ 康复评估</td></tr>
<tr><td>专科护理</td><td colspan="3"></td><td colspan="3">□ 心理与生活护理</td><td colspan="3">□ 引流管防脱落</td></tr>
<tr><td>饮食指导</td><td colspan="3">□ 根据医嘱通知配餐员准备膳食</td><td colspan="3">□ 根据医嘱通知配餐员准备膳食</td><td colspan="3">□ 根据医嘱通知配餐员准备膳食</td></tr>
<tr><td>活动体位</td><td colspan="3">□ 根据护理等级指导活动</td><td colspan="3">□ 根据护理等级指导活动</td><td colspan="3">□ 根据护理等级指导活动</td></tr>
<tr><td>洗浴要求</td><td colspan="3">□ 协助患者洗澡、更换病号服</td><td colspan="3">□ 协助患者晨、晚间护理
□ 备皮后协助患者清洁备皮部位，更换病号服
□ 告知患者切口保护方法</td><td colspan="3">□ 协助患者晨、晚间护理
□ 备皮后协助患者清洁备皮部位，更换病号服
□ 告知患者切口保护方法</td></tr>
<tr><td colspan="2">病情变异记录</td><td colspan="3">□ 无　□ 有，原因：
□ 患者　□ 疾病　□ 医疗
□ 护理　□ 保障　□ 管理</td><td colspan="3">□ 无　□ 有，原因：
□ 患者　□ 疾病　□ 医疗
□ 护理　□ 保障　□ 管理</td><td colspan="3">□ 无　□ 有，原因：
□ 患者　□ 疾病　□ 医疗
□ 护理　□ 保障　□ 管理</td></tr>
<tr><td colspan="2" rowspan="2">护士签名</td><td>白班</td><td>小夜班</td><td>大夜班</td><td>白班</td><td>小夜班</td><td>大夜班</td><td>白班</td><td>小夜班</td><td>大夜班</td></tr>
<tr><td></td><td></td><td></td><td></td><td></td><td></td><td></td><td></td><td></td></tr>
<tr><td colspan="2">医师签名</td><td colspan="3"></td><td colspan="3"></td><td colspan="3"></td></tr>
</table>

第十节　肝内胆管结石行肝切除、胆管探查取石、T 管引流术临床路径

一、肝内胆管结石行肝切除、胆管探查取石、T 管引流术临床路径标准住院流程

(一)适用对象

第一诊断为肝内胆管结石(ICD-10:K80.303/K80.406/K80.407/K80.504),行肝切除胆管探查取石 T 管引流术(ICD-9-CM-3:50.22/51.49/51.5)的患者。

(二)诊断依据

根据《中华医学会外科学分会胆道重建技术专家共识》(中国实用外科杂志,2014 年),《黄志强胆道外科学》(山东科学技术出版社,2010 年),《临床诊疗指南——外科学分册》(中华医学会编著,人民卫生出版社,2012 年),《黄家驷外科学》(第 7 版,人民卫生出版社,2011 年),《克氏外科学》(第 19 版,北京大学医学出版社,2015 年)。

1. 病史　右上腹部疼痛不适伴发热,黄疸。

2. 辅助检查　腹部超声、MRI、MRCP 和 CT 证实肝内胆管结石。

(三)选择治疗方案的依据

根据《中华医学会外科学分会胆道重建技术专家共识》(中国实用外科杂志,2014 年),《黄志强胆道外科学》(山东科学技术出版社,2010 年),《临床诊疗指南——外科学分册》(中华医学会编著,人民卫生出版社,2012 年),《黄家驷外科学》(第 7 版,人民卫生出版社,2011 年),《克氏外科学》(第 19 版,北京大学医学出版社,2015 年)。

1. 明确有肝内胆管结石的患者。

2. 无明确手术禁忌证。

3. 征得患者及其家属的同意。

(四)标准住院天数

1～10 天。

(五)进入路径标准

1. 第一诊断必须符合肝内胆管结石(ICD-10:K80.303/K80.406/K80.407/K80.504),行肝切除胆管探查取石 T 管引流术(ICD-9-CM-3:50.22/51.49/51.5)。

2. 当患者同时具有其他疾病诊断时,但在住院期间不需要特殊处理也不影响第一诊断的临床路径流程实施时,可以进入路径。

3. 当患者同时合并有严重肝硬化,肝功能不全和重度黄疸的可排除。

4. 当患者已经进行多次手术的复杂病例可排除。

(六)术前准备(术前评估,住院第 1－3 天)

1. 诊疗评估

(1)检查检验评估

①完成血、尿、粪常规,血生化、血清四项、凝血功能、血型、肿瘤标志物等检验。

②完成胸部 X 线片、心电图、超声心动图、肺功能和血气分析(老年人或既往有相关病史

者)等,排除手术禁忌。

③MRI(平扫+动态增强)或 MRCP。

④腹部 CT(平扫+增强)或腹部血管三维重建。

⑤有内科疾病者及时请相关科室医师会诊。

(2)其他

①营养评估:根据《解放军总医院新住院患者营养风险筛查表(NRS-2002)》为新住院患者进行营养评估,评分≥3 分患者给予处置,必要时申请营养科医师会诊。

②心理评估:根据新住院患者情况申请心理科医师会诊。

③疼痛评估:根据《VAS 评分》实施疼痛评估,评分>7 分患者给予处置,必要时请疼痛科医师会诊。

④康复评估:根据《住院患者康复筛查和评估表》在新住院患者住院后 24 小时内进行康复筛查和评估。任何一项结果为"是",则申请康复科医师会诊。

⑤深静脉血栓栓塞症风险评估:根据专科《深静脉血栓栓塞症评估量表》在新住院患者住院后 24 小时内进行风险筛查和评估,风险结果为"高危"的,则申请血管外科或介入导管室医师会诊。

2. 术前准备

(1)术前评估:术前 24 小时完成病情评估、必要检查,做出术前小结,术前讨论。

(2)术前谈话:术前与患者及其家属谈话,告知手术方案、相关风险,手术费用及其家属权益,履行书面知情同意手续。

(3)通知手术室:准备手术间、手术药品、手术物品。

(4)护士做心理护理,交代注意事项,进行术前宣教。

(5)手术部位标识:术者、一助或经治医师术前应对手术部位做体表标识。

(6)术前麻醉医师访视:制订麻醉计划,完成评估,确定麻醉访视,记入《麻醉医师术前访视记录》,告知患者及其家属麻醉适应证,麻醉目的、风险,可能出现情况及处理原则,替代方案等,签《麻醉知情同意书》并归入病历。

(七)预防性抗生素选择与使用时机

应按照《抗菌药物临床应用指导原则(2015 年)》(国卫办医发〔2015〕43 号)和卫生部办公厅《关于抗菌药物临床应用管理有关问题的通知》(卫办医政发〔2009〕38 号)执行。

1. 预防性抗生素应用:第三代头孢类抗生素。

2. 预防性用药时间为术前 30 分钟。

3. 手术超过 4 小时加用 1 次。

4. 术后 5 天可酌情停止使用抗生素。

(八)手术日为住院第 1－4 天

1. 手术安全核对:患者入手术间后由手术医师、麻醉医师、巡回护士及患者本人共同核对患者身份、手术部位与标识、手术方式。手术医师、麻醉医师、巡回护士三方按《手术安全核对表》逐项核对,共同签名。

(1)麻醉方式:全身麻醉。

(2)手术方式:根据结石分布范围、胆管狭窄位置及肝萎缩与否等情况决定手术方式,包括肝脏部分切除、T 管引流术。

(3)手术内固定物:可选择直线切割闭合器或肠道吻合器、胆管内留置T管。

(4)术中胆道镜明确肝内胆管结石是否残留。

(5)术中用药:麻醉常规用药等。

(6)输血:视术中情况而定。

2. 经治医师或手术医师应即刻完成术后首次病程记录,观察术后患者病情变化。

(九)术后住院恢复1～7天

1. 必要的营养支持、补液治疗。

2. 术后第2天经口进食。

3. 术后5天可酌情结束抗生素治疗。

4. 必要时切口换药,符合指征时拔除引流管。

(十)出院标准

1. 肝胆管结石病临床治愈。

2. 无明显腹痛,发热。

3. 切口愈合好,无感染。

4. 没有需要住院处理的并发症和(或)合并症。

(十一)有无变异及原因分析

1. 医疗原因导致的变异　改变诊疗方案、转科治疗、操作失误、误诊等。

2. 患者原因导致的变异　不同意治疗方案,个人要求出院,院外服用手术禁忌药,月经期,对诊疗计划不满要求出路径。

3. 并发症原因导致变异　围术期并发症,如胆管损伤、胆漏、腹腔出血、感染、切口感染等造成住院天数延长和费用增加。

4. 病情原因导致变异　部分患者常常存在很多内科并发症,如脑血管或心血管病、糖尿病、血栓等,手术可能导致这些疾病加重而需要治疗,从而延长治疗时间和增加住院费用。

5. 辅诊科室原因导致的变异　检查、检验、手术、病理等检查(不及时,结果错报)、报告(结果错报)等原因延长住院天数,增加费用等。

6. 管理原因导致的变异　系统暂不支持,系统瘫痪,需要修订制度等。

7. 节假日　术前患者如住院后遇节假日,使手术推迟,延长住院天数,增加费用。

二、肝内胆管结石行肝切除、胆管探查取石、T 管引流术临床路径表单

<table>
<tr><td colspan="2">适用对象</td><td colspan="3">第一诊断为肝内胆管结石（ICD-10：K80.303/K80.406/K80.407/K80.504）
行肝切除胆管探查取石 T 管引流术（ICD-9-CM-3：50.22/51.49/51.5）的患者</td></tr>
<tr><td colspan="2">患者基本信息</td><td colspan="2">姓名：______　性别：____　年龄：____
门诊号：______　住院号：______　过敏史：______
住院日期：____年__月__日　出院日期：____年__月__日</td><td>标准住院天数 1～10 天</td></tr>
<tr><td colspan="2">时间</td><td>住院第 1—3 天
（术前准备/诊疗评估）</td><td>住院第 1—4 天
（手术日）</td><td>住院第 1—10 天
（术后第 1—7 天，恢复出院）</td></tr>
<tr><td rowspan="3">主要诊疗工作</td><td>制度落实</td><td>□ 住院 2 小时内经治医师或值班医师完成接诊
□ 住院 24 小时内主管医师完成检诊
□ 住院 48 小时内主诊医师完成检诊
□ 专科医师会诊（必要时）
□ 完成术前准备
□ 组织术前讨论
□ 麻醉医师术前访视
□ 手术部位标识</td><td>□ 三级医师查房
□ 手术安全核查
□ 麻醉医师术后访视</td><td>□ 三级医师查房
□ 进行手术及切口评估，确定有无胆漏、切口愈合不良等手术并发症
□ 必要时切口换药，符合指征时拔除引流管</td></tr>
<tr><td>病情评估</td><td>□ 经治医师询问病史与体格检查
□ 心理评估
□ 营养评估
□ 疼痛评估
□ 康复评估</td><td></td><td>□ 上级医师进行治疗效果、预后和出院评估
□ 出院宣教</td></tr>
<tr><td>病历书写</td><td>□ 住院 8 小时内完成首次病程记录
□ 住院 24 小时内完成住院记录
□ 完成主管医师查房记录
□ 完成主诊医师查房记录
□ 完成术前讨论、术前小结</td><td>□ 术后即刻完成术后首次病程记录
□ 术者或一助术后 24 小时内完成手术记录（术者签名）</td><td>□ 术后病程记录
□ 主管医师查房记录
□ 主诊医师查房记录
□ 特殊的治疗、操作单独书写
□ 出院当天病程记录（有上级医师指示出院）
□ 出院后 24 小时内完成出院记录
□ 出院后 24 小时内完成病案首页</td></tr>
</table>

（续　表）

主要诊疗工作	知情同意		□ 患者或其家属在住院记录单签名 □ 术前谈话，告知患者及其家属病情和围术期注意事项并签署麻醉知情同意书、输血知情同意书、手术知情同意书、授权委托书（患者本人不能签名时）、自费用品协议书（必要时）、军人目录外耗材审批单（必要时）		□ 告知患者及其家属出院后注意事项（指导出院后功能锻炼、复诊的时间及地点、发生紧急情况时处理等）
	手术治疗		□ 预约手术	□ 实施手术（手术安全核查记录、手术清点记录）	
	其他		□ 及时通知上级医师检诊 □ 经治医师检查、整理病历资料		□ 通知出院 □ 开具出院介绍信 □ 开具诊断证明书 □ 出院带药 □ 预约门诊复诊时间
重点医嘱	长期医嘱	护理医嘱	□ 按肝胆外科护理常规 □ 三级护理	□ 按肝胆外科术后护理常规 □ 一级护理	□ 按肝胆外科术后护理常规 □ 二级或三级护理
		处置医嘱	□ 配血（必要时）	□ 持续胃肠减压 □ 留置引流管并计量引流量 □ 心电监护 □ 吸氧 12 小时 □ 雾化吸入 □ 监测 24 小时出入量	□ 持续胃肠减压 □ 留置引流管并计量引流量 □ 心电监护（必要时） □ 吸氧 12 小时 □ 雾化吸入（必要时）
		膳食医嘱	□ 普食 □ 糖尿病饮食 □ 低盐、低脂饮食 □ 低盐、低脂、糖尿病饮食 □ 术前禁食、禁水	□ 禁食、禁水	□ 流食 □ 半流食 □ 低脂、半流食 □ 低盐、低脂半流食
		药物医嘱	□ 既往基础用药（必要时）		□ 既往基础用药（必要时）
	临时医嘱	检查检验	□ 血常规（含 CRP+IL-6） □ 尿常规 □ 粪常规 □ 血型 □ 凝血四项		□ 血常规 □ 普通生化 □ 肝功能 □ 出、凝血功能 □ 腹部 CT 平扫（必要时）

（续　表）

重点医嘱	临时医嘱	检查检验	□ 普通生化 □ 传染性疾病筛查（乙型肝炎、丙型肝炎、艾滋病、梅毒） □ 肿瘤标志物 □ MRI（平扫＋动态增强）、MRCP □ 腹部 CT（平扫＋增强）或腹部血管三维重建 □ 冠状动脉 CT（必要时） □ 超声心动图（必要时） □ 动态心电图（必要时） □ 肺功能（必要时） □ 动脉血气分析（必要时）		
		药物医嘱	□ 抗感染治疗（必要时） □ 保肝治疗（必要时）	□ 抗感染治疗 □ 补液 □ 抑酸或胃黏膜保护药 □ 镇痛等对症处理	□ 抗感染治疗 □ 补液 □ 保肝治疗 □ 抑酸或胃黏膜保护药 □ 镇痛等对症处理
		手术医嘱	□ 常规准备明日在全身麻醉下行肝内胆管结石根治、肝管空肠 Roux-en-Y 吻合术		
		处置医嘱	□ 备腹部皮肤（>$30cm^2$） □ 术前留置胃肠减压管 □ 术前用抗生素皮试 □ 术前肠道准备（必要时）		□ 换药 □ 拔除胃管（必要时） □ 拔除腹腔引流管（必要时） □ 拆线 □ 出院 □ 必要时针对术后并发症行介入治疗
主要护理工作	健康宣教		□ 住院宣教（住院环境、规章制度） □ 进行护理安全指导 □ 进行等级护理、活动范围指导 □ 进行饮食指导 □ 进行关于疾病知识的宣教 □ 检查、检验项目的目的和意义 □ 术前宣教		□ 出院宣教（康复训练方法、用药指导、换药时间及注意事项、复查时间等） □ 术后心理疏导 □ 指导术后康复训练 □ 指导术后注意事项

（续　表）

主要护理工作	护理处置	□ 患者身份核对 □ 佩戴腕带 □ 建立住院病历，通知医师 □ 住院介绍：介绍责任护士，病区环境、设施、规章制度、基础护理服务项目 □ 询问病史，填写护理记录单首页 □ 观察病情 □ 测量基本生命体征 □ 抽血、留取标本 □ 心理与生活护理 □ 根据评估结果采取相应护理措施 □ 通知检查项目及注意事项		□ 测量基本生命体征 □ 观察患者病情变化并及时报告医师 □ 腹腔引流液的性状与计量 □ 遵医嘱用药 □ 完成护理记录 □ 心理与生活护理 □ 指导并监督患者治疗与康复训练 □ 根据评估结果采取相应护理措施 □ 核对患者医疗费用 □ 协助患者办理出院手续 □ 指导并监督患者康复训练 □ 整理床单位
	护理评估	□ 一般评估：生命体征、神志、皮肤、药物过敏史等 □ 专科评估 □ 风险评估：评估有无跌倒、坠床、压疮、深静脉血栓等风险 □ 心理评估 □ 营养评估	□ 风险评估：评估有无跌倒、坠床、压疮、导管滑脱、液体外渗的风险 □ 疼痛评估 □ 康复评估	□ 风险评估：评估有无跌倒、坠床、压疮、导管滑脱、液体外渗的风险 □ 疼痛评估 □ 康复评估
	专科护理		□ 心理与生活护理	□ 引流管防脱落
	饮食指导	□ 根据医嘱通知配餐员准备膳食	□ 根据医嘱通知配餐员准备膳食	□ 根据医嘱通知配餐员准备膳食
	活动体位	□ 根据护理等级指导活动	□ 根据护理等级指导活动	□ 根据护理等级指导活动
	洗浴要求	□ 协助患者洗澡、更换病号服	□ 协助患者晨、晚间护理 □ 备皮后协助患者清洁备皮部位，更换病号服 □ 告知患者切口保护方法	□ 协助患者晨、晚间护理 □ 备皮后协助患者清洁备皮部位，更换病号服 □ 告知患者切口保护方法
病情变异记录		□ 无　□ 有，原因： □ 患者　□ 疾病　□ 医疗 □ 护理　□ 保障　□ 管理	□ 无　□ 有，原因： □ 患者　□ 疾病　□ 医疗 □ 护理　□ 保障　□ 管理	□ 无　□ 有，原因： □ 患者　□ 疾病　□ 医疗 □ 护理　□ 保障　□ 管理
护士签名		白班　小夜班　大夜班	白班　小夜班　大夜班	白班　小夜班　大夜班
医师签名				

第十一节 胆总管良性狭窄行胆总管空肠Roux-en-Y吻合术临床路径

一、胆总管良性狭窄行胆总管空肠Roux-en-Y吻合术临床路径标准住院流程

(一)适用对象

第一诊断为胆总管良性狭窄(ICD-10:K83.105/K83.110),行胆总管空肠Roux-en-Y吻合术(ICD-9-CM-3:51.3601)的患者。

(二)诊断依据

根据《中华医学会外科学分会胆道重建技术专家共识》(中国实用外科杂志,2014年),《黄志强胆道外科学》(山东科学技术出版社,2010年),《临床诊疗指南——外科学分册》(中华医学会编著,人民卫生出版社,2012年),《黄家驷外科学》(第7版,人民卫生出版社,2011年),《克氏外科学》(第19版,北京大学医学出版社,2015年)。

1. 病史 有胆道疾病手术病史、间断性右上腹部疼痛、发热、发冷及间断性黄疸等症状。

2. 辅助检查 腹部超声、MRI、MRCP和CT证实胆总管狭窄段以上胆管扩张,排除胆管癌或其他恶性病所致。

(三)选择治疗方案的依据

根据《中华医学会外科学分会胆道重建技术专家共识》(中国实用外科杂志,2014年),《黄志强胆道外科学》(山东科学技术出版社,2010年),《临床诊疗指南——外科学分册》(中华医学会编著,人民卫生出版社,2012年),《黄家驷外科学》(第7版,人民卫生出版社,2011年),《克氏外科学》(第19版,北京大学医学出版社,2015年)。

1. 明确有胆总管良性狭窄的患者,可行胆总管狭窄段切除,胆总管空肠Roux-en-Y吻合术。

2. 无明确手术禁忌证。

3. 征得患者及其家属的同意。

(四)标准住院天数

1～10天。

(五)进入路径标准

1. 第一诊断必须符合胆总管良性狭窄(ICD-10:K83.105/K83.110),行胆总管空肠Roux-en-Y吻合术(ICD-9-CM-3:51.3601)。

2. 当患者同时具有其他疾病诊断时,但在住院期间不需要特殊处理也不影响第一诊断的临床路径流程实施时,可以进入路径。

3. 当患者同时合并有严重肝硬化,肝功能不全和重度黄疸的可排除。

4. 当患者已经进行二次及以上手术的复杂病例可排除。

5. 并发严重感染或穿孔等病情危重者可排除。

6. 合并严重感染者可排除。

(六)术前准备(术前评估为住院第1－3天)

1. 诊疗评估

(1)检查检验评估

①完成血、尿、粪常规,血生化、血清四项、凝血功能、血型、肿瘤标志物等检验。

②完成胸部X线片、心电图、超声心动图、肺功能和血气分析(老年人或既往有相关病史者)等,排除手术禁忌。

③MRI(平扫＋动态增强)或MRCP。

④腹部CT(平扫＋增强)或腹部血管三维重建。

⑤有内科疾病者及时请相关科室医师会诊。

(2)其他

①营养评估:根据《解放军总医院新住院患者营养风险筛查表(NRS-2002)》为新住院患者进行营养评估,评分≥3分患者给予处置,必要时申请营养科医师会诊。

②心理评估:根据新住院患者情况申请心理科医师会诊。

③疼痛评估:根据《VAS评分》实施疼痛评估,评分＞7分患者给予处置,必要时请疼痛科医师会诊。

④康复评估:根据《住院患者康复筛查和评估表》在新住院患者住院后24小时内进行康复筛查和评估。任何一项结果为"是",则申请康复科医师会诊。

⑤深静脉血栓栓塞症风险评估:根据专科《深静脉血栓栓塞症评估量表》在新住院患者住院后24小时内进行风险筛查和评估,风险结果为"高危"的,则申请血管外科或介入导管室医师会诊。

2. 术前准备

(1)术前评估:术前24小时完成病情评估、必要的检查,做出术前小结,术前讨论。

(2)术前谈话:术前与患者及其家属谈话,告知手术方案、相关风险,手术费用及其家属权益,履行书面知情同意手续。

(3)通知手术室:准备手术间、手术药品、手术物品。

(4)护士做心理护理,交代注意事项,进行术前宣教。

(5)手术部位标识:术者、一助或经治医师术前应对手术部位做体表标识。

(6)前麻醉医师访视:制订麻醉计划,完成评估,确定麻醉访视,记入《麻醉医师术前访视记录》,告知患者及其家属麻醉适应证,麻醉目的、风险,可能出现情况及处理原则、替代方案等,签《麻醉知情同意书》并归入病历。

(七)预防性抗生素选择与使用时机

应按照《抗菌药物临床应用指导原则(2015年)》(国卫办医发〔2015〕43号)和卫生部办公厅《关于抗菌药物临床应用管理有关问题的通知》(卫办医政发〔2009〕38号)执行。

1. 预防性抗生素应用:第三代头孢菌素。

2. 预防性用药时间为术前30分钟。

3. 手术超过4小时加用1次。

4. 术后5天可酌情停止使用抗生素。

(八)手术日为住院第1－4天

1. 手术安全核对:患者入手术间后由手术医师、麻醉医师、巡回护士及患者本人共同核对患者身份、手术部位与标识、手术方式。手术医师、麻醉医师、巡回护士三方按《手术安全核对表》逐项核对，共同签名。

①麻醉方式：全身麻醉。

②手术内固定物：可选择直线切割闭合器或肠道吻合器、胆管内留置 T 管。

③术中胆道镜明确肝内胆管结石是否残留。

④术中用药：麻醉常规用药等。

⑤输血：视术中情况而定。

2. 经治医师或手术医师应即刻完成术后首次病程记录，观察术后患者病情变化。

(九)术后住院恢复 1～7 天

1. 必要的营养支持、补液治疗。

2. 术后第 2 天经口进食。

3. 术后 5 天可酌情结束抗生素治疗。

4. 必要时切口换药，符合指征时拔除引流管。

(十)出院标准

1. 胆总管良性狭窄病临床治愈，黄疸消退、胆管炎无发作。

2. 无明显腹痛，发热。

3. 切口愈合好，无感染。

4. 没有需要住院处理的并发症和(或)合并症。

(十一)有无变异及原因分析

1. *医疗原因导致的变异*　改变诊疗方案，转科治疗，操作失误，误诊等。

2. *患者原因导致的变异*　不同意治疗方案，个人要求出院，院外服用手术禁忌药，月经期，对诊疗计划不满要求出路径。

3. *并发症原因导致变异*　围术期并发症，如胆管损伤、胆漏、腹腔出血、感染、切口感染等造成住院天数延长和费用增加。

4. *病情原因导致变异*　部分患者常常存在很多内科并发症，如脑血管或心血管病、糖尿病、血栓等，手术可能导致这些疾病加重而需要治疗，从而延长治疗时间和增加住院费用。

5. *辅诊科室原因导致的变异*　检查、检验、手术、病理等检查(不及时，结果错报)、报告(结果错报)等原因延长住院天数，增加费用等。

6. *管理原因导致的变异*　系统暂不支持，系统瘫痪，需要修订制度等。

7. *节假日*　术前患者如住院后遇节假日，使手术推迟，延长住院天数，增加费用。

二、胆总管良性狭窄行胆总管空肠 Roux-en-Y 吻合术临床路径表单

<table>
<tr><td colspan="2">适用对象</td><td colspan="3">第一诊断为胆总管良性狭窄(ICD-10:K83.105/K83.110)
行胆总管空肠 Roux-en-Y 吻合术(ICD-9-CM-3:51.3601)的患者</td></tr>
<tr><td colspan="2">患者基本信息</td><td colspan="2">姓名:______ 性别:____ 年龄:____
门诊号:______ 住院号:______ 过敏史:______
住院日期:____年__月__日 出院日期:____年__月__日</td><td>标准住院天数 1～10 天</td></tr>
<tr><td colspan="2">时间</td><td>住院第 1—3 天
(术前准备/诊疗评估)</td><td>住院第 1—4 天
(手术日)</td><td>住院第 1—10 天
(术后第 1—7 天,恢复出院)</td></tr>
<tr><td rowspan="3">主要诊疗工作</td><td>制度落实</td><td>□ 住院 2 小时内经治医师或值班医师完成接诊
□ 住院 24 小时内主管医师完成检诊
□ 住院 48 小时内主诊医师完成检诊
□ 专科医师会诊(必要时)
□ 完成术前准备
□ 组织术前讨论
□ 麻醉医师术前访视
□ 手术部位标识</td><td>□ 三级医师查房
□ 手术安全核查
□ 麻醉医师术后访视</td><td>□ 三级医师查房
□ 进行手术及切口评估,确定有无胆漏、切口愈合不良等手术并发症
□ 必要时切口换药,符合指征时拔除引流管</td></tr>
<tr><td>病情评估</td><td>□ 经治医师询问病史与体格检查
□ 心理评估
□ 营养评估
□ 疼痛评估
□ 康复评估</td><td></td><td>□ 上级医师进行治疗效果、预后和出院评估
□ 出院宣教</td></tr>
<tr><td>病历书写</td><td>□ 住院 8 小时内完成首次病程记录
□ 住院 24 小时内完成住院记录
□ 完成主管医师查房记录
□ 完成主诊医师查房记录
□ 完成术前讨论、术前小结</td><td>□ 术后即刻完成术后首次病程记录
□ 术者或第一助术后 24 小时内完成手术记录(术者签名)</td><td>□ 术后病程记录
□ 主管医师查房记录
□ 主诊医师查房记录
□ 特殊的治疗、操作单独书写
□ 出院当天病程记录(有上级医师指示出院)
□ 出院后 24 小时内完成出院记录
□ 出院后 24 小时内完成病案首页</td></tr>
</table>

（续　表）

主要诊疗工作	知情同意		□ 患者或其家属在住院记录单签名 □ 术前谈话，告知患者及其家属病情和围术期注意事项并签署麻醉知情同意书、输血知情同意书、手术知情同意书、授权委托书（患者本人不能签名时）、自费用品协议书（必要时）、军人目录外耗材审批单（必要时）		□ 告知患者及其家属出院后注意事项（指导出院后功能锻炼、复诊的时间及地点、发生紧急情况时处理等）
	手术治疗		□ 预约手术	□ 实施手术（手术安全核查记录、手术清点记录）	
	其他		□ 及时通知上级医师检诊 □ 经治医师检查、整理病历资料		□ 通知出院 □ 开具出院介绍信 □ 开具诊断证明书 □ 出院带药 □ 预约门诊复诊时间
重点医嘱	长期医嘱	护理医嘱	□ 按肝胆外科护理常规 □ 三级护理	□ 按肝胆外科术后护理常规 □ 一级护理	□ 按肝胆外科术后护理常规 □ 二级或三级护理
		处置医嘱	□ 配血（必要时）	□ 持续胃肠减压 □ 留置引流管并计量引流量	□ 持续胃肠减压 □ 留置引流管并计量引流量 □ 心电监护（必要时） □ 吸氧 12 小时 □ 雾化吸入（必要时）
		膳食医嘱	□ 普食 □ 糖尿病饮食 □ 低盐、低脂饮食 □ 低盐、低脂、糖尿病饮食 □ 术前禁食、禁水	□ 禁食、禁水	□ 流食 □ 半流食 □ 低脂半流食 □ 低盐、低脂半流食
		药物医嘱	□ 既往基础用药（必要时）		□ 既往基础用药（必要时）
	临时医嘱	检查检验	□ 血常规（含 CRP＋IL-6） □ 尿常规 □ 粪常规 □ 血型 □ 凝血四项 □ 普通生化		□ 血常规 □ 普通生化 □ 肝功能 □ 出、凝血功能 □ 腹部 CT 平扫（必要时）

（续 表）

重点医嘱	临时医嘱	检查检验	□ 传染性疾病筛查（乙型肝炎、丙型肝炎、艾滋病、梅毒） □ 肿瘤标志物 □ MRI（平扫＋动态增强）、MRCP □ 腹部CT（平扫＋增强）或腹部血管三维重建 □ 冠状动脉CT（必要时） □ 超声心动图（必要时） □ 动态心电图（必要时） □ 肺功能（必要时） □ 动脉血气分析（必要时）		
		药物医嘱	□ 抗感染治疗（必要时） □ 保肝治疗（必要时）	□ 抗感染治疗 □ 补液 □ 抑酸或胃黏膜保护药 □ 镇痛等对症处理	□ 抗感染治疗 □ 补液 □ 保肝治疗 □ 抑酸或胃黏膜保护药 □ 镇痛等对症处理
		手术医嘱	□ 常规准备明日在全身麻醉下行胆总管狭窄切除、肝管空肠Roux-en-Y吻合术		
		处置医嘱	□ 备腹部皮肤（$>30cm^2$） □ 术前留置胃肠减压管 □ 术前用抗生素皮试 □ 术前肠道准备（必要时）		□ 换药 □ 拔除胃管（必要时） □ 拔除腹腔引流管（必要时） □ 拆线 □ 出院 □ 必要时针对术后并发症行介入治疗
主要护理工作	健康宣教		□ 住院宣教（住院环境、规章制度） □ 进行护理安全指导 □ 进行等级护理、活动范围指导 □ 进行饮食指导 □ 进行关于疾病知识的宣教 □ 检查、检验项目的目的和意义 □ 术前宣教		□ 出院宣教（康复训练方法、用药指导、换药时间及注意事项、复查时间等） □ 术后心理疏导 □ 指导术后康复训练 □ 指导术后注意事项

（续　表）

主要护理工作	护理处置	□ 患者身份核对 □ 佩戴腕带 □ 建立住院病历，通知医师 □ 住院介绍：介绍责任护士，病区环境、设施、规章制度、基础护理服务项目 □ 询问病史，填写护理记录单首页 □ 观察病情 □ 测量基本生命体征 □ 抽血、留取标本 □ 心理与生活护理 □ 根据评估结果采取相应护理措施 □ 通知检查项目及注意事项		□ 测量基本生命体征 □ 观察患者病情变化并及时报告医师 □ 腹腔引流液的性状与计量 □ 遵医嘱用药 □ 完成护理记录 □ 心理与生活护理 □ 指导并监督患者治疗与康复训练 □ 根据评估结果采取相应护理措施 □ 核对患者医疗费用 □ 协助患者办理出院手续 □ 指导并监督患者康复训练 □ 整理床单位
	护理评估	□ 一般评估：生命体征、神志、皮肤、药物过敏史等 □ 专科评估 □ 风险评估：评估有无跌倒、坠床、压疮、深静脉血栓等风险 □ 心理评估 □ 营养评估	□ 风险评估：评估有无跌倒、坠床、压疮、导管滑脱、液体外渗的风险 □ 疼痛评估 □ 康复评估	□ 风险评估：评估有无跌倒、坠床、压疮、导管滑脱、液体外渗的风险 □ 疼痛评估 □ 康复评估
	专科护理		□ 心理与生活护理	□ 引流管防脱落
	饮食指导	□ 根据医嘱通知配餐员准备膳食	□ 根据医嘱通知配餐员准备膳食	□ 根据医嘱通知配餐员准备膳食
	活动体位	□ 根据护理等级指导活动	□ 根据护理等级指导活动	□ 根据护理等级指导活动
	洗浴要求	□ 协助患者洗澡、更换病号服	□ 协助患者晨、晚间护理 □ 备皮后协助患者清洁备皮部位，更换病号服 □ 告知患者切口保护方法	□ 协助患者晨、晚间护理 □ 备皮后协助患者清洁备皮部位，更换病号服 □ 告知患者切口保护方法
病情变异记录		□ 无　□ 有，原因： □ 患者　□ 疾病　□ 医疗 □ 护理　□ 保障　□ 管理	□ 无　□ 有，原因： □ 患者　□ 疾病　□ 医疗 □ 护理　□ 保障　□ 管理	□ 无　□ 有，原因： □ 患者　□ 疾病　□ 医疗 □ 护理　□ 保障　□ 管理
护士签名		白班　小夜班　大夜班	白班　小夜班　大夜班	白班　小夜班　大夜班
医师签名				

第十二节　胆肠吻合口狭窄行胆肠吻合口拆除、肝管空肠吻合术临床路径

一、胆肠吻合口狭窄行胆肠吻合口拆除、肝管空肠吻合术临床路径标准住院流程

(一)适用对象

第一诊断为胆肠吻合口狭窄(ICD-10:K91.822/K91.810/K91.830),行胆肠吻合口拆除 肝管空肠 Roux-en-Y 引流术(ICD-9-CM-3:51.7909 伴 51.3701)的患者。

(二)诊断依据

根据《中华医学会外科学分会胆道重建技术专家共识》(中国实用外科杂志,2014 年),《黄志强胆道外科学》(山东科学技术出版社,2010 年),《临床诊疗指南——外科学分册》(中华医学会编著，人民卫生出版社,2012 年),《黄家驷外科学》(第 7 版,人民卫生出版社,2011 年),《克氏外科学》(第 19 版,北京大学医学出版社,2015 年)。

1. 病史　有胆道疾病手术病史、间断性右上腹部疼痛、发热、发冷及间断性黄疸等症状。

2. 辅助检查　腹部超声、MRI、MRCP 和 CT 证实胆总管狭窄段以上胆管扩张,排除胆管癌或其他恶性病所致。

(三)选择治疗方案的依据

根据《中华医学会外科学分会胆道重建技术专家共识》(中国实用外科杂志,2014 年),《黄志强胆道外科学》(山东科学技术出版社,2010 年),《临床诊疗指南——外科学分册》(中华医学会编著，人民卫生出版社,2012 年),《黄家驷外科学》(第 7 版,人民卫生出版社,2011 年),《克氏外科学》(第 19 版,北京大学医学出版社,2015 年)。

1. 明确有胆肠吻合狭窄及反复胆管炎发作史的患者。
2. 无明确手术禁忌证。
3. 征得患者及其家属的同意。

(四)标准住院天数

1～10 天。

(五)进入路径标准

1. 第一诊断必须符合胆肠吻合口狭窄(ICD-10:K91.822/K91.810/K91.830),行胆肠吻合口拆除 肝管空肠 Roux-en-Y 引流术(ICD-9-CM-3:51.7909 伴 51.3701)。

2. 当患者同时具有其他疾病诊断时,但在住院期间不需要特殊处理也不影响第一诊断的临床路径流程实施时,可以进入路径。

3. 当患者同时合并有严重肝硬化,肝功能不全和重度黄疸的可排除。

4. 当患者已经进行二次及以上手术复杂病例可排除。

5. 并发严重感染或穿孔等病情危重者可排除。

6. 胆肠吻合口恶性狭窄导致者可排除。

(六)术前准备(术前评估,住院第 1—3 天)

1. 诊疗评估

(1)检查检验评估

①完成血、尿、粪常规,血生化、血清四项、凝血功能、血型、肿瘤标志物等检验。

②完成胸部 X 线片、心电图、超声心动图、肺功能和血气分析(老年人或既往有相关病史者)等,排除手术禁忌。

③MRI(平扫+动态增强)或 MRCP。

④腹部 CT(平扫+增强)或腹部血管三维重建。

⑤有内科疾病者及时请相关科室医师会诊。

(2)其他

①营养评估:根据《解放军总医院新住院患者营养风险筛查表(NRS-2002)》为新住院患者进行营养评估,评分≥3 分患者给予处置,必要时申请营养科医师会诊。

②心理评估:根据新住院患者情况申请心理科医师会诊。

③疼痛评估:根据《VAS 评分》实施疼痛评估,评分>7 分患者给予处置,必要时请疼痛科医师会诊。

④康复评估:根据《住院患者康复筛查和评估表》在新住院患者住院后 24 小时内进行康复筛查和评估。任何一项结果为“是”,则申请康复科医师会诊。

⑤深静脉血栓栓塞症风险评估:根据专科《深静脉血栓栓塞症评估量表》在新住院患者住院后 24 小时内进行风险筛查和评估,风险结果为“高危”的,则申请血管外科或介入导管室医师会诊。

2. 术前准备

(1)术前评估:术前 24 小时完成病情评估、必要的检查,做出术前小结,术前讨论。

(2)术前谈话:术前与患者及其家属谈话,告知手术方案、相关风险,手术费用及其家属权益,履行书面知情同意手续。

(3)通知手术室:准备手术间、手术药品、手术物品。

(4)护士做心理护理,交代注意事项,进行术前宣教。

(5)手术部位标识:术者、一助或经治医师术前应对手术部位做体表标识。

(6)前麻醉医师访视:制订麻醉计划,完成评估,确定麻醉访视,记入《麻醉医师术前访视记录》,告知患者及其家属麻醉适应证,麻醉目的、风险,可能出现情况及处理原则、替代方案等,签《麻醉知情同意书》并归入病历。

(七)预防性抗生素选择与使用时机

应按照《抗菌药物临床应用指导原则(2015 年)》(国卫办医发〔2015〕43 号)和卫生部办公厅《关于抗菌药物临床应用管理有关问题的通知》(卫办医政发〔2009〕38 号)执行。

1. 预防性抗生素应用:第三代头孢类抗生素。

2. 预防性用药时间为术前 30 分钟。

3. 手术超过 4 小时加用 1 次。

4. 术后 5 天可酌情停止使用抗生素。

(八)手术日为住院第 1—4 天

1. 手术安全核对:患者入手术间后由手术医师、麻醉医师、巡回护士及患者本人共同核对患者身份，手术部位与标识，手术方式。手术医师、麻醉医师、巡回护士三方按《手术安全核对表》逐项核对，共同签名。

(1)麻醉方式：全身麻醉。

(2)手术内固定物：可选择直线切割闭合器或肠道吻合器、胆管内留置 T 管。

(3)术中用药：麻醉常规用药等。

(4)输血：视术中情况而定。

2. 经治医师或手术医师应即刻完成术后首次病程记录，观察术后患者病情变化。

(九)术后住院恢复 1～7 天

1. 必要的营养支持、补液治疗。

2. 术后第 2 天经口进食。

3. 术后 5 天可酌情结束抗生素治疗。

4. 必要时切口换药，符合指征时拔除引流管。

(十)出院标准

1. 胆肠吻合口狭窄临床治愈。

2. 无明显腹痛，发热。

3. 切口愈合好，无感染。

4. 没有需要住院处理的并发症和(或)合并症。

(十一)有无变异及原因分析

1. *医疗原因导致的变异*　改变诊疗方案，转科治疗，操作失误，误诊等。

2. *患者原因导致的变异*　不同意治疗方案，个人要求出院，院外服用手术禁忌药，月经期，对诊疗计划不满要求出路径。

3. *并发症原因导致变异*　围术期并发症，如胆管损伤、胆漏、腹腔出血、感染、切口感染等造成住院天数延长和费用增加。

4. *病情原因导致变异*　部分患者常常存在很多内科合并症，如脑血管或心血管病、糖尿病、血栓等，手术可能导致这些疾病加重而需要治疗，从而延长治疗时间和增加住院费用。

5. *辅诊科室原因导致的变异*　检查、检验、手术、病理等检查(不及时，结果错报)、报告(结果错报)等原因延长住院天数，增加费用等。

6. *管理原因导致的变异*　系统暂不支持，系统瘫痪，需要修订制度等。

7. *节假日*　术前患者如住院后遇节假日，使手术推迟，延长住院天数，增加费用。

二、胆肠吻合口狭窄行胆肠吻合口拆除、肝管空肠吻合术临床路径表单

<table>
<tr><td colspan="2">适用对象</td><td colspan="3">第一诊断为胆肠吻合口狭窄(ICD-10:K91.822/K91.810/K91.830)
行胆肠吻合口拆除 肝管空肠 Roux-en-Y 引流术(ICD-9-CM-3:51.7909 伴 51.3701 的患者)</td></tr>
<tr><td colspan="2">患者基本信息</td><td colspan="2">姓名:______ 性别:____ 年龄:____
门诊号:______ 住院号:______ 过敏史:______
住院日期:____年__月__日 出院日期:____年__月__日</td><td>标准住院天数 1～10 天</td></tr>
<tr><td colspan="2">时间</td><td>住院第 1—3 天
(术前准备/诊疗评估)</td><td>住院第 1—4 天
(手术日)</td><td>住院第 1—10 天
(术后第 1—7 天,恢复出院)</td></tr>
<tr><td rowspan="3">主要诊疗工作</td><td>制度落实</td><td>□ 住院 2 小时内经治医师或值班医师完成接诊
□ 住院 24 小时内主管医师完成检诊
□ 住院 48 小时内主诊医师完成检诊
□ 专科医师会诊(必要时)
□ 完成术前准备
□ 组织术前讨论
□ 麻醉医师术前访视
□ 手术部位标识</td><td>□ 三级医师查房
□ 手术安全核查
□ 麻醉医师术后访视</td><td>□ 三级医师查房
□ 进行手术及切口评估,确定有无胆漏、切口愈合不良等手术并发症
□ 必要时切口换药,符合指征时拔除引流管</td></tr>
<tr><td>病情评估</td><td>□ 经治医师询问病史与体格检查
□ 心理评估
□ 营养评估
□ 疼痛评估
□ 康复评估</td><td></td><td>□ 上级医师进行治疗效果、预后和出院评估
□ 出院宣教</td></tr>
<tr><td>病历书写</td><td>□ 住院 8 小时内完成首次病程记录
□ 住院 24 小时内完成住院记录
□ 完成主管医师查房记录
□ 完成主诊医师查房记录
□ 完成术前讨论、术前小结</td><td>□ 术后即刻完成术后首次病程记录
□ 术者或一助术后 24 小时内完成手术记录(术者签名)</td><td>□ 术后病程记录
□ 主管医师查房记录
□ 主诊医师查房记录
□ 特殊的治疗、操作单独书写
□ 出院当天病程记录(有上级医师指示出院)
□ 出院后 24 小时内完成出院记录
□ 出院后 24 小时内完成病案首页</td></tr>
</table>

（续　表）

主要诊疗工作	知情同意		□ 患者或其家属在住院记录单签名 □ 术前谈话，告知患者及其家属病情和围术期注意事项并签署麻醉知情同意书、输血知情同意书、手术知情同意书、授权委托书（患者本人不能签名时）、自费用品协议书（必要时）、军人目录外耗材审批单（必要时）		□ 告知患者及其家属出院后注意事项（指导出院后功能锻炼、复诊的时间及地点、发生紧急情况时处理等）
	手术治疗		□ 预约手术	□ 实施手术（手术安全核查记录、手术清点记录）	
	其他		□ 及时通知上级医师检诊 □ 经治医师检查、整理病历资料		□ 通知出院 □ 开具出院介绍信 □ 开具诊断证明书 □ 出院带药 □ 预约门诊复诊时间
重点医嘱	长期医嘱	护理医嘱	□ 按肝胆外科护理常规 □ 三级护理	□ 按肝胆外科术后护理常规 □ 一级护理	□ 按肝胆外科术后护理常规 □ 二级或三级护理
		处置医嘱	□ 配血（必要时）	□ 持续胃肠减压 □ 留置引流管并计量引流量	□ 持续胃肠减压 □ 留置引流管并计量引流量 □ 心电监护（必要时） □ 吸氧 12 小时 □ 雾化吸入（必要时）
		膳食医嘱	□ 普食 □ 糖尿病饮食 □ 低盐、低脂饮食 □ 低盐、低脂、糖尿病饮食 □ 术前禁食、禁水	□ 禁食、禁水	□ 流食 □ 半流食 □ 低脂、半流食 □ 低盐、低脂半流食
		药物医嘱	□ 既往基础用药（必要时）		□ 既往基础用药（必要时）
	临时医嘱	检查检验	□ 血常规（含 CRP+IL-6） □ 尿常规 □ 粪常规 □ 血型 □ 凝血四项 □ 普通生化		□ 血常规 □ 普通生化 □ 肝功能 □ 出、凝血功能 □ 腹部 CT 平扫（必要时）

（续　表）

重点医嘱	临时医嘱	检查检验	□ 传染性疾病筛查（乙型肝炎、丙型肝炎、艾滋病、梅毒） □ 肿瘤标志物 □ MRI（平扫＋动态增强）、MRCP □ 腹部 CT（平扫＋增强）或腹部血管三维重建 □ 冠状动脉 CT（必要时） □ 超声心动图（必要时） □ 动态心电图（必要时） □ 肺功能（必要时） □ 动脉血气分析（必要时）		
		药物医嘱	□ 抗感染治疗（必要时） □ 保肝治疗（必要时）	□ 抗感染治疗 □ 补液 □ 抑酸或胃黏膜保护药 □ 镇痛等对症处理	□ 抗感染治疗 □ 补液 □ 保肝治疗 □ 抑酸或胃黏膜保护药 □ 镇痛等对症处理
		手术医嘱	□ 常规准备明日在全身麻醉下行胆肠吻合口狭窄切除、肝管空肠 Roux-en-Y 吻合术		
		处置医嘱	□ 备腹部皮肤（＞30cm^2） □ 术前留置胃肠减压管 □ 术前用抗生素皮试 □ 术前肠道准备（必要时）		□ 换药 □ 拔除胃管（必要时） □ 拔除腹腔引流管（必要时） □ 拆线 □ 出院 □ 必要时针对术后并发症行介入治疗
主要护理工作	健康宣教		□ 住院宣教（住院环境、规章制度） □ 进行护理安全指导 □ 进行等级护理、活动范围指导 □ 进行饮食指导 □ 进行关于疾病知识的宣教 □ 检查、检验项目的目的和意义 □ 术前宣教		□ 出院宣教（康复训练方法、用药指导、换药时间及注意事项、复查时间等） □ 术后心理疏导 □ 指导术后康复训练 □ 指导术后注意事项

（续 表）

主要护理工作	护理处置	□ 患者身份核对 □ 佩戴腕带 □ 建立住院病历，通知医师 □ 住院介绍：介绍责任护士，病区环境、设施、规章制度、基础护理服务项目 □ 询问病史，填写护理记录单首页 □ 观察病情 □ 测量基本生命体征 □ 抽血、留取标本 □ 心理与生活护理 □ 根据评估结果采取相应护理措施 □ 通知检查项目及注意事项		□ 测量基本生命体征 □ 观察患者病情变化并及时报告医师 □ 腹腔引流液的性状与计量 □ 遵医嘱用药 □ 完成护理记录 □ 心理与生活护理 □ 指导并监督患者治疗与康复训练 □ 根据评估结果采取相应护理措施 □ 核对患者医疗费用 □ 协助患者办理出院手续 □ 指导并监督患者康复训练 □ 整理床单位
	护理评估	□ 一般评估：生命体征、神志、皮肤、药物过敏史等 □ 专科评估 □ 风险评估：评估有无跌倒、坠床、压疮、深静脉血栓等风险 □ 心理评估 □ 营养评估	□ 风险评估：评估有无跌倒、坠床、压疮、导管滑脱、液体外渗的风险 □ 疼痛评估 □ 康复评估	□ 风险评估：评估有无跌倒、坠床、压疮、导管滑脱、液体外渗的风险 □ 疼痛评估 □ 康复评估
	专科护理		□ 心理与生活护理	□ 引流管防脱落
	饮食指导	□ 根据医嘱通知配餐员准备膳食	□ 根据医嘱通知配餐员准备膳食	□ 根据医嘱通知配餐员准备膳食
	活动体位	□ 根据护理等级指导活动	□ 根据护理等级指导活动	□ 根据护理等级指导活动
	洗浴要求	□ 协助患者洗澡、更换病号服	□ 协助患者晨、晚间护理 □ 备皮后协助患者清洁备皮部位，更换病号服 □ 告知患者切口保护方法	□ 协助患者晨、晚间护理 □ 备皮后协助患者清洁备皮部位，更换病号服 □ 告知患者切口保护方法
病情变异记录		□ 无 □ 有，原因： □ 患者 □ 疾病 □ 医疗 □ 护理 □ 保障 □ 管理	□ 无 □ 有，原因： □ 患者 □ 疾病 □ 医疗 □ 护理 □ 保障 □ 管理	□ 无 □ 有，原因： □ 患者 □ 疾病 □ 医疗 □ 护理 □ 保障 □ 管理
护士签名		白班 小夜班 大夜班	白班 小夜班 大夜班	白班 小夜班 大夜班
医师签名				

第 2 章　胰腺疾病

第一节　胰头恶性肿瘤行胆肠吻合、胃肠吻合术临床路径

一、胰头恶性肿瘤行胆肠吻合、胃肠吻合术临床路径标准住院流程

（一）适用对象

第一诊断为胰头恶性肿瘤（ICD-10：C25.001 ），行胆肠吻合、胃肠吻合术（ICD-9-CM-3：51.3901/44.3901）的患者。

（二）诊断依据

根据《胰腺癌诊治指南（2014）》（中华医学会外科学分会胰腺外科学组，中国实用外科杂志，2014 年），Pancreatic Adenocarcinoma：ESMO – ESDO Clinical Practice Guidelines for Diagnosis，Treatment and Follow-up，European Society for Medical Oncology（ESMO），Annals of Oncology（2012 年），NCCN Clinical Practice Guidelines in Oncology：Pancreatic Adenocarcinoma（2014 年），《黄志强胆道外科学》（山东科学技术出版社，2010 年），《临床诊疗指南——外科学分册》（中华医学会编著，人民卫生出版社，2012 年），《黄家驷外科学》（第 7 版，人民卫生出版社，2011 年），《克氏外科学》（第 19 版，北京大学医学出版社，2015 年）。

1. *病史*　主要症状包括上腹部不适、体重减轻、恶心、黄疸、脂肪泻及疼痛等，也可有胰腺炎和糖尿病。

2. *血清学肿瘤标志物*　CA19-9 可异常表达于多种肝胆胰疾病及恶性肿瘤患者，虽非为肿瘤特异性，但血清 CA19-9 的上升水平仍有助于胰腺癌与其他良性疾病的鉴别。其他肿瘤标志物包括 CEA、CA50 及 CA242 等，联合应用有助于提高诊断的敏感性及特异性。

3. *影像学*　超声、胰腺 CT［全腹部行对比剂加强扫描，包括薄层（＜3 mm）、平扫、动脉期、实质期、门静脉期及三维重建等］或 MRI（参数要求同 CT。在排除及检测肝转移病灶方面，敏感性及特异性优于 CT）等。肿瘤标志物联合检测并与影像学检查结果相结合，可提高阳性率，有助于胰腺癌的诊断和鉴别诊断。

（三）选择治疗方案的依据

根据《胰腺癌诊治指南（2014）》（中华医学会外科学分会胰腺外科学组，中国实用外科杂志，2014 年），Pancreatic Adenocarcinoma：ESMO – ESDO Clinical Practice Guidelines for Diagnosis，Treatment and Follow-up，European Society for Medical Oncology（ESMO），Annals of Oncology（2012 年），NCCN Clinical Practice Guidelines in Oncology：Pancreatic Adenocarcinoma（2014 年），《黄志强胆道外科学》（山东科学技术出版社，2010 年），《临床诊疗

指南——外科学分册》(中华医学会编著，人民卫生出版社，2012 年)，《黄家驷外科学》(第 7 版，人民卫生出版社，2011 年)，《克氏外科学》(第 19 版，北京大学医学出版社，2015 年)。

1. 明确有胰头部肿瘤患者、影像学检查明确为不可切除，包括远处转移[包括腹腔干和(或)主动脉旁]；肠系膜上动脉、腹腔干的包绕；肠系膜上静脉/门静脉闭塞；主动脉、下腔静脉的侵犯或包绕；横结肠系膜以下的肠系膜上静脉侵犯。

2. 无明确手术禁忌证。

3. 征得患者及其家属的同意。

(四)标准住院天数

1～15 天。

(五)进入路径标准

1. 第一诊断必须符合胰头恶性肿瘤(ICD-10：C25.001)，行胆肠吻合、胃肠吻合术(ICD-9-CM-3：51.3901/44.3901)。

2. 当患者同时具有其他疾病诊断时，但在住院期间不需要特殊处理也不影响第一诊断的临床路径流程实施时，可以进入路径。

3. 当患者同时合并有严重肝硬化，肝功能不全和重度黄疸的可排除。

4. 当患者已经进行二次以上手术复杂病例可排除。

5. 并发严重感染或穿孔等病情危重者可排除。

(六)术前准备(术前评估为住院第 1－3 天)

1. 诊疗评估

(1)检查检验评估

①完成血、尿、粪常规，以及血生化、血清四项、凝血功能、血型、肿瘤标志物等检验。

②完成胸部 X 线片、心电图、超声心动图、肺功能和血气分析(老年人或既往有相关病史者)等，排除手术禁忌。

③MRI(平扫＋动态增强)或 MRCP。

④腹部 CT(平扫＋增强)或腹部血管三维重建。

⑤有内科疾病者及时请相关科室医师会诊。

(2)其他

①营养评估：根据《解放军总医院新住院患者营养风险筛查表(NRS-2002)》为新住院患者进行营养评估，评分≥3 分患者给予处置，必要时申请营养科医师会诊。

②心理评估：根据新住院患者情况申请心理科医师会诊。

③疼痛评估：根据《VAS 评分》实施疼痛评估，评分＞7 分患者给予处置，必要时请疼痛科医师会诊。

④康复评估：根据《住院患者康复筛查和评估表》在新住院患者住院后 24 小时内进行康复筛查和评估。任何一项结果为“是”，则申请康复科医师会诊。

⑤深静脉血栓栓塞症风险评估：根据专科《深静脉血栓栓塞症评估量表》在新住院患者住院后 24 小时内进行风险筛查和评估，风险结果为“高危”的，则申请血管外科或介入导管室医师会诊。

2. 术前准备

(1)术前评估：术前 24 小时完成病情评估、必要的检查，做出术前小结，术前讨论。

(2)术前谈话：术前与患者及其家属谈话，告知手术方案、相关风险，手术费用及其家属权益，履行书面知情同意手续。

(3)通知手术室：准备手术间、手术药品、手术物品。

(4)护士做心理护理，交代注意事项，进行术前宣教。

(5)手术部位标识：术者、一助或经治医师术前应对手术部位做体表标识。

(6)术前麻醉医师访视：制订麻醉计划，完成评估，确定麻醉访视，记入《麻醉医师术前访视记录》，告知患者及其家属麻醉适应证，麻醉目的、风险，可能出现情况及处理原则、替代方案等，签《麻醉知情同意书》并归入病历。

(七)预防性抗生素选择与使用时机

按照《抗菌药物临床应用指导原则(2015 年)》(国卫办医发〔2015〕43 号)和卫生部办公厅《关于抗菌药物临床应用管理有关问题的通知》(卫办医政发〔2009〕38 号)执行。

1. 预防性抗生素应用：第三代头孢类抗生素或其他肠道革兰阴性菌敏感的抗生素。

2. 预防性用药时间为术前 30 分钟。

3. 手术超过 4 小时加用 1 次。

4. 术后 5 天后可根据病情及血常规情况酌情停止使用抗生素。

(八)手术日为住院第 1－5 天

1. 手术安全核对：患者入手术间后由手术医师、麻醉医师、巡回护士及患者本人共同核对患者身份、手术部位与标识、手术方式。手术医师、麻醉医师、巡回护士三方按《手术安全核对表》逐项核对，共同签名。

(1)麻醉方式：全身麻醉。

(2)手术内固定物：可选择直线切割闭合器或肠道吻合器。

(3)术中用药：麻醉常规用药等。

(4)输血：视术中情况而定。

2. 经治医师或手术医师应即刻完成术后首次病程记录，观察术后患者病情变化。

(九)术后住院恢复 1～10 天

1. 必要的营养支持、补液治疗。

2. 术后第 2 天经口进食。

3. 术后 5 天可酌情结束抗生素治疗。

4. 必要时切口换药，符合指征时拔除引流管。

(十)出院标准

1. 无明显腹痛，发热。

2. 切口愈合好，无感染。

3. 没有需要住院处理的并发症和(或)合并症。

(十一)有无变异及原因分析

1. *医疗原因导致的变异*　改变诊疗方案，转科治疗，操作失误，误诊等。

2. *患者原因导致的变异*　不同意治疗方案，个人要求出院，院外服用手术禁忌药，月经期，对诊疗计划不满要求出路径。

3. *并发症原因导致变异*　围术期并发症，如胆管损伤、胆漏、胰漏、腹腔出血、感染、切口感染等造成住院天数延长和费用增加。

4. *病情原因导致变异*　部分患者常常存在很多内科合并症，如脑血管或心血管病、糖尿病、血栓等，手术可能导致这些疾病加重而需要治疗，从而延长治疗时间和增加住院费用。

5. 辅诊科室原因导致的变异　检查、检验、手术、病理等检查(不及时，结果错报)、报告(结果错报)等原因延长住院天数，增加费用等。

6. 管理原因导致的变异　系统暂不支持、系统瘫痪、需要修订制度等。

7. 节假日　术前患者如住院后遇节假日，使手术推迟，延长住院天数，增加费用。

二、胰头恶性肿瘤行胆肠吻合、胃肠吻合术临床路径表单

<table>
<tr><td colspan="2">适用对象</td><td colspan="3">第一诊断为胰头恶性肿瘤(ICD-10：C25.001)
行胆肠吻合、胃肠吻合术(ICD-9-CM-3：51.3901/44.3901)的患者</td></tr>
<tr><td colspan="2">患者基本信息</td><td colspan="2">姓名：______　性别：____　年龄：____
门诊号：______　住院号：______　过敏史：______
住院日期：____年__月__日　出院日期：____年__月__日</td><td>标准住院天数 1～15 天</td></tr>
<tr><td colspan="2">时间</td><td>住院第 1—3 天
(术前准备/诊疗评估)</td><td>住院第 1—5 天
(手术日)</td><td>术后第 1—10 天
(恢复出院)</td></tr>
<tr><td rowspan="3">主要诊疗工作</td><td>制度落实</td><td>□ 住院 2 小时内经治医师或值班医师完成接诊
□ 住院 24 小时内主管医师完成检诊
□ 住院 48 小时内主诊医师完成检诊
□ 专科医师会诊(必要时)
□ 完成术前准备
□ 组织术前讨论
□ 麻醉医师术前访视
□ 手术部位标识</td><td>□ 三级医师查房
□ 手术安全核查
□ 麻醉医师术后访视</td><td>□ 三级医师查房
□ 进行手术及切口评估，确定有无胆漏、切口愈合不良等手术并发症
□ 胰漏
□ 必要时切口换药，符合指征时拔除引流管</td></tr>
<tr><td>病情评估</td><td>□ 经治医师询问病史与体格检查
□ 心理评估
□ 营养评估
□ 疼痛评估
□ 康复评估</td><td></td><td>□ 上级医师进行治疗效果、预后和出院评估
□ 出院宣教</td></tr>
<tr><td>病历书写</td><td>□ 住院 8 小时内完成首次病程记录
□ 住院 24 小时内完成住院记录
□ 完成主管医师查房记录
□ 完成主诊医师查房记录
□ 完成术前讨论、术前小结</td><td>□ 术后即刻完成术后首次病程记录
□ 术者或一助术后 24 小时内完成手术记录(术者签名)</td><td>□ 术后病程记录
□ 主管医师查房记录
□ 主诊医师查房记录
□ 特殊的治疗、操作单独书写
□ 出院当天病程记录(有上级医师指示出院)
□ 出院后 24 小时内完成出院记录
□ 出院后 24 小时内完成病案首页</td></tr>
</table>

（续　表）

主要诊疗工作	知情同意		□ 患者或其家属在住院记录单签名 □ 术前谈话，告知患者及其家属病情和围术期注意事项并签署麻醉知情同意书、输血知情同意书、手术知情同意书、授权委托书（患者本人不能签名时）、自费用品协议书（必要时）、军人目录外耗材审批单（必要时）		□ 告知患者及其家属出院后注意事项（指导出院后功能锻炼、复诊的时间及地点、发生紧急情况时处理等）
	手术治疗		□ 预约手术	□ 实施手术（手术安全核查记录、手术清点记录）	
	其他		□ 及时通知上级医师检诊 □ 经治医师检查、整理病历资料		□ 通知出院 □ 开具出院介绍信 □ 开具诊断证明书 □ 出院带药 □ 预约门诊复诊时间
重点医嘱	长期医嘱	护理医嘱	□ 按肝胆外科护理常规 □ 三级护理	□ 按肝胆外科术后护理常规 □ 一级护理	□ 按肝胆外科术后护理常规 □ 二级或三级护理
		处置医嘱	□ 配血（必要时）	□ 持续胃肠减压 □ 留置引流管并计量引流量 □ 心电监护（必要时） □ 病重 □ 吸氧 12 小时 □ 快速测血糖 □ 雾化吸入（必要时）	□ 持续胃肠减压 □ 留置引流管并计量引流量
		膳食医嘱	□ 普食 □ 糖尿病饮食 □ 低盐、低脂饮食 □ 低盐、低脂、糖尿病饮食 □ 术前禁食、禁水	□ 禁食、禁水	□ 流食 □ 半流食 □ 低脂半流食 □ 低盐、低脂半流食
		药物医嘱	□ 既往基础用药（必要时）		□ 既往基础用药（必要时）
	临时医嘱	检查检验	□ 血常规（含 CRP＋IL-6） □ 尿常规 □ 粪常规 □ 血型 □ 凝血四项	□ 引流液细菌培养 □ 引流液淀粉酶检测	□ 血常规 □ 普通生化 □ 肝功能 □ 出、凝血功能 □ 腹部 CT 平扫（必要时）

（续　表）

重点医嘱	临时医嘱	检查检验	□ 普通生化 □ 传染性疾病筛查（乙型肝炎、丙型肝炎、艾滋病、梅毒） □ 肿瘤标志物 □ MRI（平扫＋动态增强）、MRCP □ 腹部CT（平扫＋增强）或腹部血管三维重建 □ 冠状动脉CT（必要时） □ 超声心动图（必要时） □ 动态心电图（必要时） □ 肺功能（必要时） □ 动脉血气分析（必要时）		
		药物医嘱	□ 抗感染治疗（必要时） □ 保肝治疗（必要时）	□ 抗感染治疗 □ 补液 □ 抑酸或胃黏膜保护药 □ 镇痛等对症处理	□ 抗感染治疗 □ 补液 □ 保肝治疗 □ 抑酸或胃黏膜保护药 □ 镇痛等对症处理
		手术医嘱	□ 常规准备明日在全身麻醉下行胆肠吻合、胃肠吻合术	□ 生长抑素类似物治疗（必要时）	
		处置医嘱	□ 备腹部皮肤（＞30cm^2） □ 术前留置胃肠减压管 □ 术前用抗生素皮试 □ 术前肠道准备（必要时）		□ 换药 □ 拔除胃管（必要时） □ 拔除腹腔引流管（必要时） □ 拔除尿管 □ 拔除中心静脉管 □ 拆线 □ 出院 □ 必要时针对术后并发症行介入治疗 □ 拔除尿管 □ 拔除中心静脉管
主要护理工作	健康宣教		□ 住院宣教（住院环境、规章制度） □ 进行护理安全指导 □ 进行等级护理、活动范围指导 □ 进行饮食指导 □ 进行关于疾病知识的宣教 □ 检查、检验项目的目的和意义 □ 术前宣教		□ 出院宣教（康复训练方法、用药指导、换药时间及注意事项、复查时间等） □ 术后心理疏导 □ 指导术后康复训练 □ 指导术后注意事项

（续　表）

主要护理工作	护理处置	□ 患者身份核对 □ 佩戴腕带 □ 建立住院病历，通知医师 □ 住院介绍：介绍责任护士，病区环境、设施、规章制度、基础护理服务项目 □ 询问病史，填写护理记录单首页 □ 观察病情 □ 测量基本生命体征 □ 抽血、留取标本 □ 心理与生活护理 □ 根据评估结果采取相应护理措施 □ 通知检查项目及注意事项		□ 测量基本生命体征 □ 腹腔引流液性状与计量 □ 计量 24 小时出入量 □ 观察患者病情变化并及时报告医师 □ 遵医嘱用药 □ 完成护理记录 □ 心理与生活护理 □ 指导并监督患者治疗与康复训练 □ 根据评估结果采取相应护理措施 □ 核对患者医疗费用 □ 协助患者办理出院手续 □ 指导并监督患者康复训练 □ 整理床单位
	护理评估	□ 一般评估：生命体征、神志、皮肤、药物过敏史等 □ 专科评估 □ 风险评估：评估有无跌倒、坠床、压疮、深静脉血栓等风险 □ 心理评估 □ 营养评估	□ 风险评估：评估有无跌倒、坠床、压疮、导管滑脱、液体外渗的风险 □ 疼痛评估 □ 康复评估	□ 风险评估：评估有无跌倒、坠床、压疮、导管滑脱、液体外渗的风险 □ 疼痛评估 □ 康复评估
	专科护理		□ 心理与生活护理	□ 引流管防脱落
	饮食指导	□ 根据医嘱通知配餐员准备膳食	□ 根据医嘱通知配餐员准备膳食	□ 根据医嘱通知配餐员准备膳食
	活动体位	□ 根据护理等级指导活动	□ 根据护理等级指导活动	□ 根据护理等级指导活动
	洗浴要求	□ 协助患者洗澡、更换病号服	□ 协助患者晨、晚间护理 □ 备皮后协助患者清洁备皮部位，更换病号服 □ 告知患者切口保护方法	□ 协助患者晨、晚间护理 □ 备皮后协助患者清洁备皮部位，更换病号服 □ 告知患者切口保护方法
病情变异记录		□ 无　□ 有，原因： □ 患者　□ 疾病　□ 医疗 □ 护理　□ 保障　□ 管理	□ 无　□ 有，原因： □ 患者　□ 疾病　□ 医疗 □ 护理　□ 保障　□ 管理	□ 无　□ 有，原因： □ 患者　□ 疾病　□ 医疗 □ 护理　□ 保障　□ 管理
护士签名		白班　小夜班　大夜班	白班　小夜班　大夜班	白班　小夜班　大夜班
医师签名				

第二节　胰头恶性肿瘤行根治性胰十二指肠切除术临床路径

一、胰头恶性肿瘤行根治性胰十二指肠切除术临床路径标准住院流程

（一）适用对象

第一诊断为胰头恶性肿瘤（ICD-10：C25.001），行胰十二指肠根治术（ICD-9-CM-3：52.7 01）的患者。

（二）诊断依据

根据《胰腺癌诊治指南（2014）》（中华医学会外科学分会胰腺外科学组，中国实用外科杂志，2014 年），Pancreatic Adenocarcinoma：ESMO - ESDO Clinical Practice Guidelines for Diagnosis，Treatment and Follow-up，European Society for Medical Oncology（ESMO），Annals of Oncology（2012 年），NCCN Clinical Practice Guidelines in Oncology：Pancreatic Adenocarcinoma（2014 年），《临床诊疗指南——外科学分册》（中华医学会编著，人民卫生出版社，2012 年），《黄家驷外科学》（第 7 版，人民卫生出版社，2011 年），《克氏外科学》（第 19 版，北京大学医学出版社，2015 年）。

1. *病史*　主要症状包括上腹部不适、体重减轻、恶心、黄疸、脂肪泻及疼痛等，也可有胰腺炎和糖尿病。

2. *血清学肿瘤标志物*　CA19-9 可异常表达于多种肝胆胰疾病及恶性肿瘤患者，虽非为肿瘤特异性，但血清 CA19-9 的上升水平仍有助于胰腺癌与其他良性疾病的鉴别。其他肿瘤标志物包括 CEA、CA50 及 CA242 等，联合应用有助于提高诊断的敏感性及特异性。

3. *影像学*　超声、胰腺 CT[全腹部行对比剂加强扫描，包括薄层（<3 mm）、平扫、动脉期、实质期、门静脉期及三维重建等]或 MRI（参数要求同 CT。在排除及检测肝转移病灶方面，敏感性及特异性优于 CT）等。肿瘤标志物联合检测并与影像学检查结果相结合，可提高阳性率，有助于胰腺癌的诊断和鉴别诊断。

（三）选择治疗方案的依据

根据《胰腺癌诊治指南（2014）》（中华医学会外科学分会胰腺外科学组，中国实用外科杂志，2014 年），Pancreatic Adenocarcinoma：ESMO - ESDO Clinical Practice Guidelines for Diagnosis，Treatment and Follow-up，European Society for Medical Oncology（ESMO），Annals of Oncology（2012 年），NCCN Clinical Practice Guidelines in Oncology：Pancreatic Adenocarcinoma（2014 年），《临床诊疗指南——外科学分册》（中华医学会编著，人民卫生出版社，2012 年），《黄家驷外科学》（第 7 版，人民卫生出版社，2011 年），《克氏外科学》（第 19 版，北京大学医学出版社，2015 年）。

1. 明确有胰头部肿瘤患者。

2. 影像学检查

（1）明确为可切除（resectable）：①无远处转移。②影像学检查显示肠系膜上静脉或门静脉形态结构正常。③腹腔动脉干、肝动脉、肠系膜上动脉周围脂肪境界清晰。

(2)明确为可能切除(borderline resectable):①无远处转移。②肠系膜上静脉或门静脉局限受累,狭窄、扭曲或闭塞,但其远近端正常,可切除重建。③ 肿瘤包裹胃十二指肠动脉或肝动脉局限性包裹,但未浸润至腹腔动脉干。④ 肿瘤紧贴肠系膜上动脉,但未超过 180°。

3. 无明确手术禁忌证。

4. 征得患者及其家属的同意。

(四)标准住院天数

1～21 天。

(五)进入路径标准

第一诊断必须符合胰头恶性肿瘤(ICD-10:C25.001),行胰十二指肠根治术(ICD-9-CM-3:52.7 01)。

1. 当患者同时具有其他疾病诊断时,但在住院期间不需要特殊处理也不影响第一诊断的临床路径流程实施时,可以进入路径。

2. 当患者同时合并有严重肝硬化、肝功能不全和重度黄疸的可排除。

3. 当患者已经进行二次以上手术复杂病例可排除。

4. 并发严重感染或穿孔等病情危重者可排除

(六)术前准备(术前评估为住院第 1－4 天)

1. 诊疗评估

(1)检查检验评估

①完成血、尿、粪常规,以及血生化、血清四项、凝血功能、血型、肿瘤标志物等检验。

②完成胸部 X 线片、心电图、超声心动图、肺功能和血气分析(老年人或既往有相关病史者)等,排除手术禁忌。

③MRI(平扫＋动态增强)或 MRCP。

④腹部 CT(平扫＋增强)或腹部血管三维重建。

⑤有内科疾病者及时请相关科室医师会诊。

(2)其他

①营养评估:根据《解放军总医院新住院患者营养风险筛查表(NRS-2002)》为新住院患者进行营养评估,评分≥3 分患者给予处置,必要时申请营养科医师会诊。

②心理评估:根据新住院患者情况申请心理科医师会诊。

③疼痛评估:根据《VAS 评分》实施疼痛评估,评分＞7 分患者给予处置,必要时请疼痛科医师会诊。

④康复评估:根据《住院患者康复筛查和评估表》在新住院患者住院后 24 小时内进行康复筛查和评估。任何一项结果为"是",则申请康复科医师会诊。

⑤深静脉血栓栓塞症风险评估:根据专科《深静脉血栓栓塞症评估量表》在新住院患者住院后 24 小时内进行风险筛查和评估,风险结果为"高危"的,则申请血管外科或介入导管室医师会诊。

2. 术前准备

(1)术前评估:术前 24 小时完成病情评估、必要的检查,做出术前小结,术前讨论。

(2)术前谈话:术前与患者及其家属谈话,告知手术方案、相关风险,手术费用及其家属权益,履行书面知情同意手续。

(3)通知手术室:准备手术间、手术药品、手术物品。

(4)护士做心理护理,交代注意事项,进行术前宣教。

(5)手术部位标识:术者、一助或经治医师术前应对手术部位做体表标识。

(6)前麻醉医师访视:制订麻醉计划,完成评估,确定麻醉访视,记入《麻醉医师术前访视记录》,告知患者及其家属麻醉适应证,麻醉目的、风险,可能出现情况及处理原则、替代方案等,签《麻醉知情同意书》并归入病历。

(七)预防性抗生素选择与使用时机

应按照《抗菌药物临床应用指导原则(2015年)》(国卫办医发〔2015〕43号)和卫生部办公厅《关于抗菌药物临床应用管理有关问题的通知》(卫办医政发〔2009〕38号)执行。

1. 预防性抗生素应用:第三代头孢类抗生素或其他肠道革兰阴性菌敏感的抗生素。

2. 预防性用药时间为术前30分钟。

3. 手术超过4小时加用1次。

4. 术后5天后可根据病情及血常规情况酌情停止使用抗生素。

(八)手术日为住院第1-6天

1. 手术安全核对:患者入手术间后由手术医师、麻醉医师、巡回护士及患者本人共同核对患者身份、手术部位与标识、手术方式。手术医师、麻醉医师、巡回护士三方按《手术安全核对表》逐项核对,共同签名。

(1)麻醉方式:全身麻醉。

(2)手术内固定物:可选择直线切割闭合器或肠道吻合器。

(3)术中用药:麻醉常规用药等。

(4)输血:视术中情况而定。

2. 经治医师或手术医师应即刻完成术后首次病程记录,观察术后患者病情变化。

(九)术后住院恢复≤15天

1. 必要的营养支持、补液治疗。

2. 术后排气后经口进食。

3. 术后5天可酌情结束抗生素治疗。

4. 必要时切口换药,符合指征时拔除引流管。

(十)出院标准

1. 无明显腹痛,发热。

2. 切口愈合好,无感染。

3. 没有需要住院处理的并发症和(或)合并症。

(十一)有无变异及原因分析

1. *医疗原因导致的变异*　改变诊疗方案,转科治疗,操作失误,误诊等。

2. *患者原因导致的变异*　不同意治疗方案,个人要求出院,院外服用手术禁忌药,月经期,对诊疗计划不满要求出路径。

3. *并发症原因导致变异*　围术期并发症,如胆管损伤、胆漏、胰漏、腹腔出血、感染、切口感染等造成住院天数延长和费用增加。

4. *病情原因导致变异*　部分患者常常存在很多内科合并症,如脑血管或心血管病、糖尿病、血栓等,手术可能导致这些疾病加重而需要治疗,从而延长治疗时间和增加住院费用。

5. 辅诊科室原因导致的变异　检查、检验、手术、病理等检查(不及时,结果错报)、报告(结果错报)等原因延长住院天数,增加费用等。

6. 管理原因导致的变异　系统暂不支持,系统瘫痪,需要修订制度等。

7. 节假日　术前患者如住院后遇节假日,使手术推迟,延长住院天数,增加费用。

二、胰头恶性肿瘤行根治性胰十二指肠切除术临床路径表单

适用对象		第一诊断为胰头恶性肿瘤(ICD-10:C25.001) 行胰十二指肠根治术(ICD-9-CM-3:52.7 01)的患者		
患者基本信息		姓名:______　性别:____　年龄:____ 门诊号:______　住院号:______　过敏史:______ 住院日期:____年__月__日　出院日期:____年__月__日		标准住院天数 1～21 天
时间		住院第 1—4 天 (术前准备/诊疗评估)	住院第 1—6 天 (手术日)	术后第 1—15 天 (恢复出院)
主要诊疗工作	制度落实	□ 住院 2 小时内经治医师或值班医师完成接诊 □ 住院 24 小时内主管医师完成检诊 □ 住院 48 小时内主诊医师完成检诊 □ 专科医师会诊(必要时) □ 完成术前准备 □ 组织术前讨论 □ 麻醉医师术前访视 □ 手术部位标识	□ 三级医师查房 □ 手术安全核查 □ 麻醉医师术后访视	□ 三级医师查房 □ 进行手术及切口评估,确定有无胆漏、切口愈合不良等手术并发症 □ 必要时切口换药,符合指征时拔除引流管
	病情评估	□ 经治医师询问病史与体格检查 □ 心理评估 □ 营养评估 □ 疼痛评估 □ 康复评估		□ 上级医师进行治疗效果、预后和出院评估 □ 出院宣教
	病历书写	□ 住院 8 小时内完成首次病程记录 □ 住院 24 小时内完成住院记录 □ 完成主管医师查房记录 □ 完成主诊医师查房记录 □ 完成术前讨论、术前小结	□ 术后即刻完成术后首次病程记录 □ 术者或一助术后 24 小时内完成手术记录(术者签名)	□ 术后病程记录 □ 主管医师查房记录 □ 主诊医师查房记录 □ 特殊的治疗、操作单独书写 □ 出院当天病程记录(有上级医师指示出院) □ 出院后 24 小时内完成出院记录 □ 出院后 24 小时内完成病案首页

（续　表）

主要诊疗工作	知情同意		□ 患者或其家属在住院记录单签名 □ 术前谈话，告知患者及其家属病情和围术期注意事项并签署麻醉知情同意书、输血知情同意书、手术知情同意书、授权委托书（患者本人不能签名时）、自费用品协议书（必要时）、军人目录外耗材审批单（必要时）		□ 告知患者及其家属出院后注意事项（指导出院后功能锻炼、复诊的时间及地点、发生紧急情况时处理等）
	手术治疗		□ 预约手术	□ 实施手术（手术安全核查记录、手术清点记录）	
	其他		□ 及时通知上级医师检诊 □ 经治医师检查、整理病历资料		□ 通知出院 □ 开具出院介绍信 □ 开具诊断证明书 □ 出院带药 □ 预约门诊复诊时间
重点医嘱	长期医嘱	护理医嘱	□ 按肝胆外科护理常规 □ 三级护理	□ 按肝胆外科术后护理常规 □ 一级护理	□ 按肝胆外科术后护理常规 □ 二级或三级护理
		处置医嘱	□ 配血（必要时）	□ 持续胃肠减压 □ 留置引流管并计量引流量 □ 病重 □ 快速测血糖 □ 心电监护 □ 吸氧 12 小时 □ 雾化吸入 □ 监测 24 小时出入量	□ 持续胃肠减压 □ 留置引流管并计量引流量 □ 心电监护（必要时） □ 吸氧 12 小时 □ 雾化吸入（必要时）
		膳食医嘱	□ 普食 □ 糖尿病饮食 □ 低盐、低脂饮食 □ 低盐、低脂、糖尿病饮食 □ 术前禁食、禁水	□ 禁食、禁水	□ 流食 □ 半流食 □ 低脂半流食 □ 低盐、低脂半流食
		药物医嘱	□ 既往基础用药（必要时）		□ 既往基础用药（必要时）

（续　表）

重点医嘱	临时医嘱	检查检验	□ 血常规（含 CRP＋IL-6） □ 尿常规 □ 粪常规 □ 血型 □ 凝血四项 □ 普通生化 □ 传染性疾病筛查（乙型肝炎、丙型肝炎、艾滋病、梅毒） □ 肿瘤标志物 □ MRI（平扫＋动态增强）、MRCP □ 腹部 CT（平扫＋增强）或腹部血管三维重建 □ 冠状动脉 CT（必要时） □ 超声心动图（必要时） □ 动态心电图（必要时） □ 肺功能（必要时） □ 动脉血气分析（必要时）	□ 引流液培养，淀粉酶测定	□ 血常规 □ 普通生化 □ 肝功能 □ 出、凝血功能 □ 腹部 CT 平扫（必要时）
		药物医嘱	□ 抗感染治疗（必要时） □ 保肝治疗（必要时）	□ 抗感染治疗 □ 补液 □ 抑酸或胃黏膜保护药 □ 镇痛等对症处理	□ 抗感染治疗 □ 补液 □ 保肝治疗 □ 抑酸或胃黏膜保护药 □ 镇痛等对症处理
		手术医嘱	□ 常规准备明日在全身麻醉下行胰十二指肠切除术		
		处置医嘱	□ 备腹部皮肤（＞30cm²） □ 术前留置胃肠减压管 □ 术前用抗生素皮试 □ 术前肠道准备（必要时）		□ 换药 □ 拔除胃管（必要时） □ 拔除腹腔引流管（必要时） □ 拆线 □ 出院 □ 必要时针对术后并发症行介入治疗
主要护理工作	健康宣教		□ 住院宣教（住院环境、规章制度） □ 进行护理安全指导 □ 进行等级护理、活动范围指导 □ 进行饮食指导 □ 进行关于疾病知识的宣教 □ 检查、检验项目的目的和意义 □ 术前宣教		□ 出院宣教（康复训练方法、用药指导、换药时间及注意事项、复查时间等） □ 术后心理疏导 □ 指导术后康复训练 □ 指导术后注意事项

（续　表）

主要护理工作	护理处置	□ 患者身份核对 □ 佩戴腕带 □ 建立住院病历，通知医师 □ 住院介绍：介绍责任护士，病区环境、设施、规章制度、基础护理服务项目 □ 询问病史，填写护理记录单首页 □ 观察病情 □ 测量基本生命体征 □ 抽血、留取标本 □ 心理与生活护理 □ 根据评估结果采取相应护理措施 □ 通知检查项目及注意事项		□ 测量基本生命体征 □ 观察患者病情变化并及时报告医师 □ 遵医嘱用药 □ 完成护理记录 □ 心理与生活护理 □ 指导并监督患者治疗与康复训练 □ 根据评估结果采取相应护理措施 □ 核对患者医疗费用 □ 协助患者办理出院手续 □ 指导并监督患者康复训练 □ 整理床单位
	护理评估	□ 一般评估：生命体征、神志、皮肤、药物过敏史等 □ 专科评估 □ 风险评估：评估有无跌倒、坠床、压疮、深静脉血栓等风险 □ 心理评估 □ 营养评估	□ 风险评估：评估有无跌倒、坠床、压疮、导管滑脱、液体外渗的风险 □ 疼痛评估 □ 康复评估	□ 风险评估：评估有无跌倒、坠床、压疮、导管滑脱、液体外渗的风险 □ 疼痛评估 □ 康复评估
	专科护理		□ 心理与生活护理	□ 引流管防脱落
	饮食指导	□ 根据医嘱通知配餐员准备膳食	□ 根据医嘱通知配餐员准备膳食	□ 根据医嘱通知配餐员准备膳食
	活动体位	□ 根据护理等级指导活动	□ 根据护理等级指导活动	□ 根据护理等级指导活动
	洗浴要求	□ 协助患者洗澡、更换病号服	□ 协助患者晨、晚间护理 □ 备皮后协助患者清洁备皮部位，更换病号服 □ 告知患者切口保护方法	□ 协助患者晨、晚间护理 □ 备皮后协助患者清洁备皮部位，更换病号服 □ 告知患者切口保护方法
病情变异记录		□ 无　□ 有，原因： □ 患者　□ 疾病　□ 医疗 □ 护理　□ 保障　□ 管理	□ 无　□ 有，原因： □ 患者　□ 疾病　□ 医疗 □ 护理　□ 保障　□ 管理	□ 无　□ 有，原因： □ 患者　□ 疾病　□ 医疗 □ 护理　□ 保障　□ 管理
护士签名		白班　小夜班　大夜班	白班　小夜班　大夜班	白班　小夜班　大夜班
医师签名				

胰头恶性肿瘤行胰十二指肠切除术临床路径告知单(患者版)

<table>
<tr><td>适用对象</td><td colspan="3">第一诊断为胰头恶性肿瘤(ICD-10)C25.001
行胰十二指肠根治术(ICD-9-CM-3:51.6095;51.3901;40.3)的患者</td></tr>
<tr><td>患者基本信息</td><td colspan="2">姓名:______　性别:____　年龄:____
门诊号:______　住院号:______　过敏史:______
住院日期:____年__月__日　出院日期:____年__月__日</td><td>标准住院天数 1～21 天</td></tr>
<tr><td>时间</td><td>住院第 1—4 天
(术前准备/诊疗评估)</td><td>住院第 1—6 天
(手术日)</td><td>术后第 1—15 天
(恢复出院)</td></tr>
<tr><td>医师的工作</td><td>□ 经治/值班医师住院后 2 小时内询问病史及体格检查
□ 住院医师 8 小时完成首次病程记录、24 小时内完成首次住院记录、主管或主诊医师查房等病历书写
□ 下医嘱,开检查、化验单
□ 完成必要的相关科室医师会诊
□ 完成家属住院记录签名
□ 主诊组进行术前评估和确定手术方案
□ 向患者及其家属交代可能发生的并发症及处理措施,术者进行术前谈话并签署手术知情同意书、自费用品协议书、输血同意书、委托书(患者本人不能签名时)
□ 麻醉医师查房并与患者及其家属交代麻醉注意事项并签署麻醉知情同意书
□ 完成各项术前准备</td><td>□ 手术
□ 向患者及其家属交代手术过程及术后注意事项
□ 术者完成手术记录
□ 住院医师完成术后病程记录
□ 主管或主诊医师查房
□ 麻醉医师查房
□ 观察有无术后并发症并做相应处理</td><td>□ 住院医师完成常规病程记录
□ 观察切口、引流量、生命体征情况等并做出相应处理
□ 鼓励早期下床活动
□ 主管主诊医师查房,进行手术及切口评估,确定有无手术并发症和切口愈合不良情况,明确是否出院
□ 完成出院志、病案首页、出院诊断证明书等所有病历
□ 向患者交代出院后的注意事项</td></tr>
</table>

（续　表）

护士的工作	□ 执行长期医嘱和临时医嘱 □ 介绍病房环境、设施设备 □ 护理评估 □ 做好备皮等术前准备 □ 告知患者术前禁食、禁水 □ 术前心理护理	□ 执行长期医嘱和临时医嘱 □ 观察患者病情变化并及时报告医师 □ 术后心理与生活护理	□ 执行长期医嘱和临时医嘱 □ 观察患者病情 □ 术后心理与生活护理 □ 如无异常，告知患者明日出院 □ 指导患者办理出院手续 □ 出院宣教
患者及家属的工作	□ 熟悉病房环境，明确医院的规章制度，明确自己的经管医师 □ 详细诉说病情，平时使用的药物情况 □ 了解手术方案和手术风险及围术期注意事项并签署手术知情同意书、自费用品协议书、输血同意书、委托书（患者本人不能签名时） □ 了解麻醉风险及注意事项并签署麻醉知情同意书 □ 配合做好术前准备	□ 了解术后注意事项 □ 禁食、禁水 □ 有异常主诉、病情变化及时报告护士、医师	□ 有异常主诉、病情变化及时报告护士、医师 □ 办理出院手续 □ 告知出院注意事项

第三节　胰体尾部恶性肿瘤行胰腺体尾伴部分胰体切除＋脾切除术临床路径

一、胰体尾部恶性肿瘤行胰腺体尾伴部分胰体切除＋脾切除术临床路径标准住院流程

（一）适用对象

第一诊断为胰腺体尾部恶性肿瘤（ICD-10：C25.803 ），行胰腺体尾伴部分胰体切除＋脾切除术（ICD-9-CM-3：52.5204 伴 41.5 01）的患者。

（二）诊断依据

根据《胰腺癌诊治指南（2014 年）》（中华医学会外科学分会胰腺外科学组，中国实用外科杂志，2014 年），Pancreatic Adenocarcinoma：ESMO - ESDO Clinical Practice Guidelines for Diagnosis，Treatment and Follow-up，European Society for Medical Oncology（ESMO），Annals of Oncology，（2012 年），NCCN Clinical Practice Guidelines in Oncology：Pancreatic

Adenocarcinoma(2014 年),《临床诊疗指南——外科学分册》(中华医学会编著，人民卫生出版社,2012 年),《黄家驷外科学》(第 7 版,人民卫生出版社,2011 年),《克氏外科学》(第 19 版,北京大学医学出版社,2015 年)。

1. 病史　主要症状包括上腹部不适、体重减轻、恶心、黄疸、脂肪泻及疼痛等,也可有胰腺炎和糖尿病。

2. 血清学肿瘤标志物　CA19-9 可异常表达于多种肝胆胰疾病及恶性肿瘤患者,虽非为肿瘤特异性,但血清 CA19-9 的上升水平仍有助于胰腺癌与其他良性疾病的鉴别。其他肿瘤标志物包括 CEA、CA50 及 CA242 等,联合应用有助于提高诊断的敏感性及特异性。

3. 影像学　超声、胰腺 CT [全腹部行对比剂加强扫描,包括薄层(<3 mm)、平扫、动脉期、实质期、门静脉期及三维重建等]或 MRI (参数要求同 CT。在排除及检测肝转移病灶方面,敏感性及特异性优于 CT)等。肿瘤标志物联合检测并与影像学检查结果相结合,可提高阳性率,有助于胰腺癌的诊断和鉴别诊断。

(三)选择治疗方案的依据

根据《胰腺癌诊治指南(2014 年)》(中华医学会外科学分会胰腺外科学组,中国实用外科杂志,2014 年),Pancreatic Adenocarcinoma: ESMO - ESDO Clinical Practice Guidelines for Diagnosis, Treatment and Follow-up, European Society for Medical Oncology (ESMO), Annals of Oncology(2012 年),NCCN Clinical Practice Guidelines in Oncology: Pancreatic Adenocarcinoma(2014 年),《临床诊疗指南——外科学分册》(中华医学会编著，人民卫生出版社,2012 年),《黄家驷外科学》(第 7 版,人民卫生出版社,2011 年),《克氏外科学》(第 19 版,北京大学医学出版社,2015 年)。

1. 明确有胰体尾部肿瘤患者。

2. 影像学检查

(1)明确为可切除(resectable):①无远处转移。②影像学检查显示肠系膜上静脉或门静脉形态结构正常。③腹腔动脉干、肝动脉、肠系膜上动脉周围脂肪境界清晰。

(2)明确为可能切除(borderline resectable):①无远处转移。②肠系膜上静脉或门静脉局限受累,狭窄、扭曲或闭塞,但其远近端正常,可切除重建。③肿瘤包裹胃十二指肠动脉或肝动脉局限性包裹,但未浸润至腹腔动脉干。④肿瘤紧贴肠系膜上动脉,但未超过 180°。

3. 无明确手术禁忌证。

4. 征得患者及其家属的同意。

5. 胰腺穿刺活检病理学证实(必要时)。

(四)标准住院天数

1～15 天。

(五)进入路径标准

1. 第一诊断必须符合胰腺体尾部恶性肿瘤(ICD-10:C25.803),行胰腺体尾部切除+脾脏切除术(ICD-9-CM-3:52.5204 伴 41.5 01)。

2. 无远处转移,影像学评估可以切除。

3. 当患者同时具有其他疾病诊断时,但在住院期间不需要特殊处理也不影响第一诊断的临床路径流程实施时，可以进入路径。

4. 针对第一诊断，未行过放、化疗等治疗。

(六)术前准备(术前评估为住院第1－3天)

1. 诊疗评估

(1)检查检验评估

①完成血、尿、粪常规，以及血生化、血清四项、凝血功能、血型、肿瘤标志物等检验。

②完成胸部X线片、心电图、超声心动图、肺功能和血气分析(老年人或既往有相关病史者)等，排除手术禁忌。

③MRI(平扫＋动态增强)或MRCP。

④腹部CT(平扫＋增强)或腹部血管三维重建。

⑤有内科疾病者及时请相关科室医师会诊。

(2)其他

①营养评估：根据《解放军总医院新住院患者营养风险筛查表(NRS-2002)》为新住院患者进行营养评估，评分≥3分患者给予处置，必要时申请营养科医师会诊。

②心理评估：根据新住院患者情况申请心理科医师会诊。

③疼痛评估：根据《VAS评分》实施疼痛评估，评分＞7分患者给予处置，必要时请疼痛科医师会诊。

④康复评估：根据《住院患者康复筛查和评估表》在新住院患者住院后24小时内进行康复筛查和评估。任何一项结果为"是"，则申请康复科医师会诊。

⑤深静脉血栓栓塞症风险评估：根据专科《深静脉血栓栓塞症评估量表》在新住院患者住院后24小时内进行风险筛查和评估，风险结果为"高危"的，则申请血管外科或介入导管室医师会诊。

2. 术前准备

(1)术前评估：术前24小时完成病情评估、必要的检查，做出术前小结，术前讨论。

(2)术前谈话：术前与患者及其家属谈话，告知手术方案、相关风险，手术费用及其家属权益，履行书面知情同意手续。

(3)通知手术室：准备手术间、手术药品、手术物品。

(4)护士做心理护理，交代注意事项，进行术前宣教。

(5)手术部位标识：术者、一助或经治医师术前应对手术部位做体表标识。

(6)术前麻醉医师访视：制订麻醉计划，完成评估，确定麻醉访视，记入《麻醉医师术前访视记录》，告知患者及其家属麻醉适应证，麻醉目的、风险，可能出现情况及处理原则，替代方案等，签《麻醉知情同意书》并归入病历。

(七)抗生素选择与使用时机

应按照《抗菌药物临床应用指导原则(2015年)》(国卫办医发〔2015〕43号)和卫生部办公厅《关于抗菌药物临床应用管理有关问题的通知》(卫办医政发〔2009〕38号)执行。

1. 预防性抗生素应用：第三代头孢类抗生素或其他肠道革兰阴性菌敏感的抗生素。

2. 预防性用药时间为术前30分钟。

3. 手术超过4小时加用1次。

4. 术后5天后可根据病情及血常规情况酌情停止使用抗生素。

(八)手术日为住院第 1—5 天

1. 手术安全核对:患者入手术间后由手术医师、麻醉医师、巡回护士及患者本人共同核对患者身份、手术部位与标识、手术方式。手术医师、麻醉医师、巡回护士三方按《手术安全核对表》逐项核对,共同签名。

(1)麻醉方式:全身麻醉。

(2)手术内固定物:可选择直线切割闭合器。

(3)术中用药:麻醉常规用药等。

(4)输血:视术中情况而定。

2. 经治医师或手术医师应即刻完成术后首次病程记录,观察术后患者病情变化。

(九)术后住院恢复 1～10 天

1. 必要的营养支持、补液治疗。

2. 术后排气后经口进食。

3. 术后 5 天可酌情结束抗生素治疗。

4. 必要时切口换药,符合指征时拔除引流管。

(十)出院标准

1. 无明显腹痛,发热。

2. 切口愈合好,无感染。

3. 没有需要住院处理的并发症和(或)合并症。

(十一)有无变异及原因分析

1. 医疗原因导致的变异　改变诊疗方案,转科治疗,操作失误,误诊等。

2. 患者原因导致的变异　不同意治疗方案,个人要求出院,院外服用手术禁忌药,月经期,对诊疗计划不满要求出路径。

3. 并发症原因导致变异　围术期并发症,如胆管损伤、胆漏、胰漏、腹腔出血、感染、切口感染等造成住院天数延长和费用增加。

4. 病情原因导致变异　部分患者常常存在很多内科合并症,如脑血管或心血管病、糖尿病、血栓等,手术可能导致这些疾病加重而需要治疗,从而延长治疗时间和增加住院费用。

5. 辅诊科室原因导致的变异　检查、检验、手术、病理等检查(不及时,结果错报)、报告(结果错报)等原因延长住院天数,增加费用等。

6. 管理原因导致的变异　系统暂不支持,系统瘫痪,需要修订制度等。

7. 节假日　术前患者如住院后遇节假日,使手术推迟,延长住院天数,增加费用。

二、胰体尾部恶性肿瘤行胰腺体尾伴部分胰体切除＋脾切除术临床路径表单

<table>
<tr><td colspan="2">适用对象</td><td colspan="3">第一诊断为胰腺体尾部恶性肿瘤(ICD-10：C25.803)
行胰腺体尾伴部分胰体切除＋脾切除术(ICD-9-CM-3：52.5204 伴 41.5 01)的患者</td></tr>
<tr><td colspan="2">患者基本信息</td><td colspan="2">姓名：______ 性别：____ 年龄：____
门诊号：______ 住院号：______ 过敏史：______
住院日期：____年__月__日 出院日期：____年__月__日</td><td>标准住院天数 1～15 天</td></tr>
<tr><td colspan="2">时间</td><td>住院第 1－3 天
(术前准备/诊疗评估)</td><td>住院第 1－5 天
(手术日)</td><td>术后第 1－10 天
(恢复出院)</td></tr>
<tr><td rowspan="3">主要诊疗工作</td><td>制度落实</td><td>□ 住院 2 小时内经治或值班医师完成接诊
□ 住院 24 小时内主管医师完成检诊
□ 住院 48 小时内主诊医师完成检诊
□ 专科会诊(必要时)
□ 完成术前准备
□ 组织术前讨论
□ 麻醉医师术前访视
□ 手术部位标识</td><td>□ 三级医师查房
□ 手术安全核查
□ 麻醉医师术后访视</td><td>□ 三级医师查房
□ 进行手术及切口评估，确定有无胰漏，腹腔出血、感染、切口愈合不良等手术并发症
□ 必要时切口换药，符合指征时拔除引流管</td></tr>
<tr><td>病情评估</td><td>□ 经治医师询问病史与体格检查
□ 心理评估
□ 营养评估
□ 疼痛评估
□ 康复评估</td><td></td><td>□ 上级医师进行治疗效果、预后和出院评估
□ 出院宣教</td></tr>
<tr><td>病历书写</td><td>□ 住院 8 小时内完成首次病程记录
□ 住院 24 小时内完成住院记录
□ 完成主管医师查房记录
□ 完成主诊医师查房记录
□ 完成术前讨论、术前小结</td><td>□ 术后即刻完成术后首次病程记录
□ 术者或一助术后 24 小时内完成手术记录(术者签名)</td><td>□ 术后病程记录
□ 主管医师查房记录
□ 主诊医师查房记录
□ 特殊的治疗、操作单独书写
□ 出院当天病程记录(有上级医师指示出院)
□ 出院后 24 小时内完成出院记录
□ 出院后 24 小时内完成病案首页</td></tr>
</table>

（续 表）

主要诊疗工作	知情同意		□ 患者或其家属在住院记录单签名 □ 术前谈话，告知患者及其家属病情和围术期注意事项并签署麻醉知情同意书、输血知情同意书、手术知情同意书、授权委托书（患者本人不能签名时）、自费用品协议书（必要时）、军人目录外耗材审批单（必要时）		□ 告知患者及其家属出院后注意事项（指导出院后功能锻炼、复诊的时间及地点、发生紧急情况时处理等）
	手术治疗		□ 预约手术	□ 实施手术（手术安全核查记录、手术清点记录）	
	其他		□ 及时通知上级医师检诊 □ 经治医师检查、整理病历资料		□ 通知出院 □ 开具出院介绍信 □ 开具诊断证明书 □ 出院带药 □ 预约门诊复诊时间
重点医嘱	长期医嘱	护理医嘱	□ 按肝胆外科护理常规 □ 三级护理	□ 按肝胆外科术后护理常规 □ 一级护理	□ 按肝胆外科术后护理常规 □ 二级或三级护理
		处置医嘱	□ 配血（必要时）	□ 持续胃肠减压 □ 留置引流管并计量引流量 □ 病重 □ 快速测血糖	□ 持续胃肠减压 □ 留置引流管并计量引流量 □ 心电监护（必要时） □ 吸氧 12 小时 □ 雾化吸入（必要时）
		膳食医嘱	□ 普食 □ 糖尿病饮食 □ 低盐、低脂饮食 □ 低盐、低脂、糖尿病饮食 □ 术前禁食、禁水	□ 禁食、禁水	□ 流食 □ 半流食 □ 低脂半流食 □ 低盐、低脂半流食
		药物医嘱	□ 既往基础用药（必要时）		□ 既往基础用药（必要时）
	临时医嘱	检查检验	□ 血常规（含 CRP＋IL-6） □ 尿常规 □ 粪常规 □ 血型 □ 凝血四项 □ 普通生化	□ 引流液培养，淀粉酶测定	□ 血常规 □ 普通生化 □ 肝功能 □ 出、凝血功能 □ 腹部 CT 平扫（必要时）

(续　表)

重点医嘱	临时医嘱	检查检验	□ 传染性疾病筛查(乙型肝炎、丙型肝炎、艾滋病、梅毒) □ 肿瘤标志物 □ MRI(平扫+动态增强)、MRCP □ 腹部CT(平扫+增强)或腹部血管三维重建 □ 冠状动脉CT(必要时) □ 超声心动图(必要时) □ 动态心电图(必要时) □ 肺功能(必要时) □ 动脉血气分析(必要时)		
		药物医嘱	□ 抗感染治疗(必要时) □ 保肝治疗(必要时)	□ 抗感染治疗 □ 补液 □ 抑酸或胃黏膜保护药 □ 镇痛等对症处理	□ 抗感染治疗 □ 补液 □ 保肝治疗 □ 抑酸或胃黏膜保护药 □ 镇痛等对症处理
		手术医嘱	□ 常规准备明日在全身麻醉下行胰腺体尾部+脾脏切除术		
		处置医嘱	□ 备腹部皮肤(>$30cm^2$) □ 术前留置胃肠减压管 □ 术前用抗生素皮试 □ 术前肠道准备(必要时)		□ 换药 □ 拔除胃管(必要时) □ 拔除腹腔引流管(必要时) □ 拆线 □ 出院 □ 必要时针对术后并发症行介入治疗
主要护理工作	健康宣教		□ 住院宣教(住院环境、规章制度) □ 进行护理安全指导 □ 进行等级护理、活动范围指导 □ 进行饮食指导 □ 进行关于疾病知识的宣教 □ 检查、检验项目的目的和意义 □ 术前宣教		□ 出院宣教(康复训练方法、用药指导、换药时间及注意事项、复查时间等) □ 术后心理疏导 □ 指导术后康复训练 □ 指导术后注意事项

（续　表）

主要护理工作	护理处置	□ 患者身份核对 □ 佩戴腕带 □ 建立住院病历，通知医师 □ 住院介绍：介绍责任护士，病区环境、设施、规章制度、基础护理服务项目 □ 询问病史，填写护理记录单首页 □ 观察病情 □ 测量基本生命体征 □ 抽血、留取标本 □ 心理与生活护理 □ 根据评估结果采取相应护理措施 □ 通知检查项目及注意事项		□ 测量基本生命体征 □ 观察患者病情变化并及时报告医师 □ 遵医嘱用药 □ 完成护理记录 □ 心理与生活护理 □ 指导并监督患者治疗与康复训练 □ 根据评估结果采取相应护理措施 □ 核对患者医疗费用 □ 协助患者办理出院手续 □ 指导并监督患者康复训练 □ 整理床单位
	护理评估	□ 一般评估：生命体征、神志、皮肤、药物过敏史等 □ 专科评估 □ 风险评估：评估有无跌倒、坠床、压疮、深静脉血栓等风险 □ 心理评估 □ 营养评估	□ 风险评估：评估有无跌倒、坠床、压疮、导管滑脱、液体外渗的风险 □ 疼痛评估 □ 康复评估	□ 风险评估：评估有无跌倒、坠床、压疮、导管滑脱、液体外渗的风险 □ 疼痛评估 □ 康复评估
	专科护理		□ 心理与生活护理	□ 引流管防脱落
	饮食指导	□ 根据医嘱通知配餐员准备膳食	□ 根据医嘱通知配餐员准备膳食	□ 根据医嘱通知配餐员准备膳食
	活动体位	□ 根据护理等级指导活动	□ 根据护理等级指导活动	□ 根据护理等级指导活动
	洗浴要求	□ 协助患者洗澡、更换病号服	□ 协助患者晨、晚间护理 □ 备皮后协助患者清洁备皮部位，更换病号服 □ 告知患者切口保护方法	□ 协助患者晨、晚间护理 □ 备皮后协助患者清洁备皮部位，更换病号服 □ 告知患者切口保护方法
病情变异记录		□ 无　□ 有，原因： □ 患者　□ 疾病　□ 医疗 □ 护理　□ 保障　□ 管理	□ 无　□ 有，原因： □ 患者　□ 疾病　□ 医疗 □ 护理　□ 保障　□ 管理	□ 无　□ 有，原因： □ 患者　□ 疾病　□ 医疗 □ 护理　□ 保障　□ 管理
护士签名		白班　小夜班　大夜班	白班　小夜班　大夜班	白班　小夜班　大夜班
医师签名				

第四节 胰腺体尾部囊实性占位行腹腔镜胰腺体尾部切除术临床路径

一、胰腺体尾部囊实性占位行腹腔镜胰腺体尾部切除术临床路径标准住院流程

(一)适用对象

第一诊断为胰腺体尾部囊实性占位(ICD-10:K86.901/K86.104/K86.201/D13.601/C25.803/D37.702)行腹腔镜胰腺体尾部切除术(ICD-9-CM-3:52.5202)的患者。

(二)诊断依据

根据《外科学》(8年制和7年制教材临床医学专用,人民卫生出版社)。

1. 病史　左上腹部饱胀不适或上腹痛;消化道症状、消瘦、乏力,也伴有糖尿病。

2. 辅助检查　肿瘤标志物化验可提示血CA19-9异常升高,腹部超声、CT或MRI、PET检查证实胰腺囊实性占位。

(三)选择治疗方案的依据

根据《外科学》(8年制和7年制教材临床医学专用,人民卫生出版社)。

1. 结合病史及检查、检验结果,诊断为胰腺体尾部囊实性占位,可行手术治疗。

2. 有明显腹腔镜胰腺体尾部切除手术适应证,无明确手术禁忌证。

3. 患者及其家属同意相关外科治疗方案,并知情相关风险。

(四)标准住院日为12～13天

(五)进入路径标准

1. 局限于胰腺体尾部囊实性占位,邻近器官及组织无侵犯。

2. 一般状况良好。

3. 无复杂上腹部手术史。

4. 患者还伴有其他疾病,并且影响上述临床路径流程实施时,可以排除。

5. 当患者已经进行多次手术的复杂病例可排除。

6. 术前或术中发现肿瘤已有远处转移无法切除;需合并多处转移灶联合切除、血管切除重建的复杂病例;伴有周围淋巴结转移,需行淋巴结清扫者可排除。

7. 病变体积较大或位置特殊,压迫或侵犯周围组织器官。

8. 全身状况较差,无法耐受气腹或手术的可排除。

(六)术前准备(术前评估)4～5天

1. 专科评估

(1)血常规、尿常规、粪常规、血生化、肿瘤标志物、血清四项、凝血功能、血清术前八项、血型、痰培养。

(2)X线胸片、心电图、超声心动图、肺功能和血气分析(老年人或既往有相关病史者)等检查。

(3)胰腺MRI、胰腺CT、PET(必要时)等检查。

(4)同时合并其他疾病时,请相关科室医师会诊,并结合会诊意见考虑下一步的治疗方案。

2. 其他评估

(1)营养评估:根据《解放军总医院新入院患者营养风险筛查表(NRS-2002)》为新入院患者进行营养评估,评分≥3 分者给予处置,必要时请营养科医师会诊。

(2)深静脉血栓栓塞症风险评估:根据专科《深静脉血栓栓塞症评估量表》,在新入院患者入院后 24 小时内进行风险筛查和评估。风险结果为“高危”的,则请血管外科或介入导管室医师会诊。

(3)心理评估:结合新入院患者情况请心理科医师会诊。

(4)疼痛评估:根据《VAS 评分》实施疼痛评估,评分>7 分者给予处置,必要时请疼痛科医师会诊。

(5)康复评估:根据《入院患者康复筛查和评估表》,在新入院患者入院后 24 小时内进行康复筛查和评估。任何一项结果为“是”,则请康复科医师会诊。

3. 术前准备

(1)术前谈话:术者应在术前 1 天与患者及其亲属谈话,告知手术方案、相关风险、用血计划、术后转归、手术费用和患者及其亲属权益,并履行书面知情同意手续。

(2)结合患者情况,给予镇痛、增强免疫力、抗感染药物等治疗。

(3)通知手术室准备手术间、手术药品、手术物品及特殊耗材。

(4)护士做心理护理、入院宣教、术前宣教、健康教育;交代注意事项,如防褥疮、防跌倒、指导患者戒烟等,并进行术后康复宣教。

(5)手术部位标识:术者、第一助手或经治医师在术前 1 天应对手术部位做体表标识,急诊手术由接诊医师或会诊外科医师标记,标记过程应有责任护士、患者及其亲属共同参与,并记入手术安排表。

(6)术前 1 天麻醉医师访视,制订麻醉计划、完成评估、确定麻醉方式,并记入《麻醉术前访视记录》,告知患者及其家属麻醉适应证、麻醉目的、麻醉风险、可能出现的情况及处理原则、替代方案等,签署《麻醉知情同意书》并归入病历。

(七)抗菌药物选择与使用时机

抗菌药物应用,应按照《抗菌药物临床应用指导原则》和《关于抗菌药物临床应用管理有关问题的通知》执行。

1. 预防性抗菌药物应用:第二代头孢菌素或其他肠道革兰阴性细菌敏感的抗生素。

2. 预防性用药时间为术前 30 分钟。

3. 手术时间>3 小时,术中应加用抗菌药物 1 次。

4. 术后 24~48 小时,根据细菌培养结果可酌情停止或更改抗菌药物。

(八)手术日为住院第 7 天

1. 手术安全核对　患者入手术间后由手术医师、麻醉医师、巡回护士和患者本人共同核对患者身份、手术部位与标识、手术方式。手术医师、麻醉医师、巡回护士三方按《手术安全核对表》逐项核对,共同签字。

2. 麻醉方式　全身麻醉。

3. 手术方式　腹腔镜胰腺体尾部切除术。

4. 手术内固定物　可选择直线切割闭合器、可吸收血管夹、钛夹。

5. 输血　视术中出血情况而定。

6. 其他　经治医师或手术医师应即刻完成术后首次病程记录，观察术后患者病情变化。

(九)术后住院恢复 5～6 天

1. 必须复查的检查项目，包括血常规、血生化(蛋白、肝功能、肾功能、电解质)、凝血功能、引流液胆红素。

2. 必要时行血栓弹力图、血气分析检查。

3. 必要时行床旁心电图、床旁超声等检查。

4. 术后处理

(1)抗菌药物：按照《抗菌药物临床应用指导原则》和《关于抗菌药物临床应用管理有关问题的通知》执行，结合患者病情使用抗生素。

(2)术后预防静脉血栓栓塞症。

(3)术后康复：结合引流液的量及引流液胆红素情况，术后 3～4 天拔除引流管，术后常规切口换药。

(4)术后镇痛：应用弱阿片类镇痛药、镇痛泵镇痛。

(5)术者在术后 24 小时内完成手术记录，特殊情况可由第一助手完成，术者签名确认并归入病历。

(6)上级医师在术后 3 天内至少查房 1 次，根据术中和术后情况修订术后治疗计划。

(7)麻醉医师术后 3 天内访视患者，如有特殊情况应详细记录，及时与手术医师或重症监护室医师沟通并迅速处理。

(8)术后护理：按照护理等级进行日常护理，监测患者生命体征，观察引流管引流情况、伤口敷料有无渗出。指导患者正确使用病房设备，掌握床上排便、排尿的方法，进行自主排尿训练，防跌倒、防褥疮护理等。

(十)出院标准

1. 胰腺体尾部囊实性占位根治性切除。

2. 正常进食、排便。

3. 切口愈合好，无感染。

4. 没有需要住院处理的并发症和(或)合并症。

(十一)有无变异及原因分析

1. 围术期并发症　胰漏、腹腔出血、感染、切口感染等造成住院日延长和费用增加。

2. 其他疾病合并症　部分患者常存在多种合并症，如心脑血管疾病、糖尿病、血栓等，因而术前可能需额外专科检查用于术前评估；再者，手术本身有导致这些疾病加重的风险，从而需要额外治疗，延长治疗时间和增加住院费用。

3. 节假日及手术安排　术前患者如住院后赶上节假日，使手术推迟，延长住院时间，增加费用。医院就诊患者较多，医疗资源有限，患者无法按规定时效接受治疗(如：手术室及手术人员安排不开)，从而造成住院时间延长。术前患者病情变化(如发热、术日当天血压高等)导致手术推迟，从而延长住院时间和增加住院费用。

二、胰腺体尾部囊实性占位行腹腔镜胰腺体尾部切除术临床路径表单

适用对象		第一诊断为胰腺体尾部囊实性占位（ICD-10：K86.901/K86.104/K86.201/D13.601/C25.803/D37.702）行腹腔镜胰腺体尾部切除术（ICD-9-CM-3：52.5202）的患者		
患者基本信息		姓名：______　性别：____　年龄：____ 门诊号：______　住院号：______　过敏史：______ 住院日期：____年__月__日　出院日期：____年__月__日		标准住院日：12～13 天
时间		住院第 1 天	住院第 2 天	住院第 3 天（术前日）
主要诊疗工作	制度落实	□ 入院 2 小时内经治医师或值班医师完成接诊 □ 入院 24 小时内主管医师完成检诊	□ 主诊医师完成检诊 □ 专科会诊（必要时）	□ 主管医师完成检诊 □ 专科会诊（必要时）
	病情评估	□ 经治医师询问病史与体格检查	□ 评估化验结果 □ 评估影像学检查结果	□ 评估化验结果 □ 评估影像学检查结果
	病历书写	□ 入院 8 小时内完成首次病程记录 □ 入院 24 小时内完成入院记录 □ 完成主管医师查房记录	□ 完成日常病程记录 □ 完成相关会诊记录	□ 完成日常病程记录 □ 完成相关会诊记录
	知情同意	□ 患者或其家属在入院记录单上签字	□ 签署特殊检查知情同意书	□ 签署特殊检查知情同意书
	手术治疗			
	其他	□ 及时通知上级医师检诊 □ 经治医师检查、整理病历资料	□ 及时通知上级医师检诊 □ 及时通知会诊医师会诊	□ 及时通知上级医师检诊 □ 及时通知会诊医师会诊
重点医嘱 长期医嘱	护理医嘱	□ 按肿瘤外科护理常规 □ 二级护理	□ 按肿瘤外科护理常规 □ 二级护理	□ 按肿瘤外科护理常规 □ 二级护理
	处置医嘱			
	膳食医嘱	□ 低脂普食 □ 糖尿病饮食 □ 低盐、低脂饮食 □ 低盐、低脂、糖尿病饮食	□ 低脂普食 □ 糖尿病饮食 □ 低盐、低脂饮食 □ 低盐、低脂、糖尿病饮食	□ 低脂普食 □ 糖尿病饮食 □ 低盐、低脂饮食 □ 低盐、低脂、糖尿病饮食
	药物医嘱	□ 自带药（必要时）	□ 免疫调节药物 □ 自带药（必要时）	□ 免疫调节药物 □ 自带药（必要时）

（续　表）

重点医嘱	临时医嘱	检查检验	□ 血常规 □ 尿常规 □ 粪常规 □ 血型 □ 凝血四项 □ IgG 免疫亚类四项 □ 普通生化 □ 血清术前八项 □ 胸部正位 X 线片 □ 心电图检查(多导心电图) □ 胰腺 CT 平扫＋增强扫描 □ 必要时 PET-CT □ 必要时肺功能、超声心动图、24 小时动态心电图、血气分析(根据患者情况选择)、冠脉 CT 检查	□ 必要时复查相关化验、检查 □ 根据会诊科室要求开具检查单和化验单 □ 腹部 MRI 平扫＋动态增强扫描	□ 必要时复查相关化验、检查 □ 根据会诊科室要求开具检查单和化验单 □ 超声造影
		药物医嘱		□ 降血压 □ 降血糖 □ 补充电解质	□ 降血压 □ 降血糖 □ 补充电解质
		手术医嘱			
		处置医嘱	□ 静脉抽血 □ 动脉抽血	□ 静脉抽血(必要时)	□ 静脉抽血(必要时)
主要护理工作	健康宣教		□ 入院宣教(住院环境、规章制度) □ 进行护理安全指导 □ 进行等级护理、活动范围指导 □ 进行饮食指导 □ 进行关于疾病知识的宣教 □ 检查、检验项目的目的和意义	□ 进行护理安全指导 □ 进行等级护理、活动范围指导 □ 进行饮食指导 □ 进行关于疾病知识的宣教 □ 检查、检验项目的目的和意义	□ 进行护理安全指导 □ 进行等级护理、活动范围指导 □ 进行饮食指导 □ 进行关于疾病知识的宣教 □ 检查、检验项目的目的和意义
	护理处置		□ 患者身份核对 □ 佩戴腕带 □ 建立入院病历，通知医师 □ 入院介绍：介绍责任护士，病区环境、设施、规章制度、基础护理服务项目 □ 询问病史，填写护理记录单首页 □ 观察病情 □ 测量基本生命体征 □ 抽血、留取标本 □ 心理护理与生活护理 □ 根据评估结果采取相应的护理措施 □ 通知检查项目及注意事项	□ 观察病情 □ 测量基本生命体征 □ 抽血、留取标本 □ 心理护理与生活护理 □ 根据评估结果采取相应的护理措施 □ 通知检查项目及注意事项	□ 观察病情 □ 测量基本生命体征 □ 心理护理与生活护理 □ 根据评估结果采取相应的护理措施 □ 通知检查项目及注意事项

（续　表）

主要护理工作	护理评估	□ 一般评估：生命体征、神志、皮肤、药物过敏史等 □ 风险评估：评估有无跌倒、坠床、褥疮风险	□ 一般评估：生命体征、神志、皮肤、药物过敏史等 □ 风险评估：评估有无跌倒、坠床、褥疮风险	□ 一般评估：生命体征、神志、皮肤、药物过敏史等 □ 风险评估：评估有无跌倒、坠床、褥疮风险
	专科护理	□ 入院心理护理与生活护理	□ 心理护理与生活护理	□ 心理护理与生活护理
	饮食指导	□ 根据医嘱通知配餐员准备膳食 □ 协助患者进餐	□ 根据医嘱通知配餐员准备膳食 □ 协助患者进餐	□ 根据医嘱通知配餐员准备膳食 □ 协助患者进餐
	活动体位	□ 根据护理等级指导活动	□ 根据护理等级指导活动	□ 根据护理等级指导活动
	洗浴要求	□ 协助患者洗澡、更换病号服	□ 协助患者洗澡、更换病号服	□ 协助患者洗澡、更换病号服
病情变异记录		□ 无　□ 有，原因： □ 患者　□ 疾病　□ 医疗 □ 护理　□ 保障　□ 管理	□ 无　□ 有，原因： □ 患者　□ 疾病　□ 医疗 □ 护理　□ 保障　□ 管理	□ 无　□ 有，原因： □ 患者　□ 疾病　□ 医疗 □ 护理　□ 保障　□ 管理
护士签名		白班　小夜班　大夜班	白班　小夜班　大夜班	白班　小夜班　大夜班
医师签名				
时间		住院第 4 天	住院第 5 天	住院第 6 天（术前日）
主要诊疗工作	制度落实	□ 按肿瘤外科常规查房 □ 专科会诊（必要时）	□ 主管医师常规查房 □ 专科会诊（必要时）	□ 手术医师完成检诊 □ 完成术前准备 □ 组织术前讨论 □ 手术部位标识
	病情评估	□ 评估化验结果 □ 评估影像学检查结果	□ 评估化验结果 □ 评估影像学检查结果	□ 康复评估 □ 营养评估 □ 心理评估 □ 疼痛评估 □ 深静脉血栓评估
	病历书写	□ 完成日常病程记录 □ 完成相关会诊记录	□ 完成日常病程记录 □ 完成相关会诊记录	□ 完成主管医师查房记录 □ 完成术前讨论、术前小结
	知情同意	□ 签署《特殊检查知情同意书》	□ 签署《特殊检查知情同意书》	□ 术前谈话，告知患者及其家属病情和围术期注意事项并签署《手术知情同意书》《授权委托书》（患者本人不能签字时）、《自费用品协议书》（必要时）、《军人目录外耗材审批单》（必要时）

（续　表）

主要诊疗工作	手术治疗				□ 预约手术
	其他		□ 及时通知上级医师检诊 □ 根据之前的检查、检验结果，评估患者病情，必要时及时通知会诊医师会诊	□ 及时通知上级医师检诊 □ 根据之前的检查、检验结果，评估患者病情，必要时及时通知会诊医师会诊	□ 麻醉医师查房并与患者及其家属交代麻醉注意事项并签署《麻醉知情同意书》 □ 完成各项术前准备
重点医嘱	长期医嘱	护理医嘱	□ 按肿瘤外科护理常规 □ 二级护理	□ 按肿瘤外科护理常规 □ 二级护理	□ 按肿瘤外科护理常规 □ 二级护理
		处置医嘱			
		膳食医嘱	□ 低脂普食 □ 糖尿病饮食 □ 低盐、低脂饮食 □ 低盐、低脂、糖尿病饮食	□ 低脂普食 □ 糖尿病饮食 □ 低盐、低脂饮食 □ 低盐、低脂、糖尿病饮食	□ 低脂普食 □ 糖尿病饮食 □ 低盐、低脂饮食 □ 低盐、低脂、糖尿病饮食
		药物医嘱	□ 免疫调节药物 □ 自带药（必要时）	□ 免疫调节药物 □ 自带药（必要时）	□ 免疫调节药物 □ 自带药（必要时）
		检查检验	□ 必要时复查相关化验、检查 □ 根据会诊科室要求开具检查单和化验单	□ 必要时复查相关化验、检查 □ 根据会诊科室要求开具检查单和化验单	
	临时医嘱	药物医嘱	□ 降血压 □ 降血糖 □ 补充电解质	□ 降血压 □ 降血糖 □ 补充电解质	□ 必要时硫酸镁 25g，口服 □ 必要时聚乙二醇电解质散 246.6g，口服
		手术医嘱			□ 准备明日在全身麻醉下行腹腔镜胰腺体尾部切除术
		处置医嘱	□ 静脉抽血（必要时）	□ 静脉抽血（必要时）	□ 术前禁食、禁水 □ 术前抗生素皮试 □ 术区备皮 □ 术前肠道准备（必要时） □ 交叉配血、备血

（续　表）

主要护理工作	健康宣教	□ 进行护理安全指导 □ 进行等级护理、活动范围指导 □ 进行饮食指导 □ 进行关于疾病知识的宣教 □ 进行检查、检验项目的目的和意义的宣教	□ 进行护理安全指导 □ 进行等级护理、活动范围指导 □ 进行饮食指导 □ 进行关于疾病知识的宣教 □ 进行检查、检验项目的目的和意义的宣教	□ 告知术前注意事项 □ 术后注意事项宣教 □ 术前心理护理
	护理处置	□ 观察病情 □ 测量基本生命体征 □ 心理护理与生活护理 □ 根据评估结果采取相应的护理措施 □ 通知检查项目及注意事项	□ 观察病情 □ 测量基本生命体征 □ 心理护理与生活护理 □ 根据评估结果采取相应的护理措施 □ 通知检查项目及注意事项	□ 备皮 □ 肠道准备 □ 观察病情 □ 测量基本生命体征 □ 抽血、留取标本
	护理评估	□ 一般评估：生命体征、神志、皮肤、药物过敏史等 □ 风险评估：评估有无跌倒、坠床、褥疮风险	□ 一般评估：生命体征、神志、皮肤、药物过敏史等 □ 风险评估：评估有无跌倒、坠床、褥疮风险	□ 心理评估 □ 营养评估 □ 疼痛评估 □ 康复评估
	专科护理	□ 心理护理与生活护理	□ 心理护理与生活护理	□ 术前心理护理与生活护理
	饮食指导	□ 根据医嘱通知配餐员准备膳食 □ 协助患者进餐	□ 根据医嘱通知配餐员准备膳食 □ 协助患者进餐	□ 告知术前禁食、禁水
	活动体位	□ 根据护理等级指导活动	□ 根据护理等级指导活动	□ 根据护理等级指导活动
	洗浴要求	□ 协助患者洗澡、更换病号服	□ 协助患者洗澡、更换病号服	□ 协助患者洗澡、更换病号服
病情变异记录		□ 无　□ 有，原因： □ 患者　□ 疾病　□ 医疗 □ 护理　□ 保障　□ 管理	□ 无　□ 有，原因： □ 患者　□ 疾病　□ 医疗 □ 护理　□ 保障　□ 管理	□ 无　□ 有，原因： □ 患者　□ 疾病　□ 医疗 □ 护理　□ 保障　□ 管理
护士签名		白班　小夜班　大夜班	白班　小夜班　大夜班	白班　小夜班　大夜班
医师签名				
时间		住院第 7 天（手术日）	住院第 8 天	住院第 9 天
主要诊疗工作	制度落实	□ 三级医师查房 □ 手术安全核查	□ 三级医师查房	□ 三级医师查房
	病情评估	□ 观察病情有无变化，并做相应处理	□ 观察病情有无变化，并做相应处理	□ 观察病情有无变化，并做相应处理
	病历书写	□ 术者完成手术记录 □ 住院医师完成术后病程记录	□ 住院医师完成术后病程记录	□ 住院医师完成术后病程记录

（续　表）

主要诊疗工作	知情同意		□ 向患者及其家属交代手术过程及术后注意事项	□ 向患者及其家属交代术后注意事项	□ 向患者及其家属交代术后注意事项
	手术治疗		□ 实施手术（手术安全核查记录、手术清点记录）		
	其他		□ 麻醉医师查房		
重点医嘱	长期医嘱	护理医嘱	□ 按肿瘤外科术后护理常规 □ 深静脉护理常规 □ 一级护理	□ 按肿瘤外科术后护理常规 □ 深静脉护理常规 □ 一级护理，可如厕	□ 按肿瘤外科术后护理常规 □ 深静脉护理常规 □ 二级护理
		处置医嘱	□ 腹腔引流管1接无菌袋，记引流量 □ 腹腔引流管2接无菌袋，记引流量 □ 持续胃肠减压（必要时） □ 留置尿管，记录尿量（必要时） □ 多功能重症监护仪监护 □ 持续低流量吸氧	□ 腹腔引流管1接无菌袋，记引流量 □ 腹腔引流管2接无菌袋，记引流量 □ 持续胃肠减压（必要时） □ 持续低流量吸氧 □ 测血压、心率、呼吸、脉搏（每天3次）	□ 腹腔引流管1接无菌袋，记引流量 □ 腹腔引流管2接无菌袋，记引流量 □ 持续胃肠减压（必要时） □ 持续低流量吸氧 □ 测血压、心率、呼吸、脉搏（每天3次）
		膳食医嘱	□ 禁食、禁水	□ 禁食、禁水	□ 禁食、禁水
		药物医嘱	□ 抗生素 □ 胃黏膜保护药（必要时） □ 抑酶、抑酸药物 □ 止血药物（必要时） □ 免疫调节药物 □ 镇痛、镇吐药物（必要时） □ 补液	□ 抗生素 □ 胃黏膜保护药（必要时） □ 抑酶、抑酸药物 □ 止血药物（必要时） □ 免疫调节药物 □ 镇痛、镇吐药物（必要时） □ 补液	□ 抗生素 □ 胃黏膜保护药（必要时） □ 抑酶、抑酸药物 □ 止血药物（必要时） □ 免疫调节药物 □ 镇痛、镇吐药物（必要时） □ 补液
	临时医嘱	检查检验	□ 血常规 □ 普通生化 □ 凝血四项	□ 血常规 □ 普通生化 □ 凝血四项	□ 血常规 □ 普通生化 □ 凝血四项
		药物医嘱	□ 抗生素 □ 胃黏膜保护药（必要时） □ 止血药物（必要时） □ 免疫调节药物 □ 镇痛、镇吐药物（必要时） □ 补液	□ 抗生素 □ 胃黏膜保护药（必要时） □ 止血药物（必要时） □ 免疫调节药物 □ 镇痛、镇吐药物（必要时） □ 补液	□ 抗生素 □ 胃黏膜保护药（必要时） □ 止血药物（必要时） □ 免疫调节药物 □ 镇痛、镇吐药物（必要时） □ 补液
		手术医嘱			
		处置医嘱	□ 静脉抽血	□ 静脉抽血 □ 拔除尿管	□ 静脉抽血

（续　表）

<table>
<tr><td rowspan="7">主要护理工作</td><td>健康宣教</td><td colspan="3">□ 术后心理疏导
□ 指导术后注意事项</td><td colspan="3">□ 术后心理疏导
□ 指导术后注意事项</td><td colspan="3">□ 术后心理疏导
□ 指导术后注意事项</td></tr>
<tr><td>护理处置</td><td colspan="3">□ 检查术前物品准备
□ 与手术室护士交接
□ 术后观察病情
□ 测量基本生命体征
□ 心理护理与生活护理
□ 遵医嘱用药
□ 根据评估结果采取相应的护理措施
□ 完成护理记录</td><td colspan="3">□ 术后观察病情
□ 测量基本生命体征
□ 心理护理与生活护理
□ 遵医嘱用药
□ 根据评估结果采取相应的护理措施
□ 完成护理记录</td><td colspan="3">□ 术后观察病情
□ 测量基本生命体征
□ 心理护理与生活护理
□ 遵医嘱用药
□ 根据评估结果采取相应的护理措施
□ 完成护理记录</td></tr>
<tr><td>护理评估</td><td colspan="3">□ 评估伤口疼痛情况
□ 观察伤口敷料情况，有渗出时立即报告医师处理
□ 风险评估：评估有无跌倒、坠床、褥疮、导管滑脱、液体外渗的风险</td><td colspan="3">□ 评估伤口疼痛情况
□ 观察伤口敷料情况，有渗出时立即报告医师处理
□ 风险评估：评估有无跌倒、坠床、褥疮、导管滑脱、液体外渗的风险</td><td colspan="3">□ 评估伤口疼痛情况
□ 观察伤口敷料情况，有渗出时立即报告医师处理
□ 风险评估：评估有无跌倒、坠床、褥疮、导管滑脱、液体外渗的风险</td></tr>
<tr><td>专科护理</td><td colspan="3">□ 手术后心理护理与生活护理</td><td colspan="3">□ 手术后心理护理与生活护理</td><td colspan="3">□ 手术后心理护理与生活护理</td></tr>
<tr><td>饮食指导</td><td colspan="3">□ 禁食、禁水</td><td colspan="3">□ 禁食、禁水</td><td colspan="3">□ 禁食、禁水</td></tr>
<tr><td>活动体位</td><td colspan="3">□ 平卧位 6 小时
□ 视情况 24 小时后下床活动</td><td colspan="3">□ 遵医嘱下床活动</td><td colspan="3">□ 遵医嘱下床活动</td></tr>
<tr><td>洗浴要求</td><td colspan="3"></td><td colspan="3"></td><td colspan="3"></td></tr>
<tr><td colspan="2">病情变异记录</td><td colspan="3">□ 无　□ 有，原因：
□ 患者　□ 疾病　□ 医疗
□ 护理　□ 保障　□ 管理</td><td colspan="3">□ 无　□ 有，原因：
□ 患者　□ 疾病　□ 医疗
□ 护理　□ 保障　□ 管理</td><td colspan="3">□ 无　□ 有，原因：
□ 患者　□ 疾病　□ 医疗
□ 护理　□ 保障　□ 管理</td></tr>
<tr><td colspan="2" rowspan="2">护士签名</td><td>白班</td><td>小夜班</td><td>大夜班</td><td>白班</td><td>小夜班</td><td>大夜班</td><td>白班</td><td>小夜班</td><td>大夜班</td></tr>
<tr><td></td><td></td><td></td><td></td><td></td><td></td><td></td><td></td><td></td></tr>
<tr><td colspan="2">医师签名</td><td colspan="9"></td></tr>
<tr><td colspan="2">时间</td><td colspan="3">住院第 10 天</td><td colspan="3">住院第 11—12 天</td><td colspan="3">住院第 13 天</td></tr>
<tr><td rowspan="2">主要诊疗工作</td><td>制度落实</td><td colspan="3">□ 三级医师查房</td><td colspan="3">□ 三级医师查房</td><td colspan="3">□ 三级医师查房</td></tr>
<tr><td>病情评估</td><td colspan="3">□ 观察病情有无变化，并做相应处理</td><td colspan="3">□ 观察病情有无变化，并做相应处理</td><td colspan="3">□ 观察切口、生命体征情况等，并做出相应处理</td></tr>
</table>

（续　表）

主要诊疗工作	病历书写		□ 住院医师完成术后病程记录	□ 住院医师完成术后病程记录	□ 出院当天病程记录（有上级医师指示出院） □ 出院后 24 小时内完成出院记录 □ 出院后 24 小时内完成病案首页
	知情同意		□ 向患者及其家属交代术后注意事项	□ 向患者及其家属交代术后注意事项	□ 告知患者及其家属出院后注意事项（指导出院后功能锻炼，复诊的时间、地点，发生紧急情况时处理等）
	手术治疗				
	其他				□ 通知出院 □ 开具出院介绍信 □ 开具诊断证明书 □ 出院带药 □ 预约门诊复诊时间
重点医嘱	长期医嘱	护理医嘱	□ 按肿瘤外科术后护理常规 □ 深静脉护理常规 □ 二级护理	□ 按肿瘤外科术后护理常规 □ 深静脉护理常规 □ 二级护理	□ 按肿瘤外科术后护理常规 □ 深静脉护理常规 □ 二级护理
		处置医嘱	□ 腹腔引流管 1 接无菌袋，记引流量 □ 腹腔引流管 2 接无菌袋，记引流量 □ 持续低流量吸氧 □ 测血压、心率、呼吸、脉搏（每天 3 次）	□ 腹腔引流管 1 接无菌袋，记引流量 □ 腹腔引流管 2 接无菌袋，记引流量 □ 持续低流量吸氧 □ 测血压、心率、呼吸、脉搏（每天 3 次）	□ 肿瘤外科护理常规 □ 二级护理
		膳食医嘱	□ 禁食	□ 流食	
		药物医嘱	□ 抗生素 □ 胃黏膜保护药（必要时） □ 抑酶、抑酸药物 □ 止血药物（必要时） □ 免疫调节药物 □ 镇痛、镇吐药物（必要时） □ 补液	□ 抗生素（必要时） □ 胃黏膜保护药（必要时） □ 抑酶、抑酸药物 □ 止血药物（必要时） □ 免疫调节药物 □ 镇痛、镇吐药物（必要时） □ 补液	□ 低脂普食 □ 糖尿病饮食 □ 低盐、低脂饮食 □ 低盐、低脂、糖尿病饮食

（续　表）

重点医嘱	临时医嘱	检查检验	□ 血常规 □ 普通生化 □ 凝血四项	□ 引流液淀粉酶 □ 引流液细菌学培养	
		药物医嘱	□ 抗生素 □ 胃黏膜保护药（必要时） □ 抑酸、抑酶药物 □ 止血药物（必要时） □ 免疫调节药物 □ 镇痛、镇吐药物（必要时） □ 补液	□ 抗生素（必要时） □ 胃黏膜保护药（必要时） □ 抑酸、抑酶药物 □ 止血药物（必要时） □ 免疫调节药物 □ 镇痛、镇吐药物（必要时） □ 补液	□ 出院带药
		手术医嘱			
		处置医嘱	□ 静脉抽血 □ 拔除胃管	□ 引流液化验	□ 大换药 □ 出院
主要护理工作	健康宣教		□ 术后心理疏导 □ 指导术后注意事项	□ 术后心理疏导 □ 指导术后注意事项	□ 出院宣教（用药指导，换药时间及注意事项，复查时间等）
	护理处置		□ 术后观察病情 □ 测量基本生命体征 □ 心理护理与生活护理 □ 遵医嘱用药 □ 根据评估结果采取相应的护理措施 □ 完成护理记录	□ 术后观察病情 □ 测量基本生命体征 □ 心理护理与生活护理 □ 遵医嘱用药 □ 根据评估结果采取相应的护理措施 □ 完成护理记录	□ 观察患者情况 □ 核对患者医疗费用 □ 协助患者办理出院手续 □ 指导并监督患者康复训练 □ 整理床单位
	护理评估		□ 评估伤口疼痛情况 □ 观察伤口敷料情况，有渗出时立即报告医师处理 □ 风险评估：评估有无跌倒、坠床、褥疮、导管滑脱、液体外渗的风险	□ 评估伤口疼痛情况 □ 观察伤口敷料情况，有渗出时立即报告医师处理 □ 风险评估：评估有无跌倒、坠床、褥疮、导管滑脱、液体外渗的风险	
	专科护理		□ 手术后心理护理与生活护理	□ 手术后心理护理与生活护理	□ 手术后心理护理与生活护理
	饮食指导		□ 禁食	□ 流食	
	活动体位		□ 遵医嘱下床活动	□ 遵医嘱下床活动	
	洗浴要求				
病情变异记录			□ 无　□ 有，原因： □ 患者　□ 疾病　□ 医疗 □ 护理　□ 保障　□ 管理	□ 无　□ 有，原因： □ 患者　□ 疾病　□ 医疗 □ 护理　□ 保障　□ 管理	□ 无　□ 有，原因： □ 患者　□ 疾病　□ 医疗 □ 护理　□ 保障　□ 管理

（续　表）

护士签名	白班	小夜班	大夜班	白班	小夜班	大夜班	白班	小夜班	大夜班
医师签名									

第五节　胰腺体尾部囊实性占位行机器人辅助腹腔镜胰腺体尾部切除术临床路径

一、胰腺体尾部囊实性占位行机器人辅助腹腔镜胰腺体尾部切除术临床路径标准住院流程

（一）适用对象

第一诊断为胰腺体尾部囊实性占位（ICD-10：K86.901/K86.104/K86.201/D13.601/C25.803/D37.702）行机器人辅助腹腔镜胰腺体尾部切除术（ICD-9-CM-3：52.5202 伴 00.3504）的患者。

（二）诊断依据

根据《外科学》（8 年制和 7 年制教材临床医学专用，人民卫生出版社）。

1. 病史　左上腹部饱胀不适或上腹痛；消化道症状、消瘦、乏力，也伴有糖尿病。

2. 辅助检查　肿瘤标志物化验可提示血 CA19-9 异常升高，腹部超声、CT 或 MRI、PET 检查证实胰腺囊实性占位。

（三）选择治疗方案的依据

根据《外科学》（8 年制和 7 年制教材临床医学专用，人民卫生出版社）。

1. 结合病史及检查、检验结果，诊断为胰腺体尾部囊实性占位，可行手术治疗。

2. 有明显机器人辅助腹腔镜胰腺体尾部切除手术适应证，无明确手术禁忌证。

3. 患者及其家属同意相关外科治疗方案，并知情相关风险。

（四）标准住院日为 12～13 天

（五）进入路径标准

1. 局限于胰腺体尾部囊实性占位，邻近器官及组织无侵犯。

2. 一般状况良好。

3. 无复杂上腹部手术史。

4. 患者还伴有其他疾病，并且影响上述临床路径流程实施时，可以排除。

5. 当患者已经进行多次手术的复杂病例可排除。

6. 术前或术中发现肿瘤已有远处转移无法切除；需合并多处转移灶联合切除、血管切除重建的复杂病例；伴有周围淋巴结转移，需行淋巴结清扫者可排除。

7. 病变体积较大或位置特殊，压迫或侵犯周围组织器官。

8. 全身状况较差，无法耐受气腹或手术的可排除。

（六）术前准备（术前评估）4～5 天

1. 专科评估

(1)血常规、尿常规、粪常规、血生化、肿瘤标志物、血清四项、凝血功能、血清术前八项、血型、痰培养。

(2)X 线胸片、心电图、超声心动图、肺功能和血气分析(老年人或既往有相关病史者)等检查。

(3)胰腺 MRI、胰腺 CT、PET(必要时)等检查。

(4)同时合并其他疾病时,请相关科室医师会诊,并结合会诊意见考虑下一步的治疗方案。

2. 其他评估

(1)营养评估:根据《解放军总医院新入院患者营养风险筛查表(NRS-2002)》为新入院患者进行营养评估,评分≥3 分者给予处置,必要时请营养科医师会诊。

(2)深静脉血栓栓塞症风险评估:根据专科《深静脉血栓栓塞症评估量表》,在新入院患者入院后 24 小时内进行风险筛查和评估。风险结果为“高危”的,则请血管外科或介入导管室医师会诊。

(3)心理评估:结合新入院患者情况请心理科医师会诊。

(4)疼痛评估:根据《VAS 评分》实施疼痛评估,评分>7 分者给予处置,必要时请疼痛科医师会诊。

(5)康复评估:根据《入院患者康复筛查和评估表》,在新入院患者入院后 24 小时内进行康复筛查和评估。任何一项结果为“是”,则请康复科医师会诊。

3. 术前准备

(1)术前谈话:术者应在术前 1 天与患者及其亲属谈话,告知手术方案、相关风险、用血计划、术后转归、手术费用和患者及其亲属权益,并履行书面知情同意手续。

(2)结合患者情况,给予镇痛、增强免疫力、抗感染药物等治疗。

(3)通知手术室准备手术间、手术药品、手术物品及特殊耗材。

(4)护士做心理护理、入院宣教、术前宣教、健康教育;交代注意事项,如防褥疮、防跌倒、指导患者戒烟等,并进行术后康复宣教。

(5)手术部位标识:术者、第一助手或经治医师在术前 1 天应对手术部位做体表标识,急诊手术由接诊医师或会诊外科医师标记,标记过程应有责任护士、患者及其亲属共同参与,并记入手术安排表。

(6)术前 1 天麻醉医师访视,制订麻醉计划、完成评估、确定麻醉方式,并记入《麻醉术前访视记录》,告知患者及其家属麻醉适应证、麻醉目的、麻醉风险、可能出现的情况及处理原则、替代方案等,签署《麻醉知情同意书》并归入病历。

(七)抗菌药物选择与使用时机

抗菌药物应用,应按照《抗菌药物临床应用指导原则》和《关于抗菌药物临床应用管理有关问题的通知》执行。

1. 预防性抗菌药物应用:第二代头孢菌素或其他肠道革兰阴性细菌敏感的抗生素。

2. 预防性用药时间为术前 30 分钟。

3. 手术时间>3 小时,术中应加用抗菌药物 1 次。

4. 术后 24～48 小时,根据细菌培养结果可酌情停止或更改抗菌药物。

(八)手术日为住院第 7 天

1. 手术安全核对　患者入手术间后由手术医师、麻醉医师、巡回护士和患者本人共同核对患者身份、手术部位与标识、手术方式。手术医师、麻醉医师、巡回护士三方按《手术安全核对表》逐项核对，共同签字。

2. 麻醉方式　全身麻醉。

3. 手术方式　机器人辅助腹腔镜胰腺体尾部切除术。

4. 手术内固定物　可选择直线切割闭合器、可吸收血管夹、钛夹。

5. 输血　视术中出血情况而定。

6. 其他　经治医师或手术医师应即刻完成术后首次病程记录，观察术后患者病情变化。

（九）术后住院恢复5～6天

1. 必须复查的检查项目，包括血常规、血生化（蛋白、肝功能、肾功能、电解质）、凝血、引流液胆红素。

2. 必要时行血栓弹力图、血气分析检查。

3. 必要时行床旁心电图、床旁超声等检查。

4. 术后处理

（1）抗菌药物：按照《抗菌药物临床应用指导原则》和《关于抗菌药物临床应用管理有关问题的通知》执行，结合患者病情使用抗生素。

（2）术后预防静脉血栓栓塞症。

（3）术后康复：结合引流液的量及引流液胆红素情况，术后3～4天拔除引流管，术后常规切口换药。

（4）术后镇痛：应用弱阿片类镇痛药、镇痛泵镇痛。

（5）术者在术后24小时内完成手术记录，特殊情况可由第一助手完成，术者签名确认并归入病历。

（6）上级医师在术后3天内至少查房1次，根据术中和术后情况修订术后治疗计划。

（7）麻醉医师术后3天内访视患者，如有特殊情况应详细记录，及时与手术医师或重症监护室医师沟通并迅速处理。

（8）术后护理：按照护理等级进行日常护理，监测患者生命体征，观察引流管引流情况、伤口敷料有无渗出。指导患者正确使用病房设备，掌握床上排便、排尿的方法，进行自主排尿训练，防跌倒、防褥疮护理等。

（十）出院标准

1. 胰腺体尾部囊实性占位根治性切除。

2. 正常进食、排便。

3. 切口愈合好，无感染。

4. 没有需要住院处理的并发症和（或）合并症。

（十一）有无变异及原因分析

1. 围术期并发症　胰漏、腹腔出血、感染、切口感染等造成住院日延长和费用增加。

2. 其他疾病合并症　部分患者常存在多种合并症，如心脑血管疾病、糖尿病、血栓等，因而术前可能需额外专科检查用于术前评估；再者，手术本身有导致这些疾病加重的风险，从而需要额外治疗，延长治疗时间和增加住院费用。

3. 节假日及手术安排　术前患者如住院后赶上节假日，使手术推迟，延长住院时间，增加费用。医院就诊患者较多，医疗资源有限，患者无法按规定时效接受治疗（如：手术室及手术人员安排不开)，从而造成住院时间延长。术前患者病情变化(如发热、术日当天血压高等)导致手术推迟，从而延长住院时间和增加住院费用。

二、胰腺体尾部囊实性占位行机器人辅助腹腔镜胰腺体尾部切除术临床路径表单

<table>
<tr><td colspan="3">适用对象</td><td colspan="3">第一诊断为胰腺体尾部囊实性占位(ICD-10：K86.901/K86.104/K86.201/D13.601/C25.803/D37.702)行机器人辅助腹腔镜胰腺体尾部切除术(ICD-9-CM-3：52.5202 伴 00.3504)的患者</td></tr>
<tr><td colspan="3">患者基本信息</td><td colspan="2">姓名：______ 性别：____ 年龄：____
门诊号：______ 住院号：______ 过敏史：______
住院日期：____年__月__日 出院日期：____年__月__日</td><td>标准住院日：12～13 天</td></tr>
<tr><td colspan="3">时间</td><td>住院第 1 天</td><td>住院第 2 天</td><td>住院第 3 天(术前日)</td></tr>
<tr><td rowspan="6">主要诊疗工作</td><td colspan="2">制度落实</td><td>□ 入院 2 小时内经治医师或值班医师完成接诊
□ 入院 24 小时内主管医师完成检诊</td><td>□ 主诊医师完成检诊
□ 专科会诊(必要时)</td><td>□ 主管医师完成检诊
□ 专科会诊(必要时)</td></tr>
<tr><td colspan="2">病情评估</td><td>□ 经治医师询问病史与体格检查</td><td>□ 评估化验结果
□ 评估影像学检查结果</td><td>□ 评估化验结果
□ 评估影像学检查结果</td></tr>
<tr><td colspan="2">病历书写</td><td>□ 入院 8 小时内完成首次病程记录
□ 入院 24 小时内完成入院记录
□ 完成主管医师查房记录</td><td>□ 完成日常病程记录
□ 完成相关会诊记录</td><td>□ 完成日常病程记录
□ 完成相关会诊记录</td></tr>
<tr><td colspan="2">知情同意</td><td>□ 患者或其家属在入院记录单上签字</td><td>□ 签署特殊检查知情同意书</td><td>□ 签署特殊检查知情同意书</td></tr>
<tr><td colspan="2">手术治疗</td><td></td><td></td><td></td></tr>
<tr><td colspan="2">其他</td><td>□ 及时通知上级医师检诊
□ 经治医师检查、整理病历资料</td><td>□ 及时通知上级医师检诊
□ 及时通知会诊医师会诊</td><td>□ 及时通知上级医师检诊
□ 及时通知会诊医师会诊</td></tr>
<tr><td rowspan="4">重点医嘱</td><td rowspan="4">长期医嘱</td><td>护理医嘱</td><td>□ 按肿瘤外科护理常规
□ 二级护理</td><td>□ 按肿瘤外科护理常规
□ 二级护理</td><td>□ 按肿瘤外科护理常规
□ 二级护理</td></tr>
<tr><td>处置医嘱</td><td></td><td></td><td></td></tr>
<tr><td>膳食医嘱</td><td>□ 低脂普食
□ 糖尿病饮食
□ 低盐、低脂饮食
□ 低盐、低脂、糖尿病饮食</td><td>□ 低脂普食
□ 糖尿病饮食
□ 低盐、低脂饮食
□ 低盐、低脂、糖尿病饮食</td><td>□ 低脂普食
□ 糖尿病饮食
□ 低盐、低脂饮食
□ 低盐、低脂、糖尿病饮食</td></tr>
<tr><td>药物医嘱</td><td>□ 自带药(必要时)</td><td>□ 免疫调节药物
□ 自带药(必要时)</td><td>□ 免疫调节药物
□ 自带药(必要时)</td></tr>
</table>

（续　表）

重点医嘱	临时医嘱	检查检验	□ 血常规 □ 尿常规 □ 粪常规 □ 血型 □ 凝血四项 □ IgG 免疫亚类四项 □ 普通生化 □ 血清术前八项 □ 胸部正位 X 线片 □ 心电图检查（多导心电图） □ 胰腺 CT 平扫＋增强扫描 □ 必要时 PET-CT □ 必要时肺功能、超声心动图、24 小时动态心电图、血气分析（根据患者情况选择）、冠脉 CT 检查	□ 必要时复查相关化验、检查 □ 根据会诊科室要求开具检查单和化验单 □ 腹部 MRI 平扫＋动态增强扫描	□ 必要时复查相关化验、检查 □ 根据会诊科室要求开具检查单和化验单 □ 超声造影
		药物医嘱		□ 降血压 □ 降血糖 □ 补充电解质	□ 降血压 □ 降血糖 □ 补充电解质
		手术医嘱			
		处置医嘱	□ 静脉抽血 □ 动脉抽血	□ 静脉抽血（必要时）	□ 静脉抽血（必要时）
主要护理工作	健康宣教		□ 入院宣教（住院环境、规章制度） □ 进行护理安全指导 □ 进行等级护理、活动范围指导 □ 进行饮食指导 □ 进行关于疾病知识的宣教 □ 检查、检验项目的目的和意义	□ 进行护理安全指导 □ 进行等级护理、活动范围指导 □ 进行饮食指导 □ 进行关于疾病知识的宣教 □ 进行检查、检验项目的目的和意义的宣教	□ 进行护理安全指导 □ 进行等级护理、活动范围指导 □ 进行饮食指导 □ 进行关于疾病知识的宣教 □ 进行检查、检验项目的目的和意义的宣教

（续　表）

<table>
<tr><td rowspan="6">主要护理工作</td><td>护理处置</td><td colspan="3">□ 患者身份核对
□ 佩戴腕带
□ 建立入院病历，通知医师
□ 入院介绍：介绍责任护士，病区环境、设施、规章制度、基础护理服务项目
□ 询问病史，填写护理记录单首页
□ 观察病情
□ 测量基本生命体征
□ 抽血、留取标本
□ 心理护理与生活护理
□ 根据评估结果采取相应的护理措施
□ 通知检查项目及注意事项</td><td colspan="3">□ 观察病情
□ 测量基本生命体征
□ 抽血、留取标本
□ 心理护理与生活护理
□ 根据评估结果采取相应的护理措施
□ 通知检查项目及注意事项</td><td colspan="3">□ 观察病情
□ 测量基本生命体征
□ 心理护理与生活护理
□ 根据评估结果采取相应的护理措施
□ 通知检查项目及注意事项</td></tr>
<tr><td>护理评估</td><td colspan="3">□ 一般评估：生命体征、神志、皮肤、药物过敏史等
□ 风险评估：评估有无跌倒、坠床、褥疮风险</td><td colspan="3">□ 一般评估：生命体征、神志、皮肤、药物过敏史等
□ 风险评估：评估有无跌倒、坠床、褥疮风险</td><td colspan="3">□ 一般评估：生命体征、神志、皮肤、药物过敏史等
□ 风险评估：评估有无跌倒、坠床、褥疮风险</td></tr>
<tr><td>专科护理</td><td colspan="3">□ 入院心理护理与生活护理</td><td colspan="3">□ 心理护理与生活护理</td><td colspan="3">□ 心理护理与生活护理</td></tr>
<tr><td>饮食指导</td><td colspan="3">□ 根据医嘱通知配餐员准备膳食
□ 协助患者进餐</td><td colspan="3">□ 根据医嘱通知配餐员准备膳食
□ 协助患者进餐</td><td colspan="3">□ 根据医嘱通知配餐员准备膳食
□ 协助患者进餐</td></tr>
<tr><td>活动体位</td><td colspan="3">□ 根据护理等级指导活动</td><td colspan="3">□ 根据护理等级指导活动</td><td colspan="3">□ 根据护理等级指导活动</td></tr>
<tr><td>洗浴要求</td><td colspan="3">□ 协助患者洗澡、更换病号服</td><td colspan="3">□ 协助患者洗澡、更换病号服</td><td colspan="3">□ 协助患者洗澡、更换病号服</td></tr>
<tr><td colspan="2">病情变异记录</td><td colspan="3">□ 无　□ 有，原因：
□ 患者　□ 疾病　□ 医疗
□ 护理　□ 保障　□ 管理</td><td colspan="3">□ 无　□ 有，原因：
□ 患者　□ 疾病　□ 医疗
□ 护理　□ 保障　□ 管理</td><td colspan="3">□ 无　□ 有，原因：
□ 患者　□ 疾病　□ 医疗
□ 护理　□ 保障　□ 管理</td></tr>
<tr><td colspan="2" rowspan="2">护士签名</td><td>白班</td><td>小夜班</td><td>大夜班</td><td>白班</td><td>小夜班</td><td>大夜班</td><td>白班</td><td>小夜班</td><td>大夜班</td></tr>
<tr><td></td><td></td><td></td><td></td><td></td><td></td><td></td><td></td><td></td></tr>
<tr><td colspan="2">医师签名</td><td colspan="3"></td><td colspan="3"></td><td colspan="3"></td></tr>
</table>

<table>
<tr><th colspan="3">时间</th><th>住院第 4 天</th><th>住院第 5 天</th><th>住院第 6 天(术前日)</th></tr>
<tr><td rowspan="7">主要诊疗工作</td><td colspan="2">制度落实</td><td>□ 按肿瘤外科常规查房
□ 专科会诊(必要时)</td><td>□ 主管医师常规查房
□ 专科会诊(必要时)</td><td>□ 手术医师完成检诊
□ 完成术前准备
□ 组织术前讨论
□ 手术部位标识</td></tr>
<tr><td colspan="2">病情评估</td><td>□ 评估化验结果
□ 评估影像学检查结果</td><td>□ 评估化验结果
□ 评估影像学检查结果</td><td>□ 康复评估
□ 营养评估
□ 心理评估
□ 疼痛评估
□ 深静脉血栓评估</td></tr>
<tr><td colspan="2">病历书写</td><td>□ 完成日常病程记录
□ 完成相关会诊记录</td><td>□ 住完成日常病程记录
□ 完成相关会诊记录</td><td>□ 完成主管医师查房记录
□ 完成术前讨论、术前小结</td></tr>
<tr><td colspan="2">知情同意</td><td>□ 签署特殊检查知情同意书</td><td>□ 签署特殊检查知情同意书</td><td>□ 术前谈话,告知患者及其家属病情和围术期注意事项并签署《手术知情同意书》《授权委托书》(患者本人不能签字时)、《自费用品协议书》(必要时)、《军人目录外耗材审批单》(必要时)</td></tr>
<tr><td colspan="2">手术治疗</td><td></td><td></td><td>□ 预约手术</td></tr>
<tr><td colspan="2">其他</td><td>□ 及时通知上级医师检诊
□ 根据之前的检查、检验结果,评估患者病情,必要时及时通知会诊医师会诊</td><td>□ 及时通知上级医师检诊
□ 根据之前的检查、检验结果,评估患者病情,必要时及时通知会诊医师会诊</td><td>□ 麻醉医师查房,向患者及其家属交代麻醉注意事项并签署《麻醉知情同意书》
□ 完成各项术前准备</td></tr>
<tr><td rowspan="5">重点医嘱</td><td rowspan="4">长期医嘱</td><td>护理医嘱</td><td>□ 按肿瘤外科护理常规
□ 二级护理</td><td>□ 按肿瘤外科护理常规
□ 二级护理</td><td>□ 按肿瘤外科护理常规
□ 二级护理</td></tr>
<tr><td>处置医嘱</td><td></td><td></td><td></td></tr>
<tr><td>膳食医嘱</td><td>□ 低脂普食
□ 糖尿病饮食
□ 低盐、低脂饮食
□ 低盐、低脂、糖尿病饮食</td><td>□ 低脂普食
□ 糖尿病饮食
□ 低盐、低脂饮食
□ 低盐、低脂、糖尿病饮食</td><td>□ 低脂普食
□ 糖尿病饮食
□ 低盐、低脂饮食
□ 低盐、低脂、糖尿病饮食</td></tr>
<tr><td>药物医嘱</td><td>□ 免疫调节药物
□ 自带药(必要时)</td><td>□ 免疫调节药物
□ 自带药(必要时)</td><td>□ 免疫调节药物
□ 自带药(必要时)</td></tr>
<tr><td>临时医嘱</td><td>检查检验</td><td>□ 必要时复查相关化验、检查
□ 根据会诊科室要求开具检查单和化验单</td><td>□ 必要时复查相关化验、检查
□ 根据会诊科室要求开具检查单和化验单</td><td></td></tr>
</table>

（续　表）

重点医嘱	临时医嘱	药物医嘱	□ 降血压 □ 降血糖 □ 补充电解质	□ 降血压 □ 降血糖 □ 补充电解质	□ 必要时硫酸镁 25g，口服 □ 必要时聚乙二醇电解质散 246.6g，口服
		手术医嘱			□ 准备明日在全身麻醉下行机器人辅助腹腔镜胰腺体尾部切除术
		处置医嘱	□ 静脉抽血（必要时）	□ 静脉抽血（必要时）	□ 术前禁食水、禁水 □ 术前抗生素皮试 □ 术区备皮 □ 术前肠道准备（必要时） □ 交叉配血、备血
主要护理工作	健康宣教		□ 进行护理安全指导 □ 进行等级护理、活动范围指导 □ 进行饮食指导 □ 进行关于疾病知识的宣教 □ 进行检查、检验项目的目的和意义的宣教	□ 进行护理安全指导 □ 进行等级护理、活动范围指导 □ 进行饮食指导 □ 进行关于疾病知识的宣教 □ 进行检查、检验项目的目的和意义的宣教	□ 告知术前注意事项 □ 术后注意事项宣教 □ 术前心理护理
	护理处置		□ 观察病情 □ 测量基本生命体征 □ 心理护理与生活护理 □ 根据评估结果采取相应的护理措施 □ 通知检查项目及注意事项	□ 观察病情 □ 测量基本生命体征 □ 心理护理与生活护理 □ 根据评估结果采取相应的护理措施 □ 通知检查项目及注意事项	□ 备皮 □ 肠道准备 □ 观察病情 □ 测量基本生命体征 □ 抽血、留取标本
	护理评估		□ 一般评估：生命体征、神志、皮肤、药物过敏史等 □ 风险评估：评估有无跌倒、坠床、褥疮风险	□ 一般评估：生命体征、神志、皮肤、药物过敏史等 □ 风险评估：评估有无跌倒、坠床、褥疮风险	□ 心理评估 □ 营养评估 □ 疼痛评估 □ 康复评估
	专科护理		□ 心理护理与生活护理	□ 心理护理与生活护理	□ 术前心理护理与生活护理
	饮食指导		□ 根据医嘱通知配餐员准备膳食 □ 协助患者进餐	□ 根据医嘱通知配餐员准备膳食 □ 协助患者进餐	□ 告知术前禁食、禁水
	活动体位		□ 根据护理等级指导活动	□ 根据护理等级指导活动	□ 根据护理等级指导活动
	洗浴要求		□ 协助患者洗澡、更换病号服	□ 协助患者洗澡、更换病号服	□ 协助患者洗澡、更换病号服
病情变异记录			□ 无　□ 有，原因： □ 患者　□ 疾病　□ 医疗 □ 护理　□ 保障　□ 管理	□ 无　□ 有，原因： □ 患者　□ 疾病　□ 医疗 □ 护理　□ 保障　□ 管理	□ 无　□ 有，原因： □ 患者　□ 疾病　□ 医疗 □ 护理　□ 保障　□ 管理
护士签名			白班　小夜班　大夜班	白班　小夜班　大夜班	白班　小夜班　大夜班
医师签名					

时间			住院第 7 天(手术日)	住院第 8 天	住院第 9 天
主要诊疗工作	制度落实		□ 三级医师查房 □ 手术安全核查	□ 三级医师查房	□ 三级医师查房
	病情评估		□ 观察病情有无变化并做相应处理	□ 观察病情有无变化并做相应处理	□ 观察病情有无变化并做相应处理
	病历书写		□ 术者完成手术记录 □ 住院医师完成术后病程记录	□ 住院医师完成术后病程记录	□ 住院医师完成术后病程记录
	知情同意		□ 向患者及其家属交代手术过程及术后注意事项	□ 向患者及其家属交代术后注意事项	□ 向患者及其家属交代术后注意事项
	手术治疗		□ 实施手术(手术安全核查记录、手术清点记录)		
	其他		□ 麻醉医师查房		
重点医嘱	长期医嘱	护理医嘱	□ 按肿瘤外科术后护理常规 □ 深静脉护理常规 □ 一级护理	□ 按肿瘤外科术后护理常规 □ 深静脉护理常规 □ 一级护理,可如厕	□ 按肿瘤外科术后护理常规 □ 深静脉护理常规 □ 二级护理
		处置医嘱	□ 腹腔引流管 1 接无菌袋,记引流量 □ 腹腔引流管 2 接无菌袋,记引流量 □ 持续胃肠减压(必要时) □ 留置尿管,记录尿量(必要时) □ 多功能重症监护仪监护 □ 持续低流量吸氧	□ 腹腔引流管 1 接无菌袋,记引流量 □ 腹腔引流管 2 接无菌袋,记引流量 □ 持续胃肠减压(必要时) □ 持续低流量吸氧 □ 测血压、心率、呼吸、脉搏(每天 3 次)	□ 腹腔引流管 1 接无菌袋,记引流量 □ 腹腔引流管 2 接无菌袋,记引流量 □ 持续胃肠减压(必要时) □ 持续低流量吸氧 □ 测血压、心率、呼吸、脉搏(每天 3 次)
		膳食医嘱	□ 禁食、禁水	□ 禁食、禁水	□ 禁食、禁水
		药物医嘱	□ 抗生素 □ 胃黏膜保护药(必要时) □ 抑酶、抑酸药物 □ 止血药物(必要时) □ 免疫调节药物 □ 镇痛、镇吐药物(必要时) □ 补液	□ 抗生素 □ 胃黏膜保护药(必要时) □ 抑酶、抑酸药物 □ 止血药物(必要时) □ 免疫调节药物 □ 镇痛、镇吐药物(必要时) □ 补液	□ 抗生素 □ 胃黏膜保护药(必要时) □ 抑酶、抑酸药物 □ 止血药物(必要时) □ 免疫调节药物 □ 镇痛、镇吐药物(必要时) □ 补液
	临时医嘱	检查检验	□ 血常规 □ 普通生化 □ 凝血四项	□ 血常规 □ 普通生化 □ 凝血四项	□ 血常规 □ 普通生化 □ 凝血四项

（续　表）

重点医嘱	临时医嘱	药物医嘱	□ 抗生素 □ 胃黏膜保护药（必要时） □ 止血药物（必要时） □ 免疫调节药物 □ 镇痛、镇吐药物（必要时） □ 补液	□ 抗生素 □ 胃黏膜保护药（必要时） □ 止血药物（必要时） □ 免疫调节药物 □ 镇痛、镇吐药物（必要时） □ 补液	□ 抗生素 □ 胃黏膜保护药（必要时） □ 止血药物（必要时） □ 免疫调节药物 □ 镇痛、镇吐药物（必要时） □ 补液
		手术医嘱			
		处置医嘱	□ 静脉抽血	□ 静脉抽血 □ 拔除尿管	□ 静脉抽血
主要护理工作	健康宣教		□ 术后心理疏导 □ 指导术后注意事项	□ 术后心理疏导 □ 指导术后注意事项	□ 术后心理疏导 □ 指导术后注意事项
	护理处置		□ 检查术前物品准备 □ 与手术室护士交接 □ 术后观察病情 □ 测量基本生命体征 □ 心理护理与生活护理 □ 遵医嘱用药 □ 根据评估结果采取相应的护理措施 □ 完成护理记录	□ 术后观察病情 □ 测量基本生命体征 □ 心理护理与生活护理 □ 遵医嘱用药 □ 根据评估结果采取相应的护理措施 □ 完成护理记录	□ 术后观察病情 □ 测量基本生命体征 □ 心理护理与生活护理 □ 遵医嘱用药 □ 根据评估结果采取相应的护理措施 □ 完成护理记录
	护理评估		□ 评估伤口疼痛情况 □ 观察伤口敷料情况，有渗出时立即报告医师处理 □ 风险评估：评估有无跌倒、坠床、褥疮、导管滑脱、液体外渗的风险	□ 评估伤口疼痛情况 □ 观察伤口敷料情况，有渗出时立即报告医师处理 □ 风险评估：评估有无跌倒、坠床、褥疮、导管滑脱、液体外渗的风险	□ 评估伤口疼痛情况 □ 观察伤口敷料情况，有渗出时立即报告医师处理 □ 风险评估：评估有无跌倒、坠床、褥疮、导管滑脱、液体外渗的风险
	专科护理		□ 手术后心理护理与生活护理	□ 手术后心理护理与生活护理	□ 手术后心理护理与生活护理
	饮食指导		□ 禁食、禁水	□ 禁食、禁水	□ 禁食、禁水
	活动体位		□ 平卧位 6 小时 □ 视情况 24 小时后下床活动	□ 遵医嘱下床活动	□ 遵医嘱下床活动
	洗浴要求				

（续　表）

病情变异记录			□ 无　□ 有，原因： □ 患者　□ 疾病　□ 医疗 □ 护理　□ 保障　□ 管理	□ 无　□ 有，原因： □ 患者　□ 疾病　□ 医疗 □ 护理　□ 保障　□ 管理	□ 无　□ 有，原因： □ 患者　□ 疾病　□ 医疗 □ 护理　□ 保障　□ 管理
护士签名			白班　小夜班　大夜班	白班　小夜班　大夜班	白班　小夜班　大夜班
医师签名					
时间			住院第 10 天	住院第 11—12 天	住院第 13 天
主要诊疗工作	制度落实		□ 三级医师查房	□ 三级医师查房	□ 三级医师查房
	病情评估		□ 观察病情有无变化并做相应处理	□ 观察病情有无变化并做相应处理	□ 观察切口、生命体征情况等并做出相应处理
	病历书写		□ 住院医师完成术后病程记录	□ 住院医师完成术后病程记录	□ 出院当天病程记录（有上级医师指示出院） □ 出院后 24 小时内完成出院记录 □ 出院后 24 小时内完成病案首页
	知情同意		□ 向患者及其家属交代术后注意事项	□ 向患者及其家属交代术后注意事项	□ 告知患者及其家属出院后注意事项（指导出院后功能锻炼，复诊的时间、地点，发生紧急情况时处理等）
	手术治疗				
	其他				□ 通知出院 □ 开具出院介绍信 □ 开具诊断证明书 □ 出院带药 □ 预约门诊复诊时间
重点医嘱	长期医嘱	护理医嘱	□ 按肿瘤外科术后护理常规 □ 深静脉护理常规 □ 二级护理	□ 按肿瘤外科术后护理常规 □ 深静脉护理常规 □ 二级护理	□ 按肿瘤外科术后护理常规 □ 深静脉护理常规 □ 二级护理
		处置医嘱	□ 腹腔引流管 1 接无菌袋，记引流量 □ 腹腔引流管 2 接无菌袋，记引流量 □ 持续低流量吸氧 □ 测血压、心率、呼吸、脉搏（每天 3 次）	□ 腹腔引流管 1 接无菌袋，记引流量 □ 腹腔引流管 2 接无菌袋，记引流量 □ 持续低流量吸氧 □ 测血压、心率、呼吸、脉搏（每天 3 次）	□ 按肿瘤外科护理常规 □ 二级护理

（续　表）

重点医嘱	长期医嘱	膳食医嘱	□ 禁食	□ 流食	
		药物医嘱	□ 抗生素 □ 胃黏膜保护药（必要时） □ 抑酶、抑酸药物 □ 止血药物（必要时） □ 免疫调节药物 □ 镇痛、镇吐药物（必要时） □ 补液	□ 抗生素（必要时） □ 胃黏膜保护药（必要时） □ 抑酶、抑酸药物 □ 止血药物（必要时） □ 免疫调节药物 □ 镇痛、镇吐药物（必要时） □ 补液	□ 低脂普食 □ 糖尿病饮食 □ 低盐、低脂饮食 □ 低盐、低脂、糖尿病饮食
	临时医嘱	检查检验	□ 血常规 □ 普通生化 □ 凝血四项	□ 引流液淀粉酶 □ 引流液细菌学培养	
		药物医嘱	□ 抗生素 □ 胃黏膜保护药（必要时） □ 抑酸、抑酶药物 □ 止血药物（必要时） □ 免疫调节药物 □ 镇痛、镇吐药物（必要时） □ 补液	□ 抗生素（必要时） □ 胃黏膜保护药（必要时） □ 抑酸、抑酶药物 □ 止血药物（必要时） □ 免疫调节药物 □ 镇痛、镇吐药物（必要时） □ 补液	□ 出院带药
		手术医嘱			
		处置医嘱	□ 静脉抽血 □ 拔除胃管	□ 引流液化验	□ 大换药 □ 出院
主要护理工作	健康宣教		□ 术后心理疏导 □ 指导术后注意事项	□ 术后心理疏导 □ 指导术后注意事项	□ 出院宣教（用药指导，换药时间及注意事项，复查时间等）
	护理处置		□ 术后观察病情 □ 测量基本生命体征 □ 心理护理与生活护理 □ 遵医嘱用药 □ 根据评估结果采取相应的护理措施 □ 完成护理记录	□ 术后观察病情 □ 测量基本生命体征 □ 心理护理与生活护理 □ 遵医嘱用药 □ 根据评估结果采取相应的护理措施 □ 完成护理记录	□ 观察患者情况 □ 核对患者医疗费用 □ 协助患者办理出院手续 □ 指导并监督患者康复训练 □ 整理床单位
	护理评估		□ 评估伤口疼痛情况 □ 观察伤口敷料情况，有渗出时立即报告医师处理 □ 风险评估：评估有无跌倒、坠床、褥疮、导管滑脱、液体外渗的风险	□ 评估伤口疼痛情况 □ 观察伤口敷料情况，有渗出时立即报告医师处理 □ 风险评估：评估有无跌倒、坠床、褥疮、导管滑脱、液体外渗的风险	

（续 表）

主要护理工作	专科护理	□ 手术后心理护理与生活护理	□ 手术后心理护理与生活护理	□ 手术后心理护理与生活护理
	饮食指导	□ 禁食	□ 流食	
	活动体位	□ 遵医嘱下床活动	□ 遵医嘱下床活动	
	洗浴要求			
病情变异记录		□ 无 □ 有，原因： □ 患者 □ 疾病 □ 医疗 □ 护理 □ 保障 □ 管理	□ 无 □ 有，原因： □ 患者 □ 疾病 □ 医疗 □ 护理 □ 保障 □ 管理	□ 无 □ 有，原因： □ 患者 □ 疾病 □ 医疗 □ 护理 □ 保障 □ 管理
护士签名		白班 小夜班 大夜班	白班 小夜班 大夜班	白班 小夜班 大夜班
医师签名				

第六节　胰腺良性肿瘤行胰腺肿瘤剜除术临床路径

一、胰腺良性肿瘤行胰腺肿瘤剜除术临床路径标准住院流程

（一）适用对象

第一诊断为胰腺良性肿瘤（ICD-10：D13.601），行胰腺肿瘤摘除术治疗（ICD-9-CM-3：52.2202）的患者。

（二）诊断依据

根据 ENETS Consensus Guidelines for the Management of Patients with Digestive Neuroendocrine Neoplasms of the Digestive System：Well-differentiated Pancreatic Non-functioning Tumors，European Neuroendocrine Tumor Society（ENETS），Neuroendocrinology，（2012 年），胰腺神经内分泌肿瘤治疗指南（2014 年）（中华医学会外科学分会胰腺外科学组，中国实用外科杂志，2014 年），《临床诊疗指南——外科学分册》（中华医学会编著，人民卫生出版社，2012 年），《黄家驷外科学》（第 7 版，人民卫生出版社，2011 年），《克氏外科学》（第 19 版，北京大学医学出版社，2015 年）。

1. 症状和体征　胰腺内分泌肿瘤可按照有无分泌功能分为两类：一类为有分泌功能的肿瘤；另一类为血清激素水平正常、无特异性临床表现的肿瘤，称为无功能性胰岛细胞瘤。前者最常见的是胰岛素瘤，其次为胃泌素瘤，其他更为少见的肿瘤包括胰高糖素瘤、血管活性肠肽瘤、生长抑素瘤等。有分泌功能的肿瘤，多因特定激素水平的异常增高而产生相应的临床症状。另有部分患者可有腹痛、腹胀等症状。

2. 辅助检查　①上腹部超声。注意大量饮水后半卧位检查，有条件时行六氟化硫微泡造影。②上腹部薄层 CT 或磁共振（MR）平扫加增强。扫描间距 3～5 mm。对 CT 应强调多期动脉薄层扫描，建议对 MR 采用频率选择预饱和法抑脂技术和动态增强快速干扰梯度回波（FSPGR）序列扫描。在明确胰腺病变时应同时注意有无肝脏转移性病灶。③有条件时可

行内镜超声胰腺扫描，必要时在内镜超声定位下行肿瘤细针穿刺细胞学检查。④无创检查不能明确定位的病例，建议进行选择性动脉钙刺激静脉采血(ASVS)测定胰岛素水平；也可经皮经肝穿刺门静脉插管分段采血(PTPC)测定胰岛素水平。

(三)选择治疗方案的依据

根据 ENETS Consensus Guidelines for the Management of Patients with Digestive Neuroendocrine Neoplasms of the Digestive System：Well-differentiated Pancreatic Non-functioning Tumors，European Neuroendocrine Tumor Society(ENETS)，Neuroendocrinology(2012 年)，胰腺神经内分泌肿瘤治疗指南(2014 年)(中华医学会外科学分会胰腺外科学组，中国实用外科杂志，2014 年)，《临床诊疗指南——外科学分册》(中华医学会编著，人民卫生出版社，2012 年)，《黄家驷外科学》(第 7 版，人民卫生出版社，2011 年)，《克氏外科学》(第 19 版，北京大学医学出版社，2015 年)。

1. 病史明确，血清检查支持，术前影像检查提示胰腺良性肿瘤。

2. 无明确手术禁忌证。

3. 征得患者及其家属的同意。

4. 胰腺穿刺活检病理学证实(必要时)。

(四)标准住院天数

1～15 天。

(五)进入路径标准

1. 第一诊断为胰腺良性肿瘤(ICD-10：D13.601)，行胰腺肿瘤摘除术治疗(ICD-9-CM-3：52.2202)。

2. 无远处转移，影像学评估可以切除。

3. 当患者同时具有其他疾病诊断时，但在住院期间不需要特殊处理也不影响第一诊断的临床路径流程实施时，可以进入路径。

(六)术前准备(术前评估为住院第 1－3 天)

1. 诊疗评估

(1)检查检验评估

①完成血、尿、粪常规，以及血生化、血清四项、凝血功能、血型、肿瘤标志物等检验。

②完成胸部 X 线片、心电图、超声心动图、肺功能和血气分析(老年人或既往有相关病史者)等，排除手术禁忌。

③MRI(平扫＋动态增强)或 MRCP。

④腹部 CT(平扫＋增强)或腹部血管三维重建。

⑤有内科疾病者及时请相关科室医师会诊。

(2)其他

①营养评估：根据《解放军总医院新住院患者营养风险筛查表(NRS-2002)》为新住院患者进行营养评估，评分≥3 分患者给予处置，必要时申请营养科医师会诊。

②心理评估：根据新住院患者情况申请心理科医师会诊。

③疼痛评估：根据《VAS 评分》实施疼痛评估，评分＞7 分患者给予处置，必要时请疼痛科医师会诊。

④康复评估：根据《住院患者康复筛查和评估表》在新住院患者住院后 24 小时内进行康复

筛查和评估。任何一项结果为"是",则申请康复科医师会诊。

⑤深静脉血栓栓塞症风险评估:根据专科《深静脉血栓栓塞症评估量表》在新住院患者住院后24小时内进行风险筛查和评估,风险结果为"高危"的,则申请血管外科或介入导管室医师会诊。

2. 术前准备

(1)术前评估:术前24小时完成病情评估、必要的检查,做出术前小结,术前讨论。

(2)术前谈话:术前与患者及其家属谈话,告知手术方案、相关风险,手术费用及其家属权益,履行书面知情同意手续。

(3)通知手术室:准备手术间、手术药品、手术物品。

(4)护士做心理护理,交代注意事项,进行术前宣教。

(5)手术部位标识:术者、一助或经治医师术前应对手术部位做体表标识。

(6)术前麻醉医师访视:制订麻醉计划,完成评估,确定麻醉访视,记入《麻醉医师术前访视记录》,告知患者及其家属麻醉适应证,麻醉目的、风险,可能出现情况及处理原则,替代方案等,签《麻醉知情同意书》并归入病历。

(七)抗生素选择与使用时机

按照《抗菌药物临床应用指导原则(2015年)》(国卫办医发〔2015〕43号)和卫生部办公厅《关于抗菌药物临床应用管理有关问题的通知》(卫办医政发〔2009〕38号)执行。

1. 根据病情适当选用抗生素。

2. 预防性用药时间为术前30分钟。

3. 手术超过4小时加用1次。

4. 术后5天后可根据病情及血常规情况酌情停止使用抗生素。

(八)手术日为住院第1-5天

1. 手术安全核对:患者入手术间后由手术医师、麻醉医师、巡回护士及患者本人共同核对患者身份、手术部位与标识、手术方式。手术医师、麻醉医师、巡回护士三方按《手术安全核对表》逐项核对,共同签名。

(1)麻醉方式:全身麻醉。

(2)手术内固定物:可选择直线切割闭合器。

(3)术中用药:麻醉常规用药等。

(4)输血:视术中情况而定。

2. 经治医师或手术医师应即刻完成术后首次病程记录,观察术后患者病情变化。

(九)术后住院恢复1～10天

1. 必要的营养支持、补液治疗。

2. 术后排气后经口进食。

3. 术后5天可酌情结束抗生素治疗。

4. 必要时切口换药,符合指征时拔除引流管。

(十)出院标准

1. 无明显腹痛,发热。

2. 血糖恢复正常。

3. 切口愈合好,无感染。

4. 没有需要住院处理的并发症和(或)合并症。

(十一)有无变异及原因分析

1. 医疗原因导致的变异 改变诊疗方案,转科治疗,操作失误,误诊等。

2. 患者原因导致的变异 不同意治疗方案,个人要求出院,院外服用手术禁忌药,月经期,对诊疗计划不满要求出路径。

3. 并发症原因导致变异 围术期并发症,如胆管损伤、胆漏、胰漏、腹腔出血、感染、切口感染等造成住院天数延长和费用增加。

4. 病情原因导致变异 部分患者常常存在很多内科合并症,如脑血管或心血管病、糖尿病、血栓等,手术可能导致这些疾病加重而需要治疗,从而延长治疗时间和增加住院费用。

5. 辅诊科室原因导致的变异 检查、检验、手术、病理等检查(不及时,结果错报)、报告(结果错报)等原因延长住院天数,增加费用等。

6. 管理原因导致的变异 系统暂不支持,系统瘫痪,需要修订制度等。

7. 节假日 术前患者如住院后遇节假日,使手术推迟,延长住院天数,增加费用。

二、胰腺良性肿瘤行胰腺肿瘤剜除术临床路径表单

<table>
<tr><td colspan="2">适用对象</td><td colspan="3">第一诊断为胰腺良性肿瘤(ICD-10:D13.601)
行胰腺肿瘤切除术治疗(ICD-9-CM-3:52.2202)的患者</td></tr>
<tr><td colspan="2">患者基本信息</td><td colspan="2">姓名:______ 性别:____ 年龄:____
门诊号:______ 住院号:______ 过敏史:______
住院日期:____年__月__日 出院日期:____年__月__日</td><td>标准住院天数 1～15 天</td></tr>
<tr><td colspan="2">时间</td><td>住院第 1—3 天
(术前准备/诊疗评估)</td><td>住院第 1—5 天
(手术日)</td><td>术后第 1—10 天
(恢复出院)</td></tr>
<tr><td rowspan="2">主要诊疗工作</td><td>制度落实</td><td>□ 住院 2 小时内经治医师或值班医师完成接诊
□ 住院 24 小时内主管医师完成检诊
□ 住院 48 小时内主诊医师完成检诊
□ 专科医师会诊(必要时)
□ 完成术前准备
□ 组织术前讨论
□ 麻醉医师术前访视
□ 手术部位标识</td><td>□ 三级医师查房
□ 手术安全核查
□ 麻醉医师术后访视</td><td>□ 三级医师查房
□ 进行手术及切口评估,确定有无胰漏、腹腔感染、出血、切口、愈合不良等手术并发症
□ 必要时切口换药,符合指征时拔除引流管</td></tr>
<tr><td>病情评估</td><td>□ 经治医师询问病史与体格检查
□ 心理评估
□ 营养评估
□ 疼痛评估
□ 康复评估</td><td></td><td>□ 上级医师进行治疗效果、预后和出院评估
□ 出院宣教</td></tr>
</table>

（续　表）

主要诊疗工作	病历书写	□ 住院8小时内完成首次病程记录 □ 住院24小时内完成住院记录 □ 完成主管医师查房记录 □ 完成主诊医师查房记录 □ 完成术前讨论、术前小结	□ 术后即刻完成术后首次病程记录 □ 术者或一助术后24小时内完成手术记录（术者签名）	□ 术后病程记录 □ 主管医师查房记录 □ 主诊医师查房记录 □ 特殊的治疗、操作单独书写 □ 出院当天病程记录（有上级医师指示出院） □ 出院后24小时内完成出院记录 □ 出院后24小时内完成病案首页
	知情同意	□ 患者或其家属在住院记录单签名 □ 术前谈话，告知患者及其家属病情和围术期注意事项并签署麻醉知情同意书、输血知情同意书、手术知情同意书、授权委托书（患者本人不能签名时）、自费用品协议书（必要时）、军人目录外耗材审批单（必要时）		□ 告知患者及其家属出院后注意事项（指导出院后功能锻炼、复诊的时间及地点、发生紧急情况时处理等）
	手术治疗	□ 预约手术	□ 实施手术（手术安全核查记录、手术清点记录）	
	其他	□ 及时通知上级医师检诊 □ 经治医师检查、整理病历资料		□ 通知出院 □ 开具出院介绍信 □ 开具诊断证明书 □ 出院带药 □ 预约门诊复诊时间
重点医嘱	长期医嘱　护理医嘱	□ 按肝胆外科护理常规 □ 三级护理	□ 按肝胆外科术后护理常规 □ 一级护理	□ 按肝胆外科术后护理常规 □ 二级或三级护理
	长期医嘱　处置医嘱	□ 配血（必要时）	□ 持续胃肠减压 □ 留置引流管并计量引流量 □ 病重 □ 快速测血糖 □ 心电监护（必要时） □ 吸氧12小时 □ 雾化吸入（必要时）	□ 持续胃肠减压 □ 留置引流管并计量引流量

（续　表）

重点医嘱	长期医嘱	膳食医嘱	□ 普食 □ 糖尿病饮食 □ 低盐、低脂饮食 □ 低盐、低脂、糖尿病饮食 □ 术前禁食、禁水	□ 禁食、禁水	□ 流食 □ 半流食 □ 低脂半流食 □ 低盐、低脂半流食
		药物医嘱	□ 既往基础用药（必要时）		□ 既往基础用药（必要时）
	临时医嘱	检查检验	□ 血常规（含 CRP＋IL-6） □ 尿常规 □ 粪常规 □ 血型 □ 凝血四项 □ 普通生化 □ 传染性疾病筛查（乙型肝炎、丙型肝炎、艾滋病、梅毒） □ 肿瘤标志物 □ MRI（平扫＋动态增强）、MRCP □ 腹部 CT（平扫＋增强）或腹部血管三维重建 □ 冠状动脉 CT（必要时） □ 超声心动图（必要时） □ 动态心电图（必要时） □ 肺功能（必要时） □ 动脉血气分析（必要时）	□ 引流液培养，淀粉酶测定	□ 血常规 □ 普通生化 □ 肝功能 □ 出、凝血功能 □ 腹部 CT 平扫（必要时）
		药物医嘱	□ 抗感染治疗（必要时） □ 抑制胰酶治疗（必要时）	□ 抗感染治疗 □ 补液 □ 抑酸或胃黏膜保护药 □ 镇痛等对症处理	□ 抗感染治疗 □ 补液 □ 抑制胰酶治疗 □ 抑酸或胃黏膜保护药 □ 镇痛等对症处理
		手术医嘱	□ 常规准备明日在全身麻醉下行胰腺肿瘤摘除术		
		处置医嘱	□ 备腹部皮肤（＞$30cm^2$） □ 术前留置胃肠减压管 □ 术前用抗生素皮试 □ 术前肠道准备（必要时）		□ 换药 □ 拔除胃管（必要时） □ 拔除腹腔引流管（必要时） □ 拆线 □ 出院 □ 必要时针对术后并发症行介入治疗

（续　表）

主要护理工作	健康宣教	□ 住院宣教（住院环境、规章制度） □ 进行护理安全指导 □ 进行等级护理、活动范围指导 □ 进行饮食指导 □ 进行关于疾病知识的宣教 □ 检查、检验项目的目的和意义 □ 术前宣教		□ 出院宣教（康复训练方法、用药指导、换药时间及注意事项、复查时间等） □ 术后心理疏导 □ 指导术后康复训练 □ 指导术后注意事项
	护理处置	□ 患者身份核对 □ 佩戴腕带 □ 建立住院病历，通知医师 □ 住院介绍：介绍责任护士，病区环境、设施、规章制度、基础护理服务项目 □ 询问病史，填写护理记录单首页 □ 观察病情 □ 测量基本生命体征 □ 抽血、留取标本 □ 心理与生活护理 □ 根据评估结果采取相应护理措施 □ 通知检查项目及注意事项		□ 测量基本生命体征 □ 观察患者病情变化并及时报告医师 □ 遵医嘱用药 □ 完成护理记录 □ 心理与生活护理 □ 指导并监督患者治疗与康复训练 □ 根据评估结果采取相应护理措施 □ 核对患者医疗费用 □ 协助患者办理出院手续 □ 指导并监督患者康复训练 □ 整理床单位
	护理评估	□ 一般评估：生命体征、神志、皮肤、药物过敏史等 □ 专科评估 □ 风险评估：评估有无跌倒、坠床、压疮、深静脉血栓等风险 □ 心理评估 □ 营养评估	□ 风险评估：评估有无跌倒、坠床、压疮、导管滑脱、液体外渗的风险 □ 疼痛评估 □ 康复评估	□ 风险评估：评估有无跌倒、坠床、压疮、导管滑脱、液体外渗的风险 □ 疼痛评估 □ 康复评估
	专科护理		□ 心理与生活护理	□ 引流管防脱落
	饮食指导	□ 根据医嘱通知配餐员准备膳食	□ 根据医嘱通知配餐员准备膳食	□ 根据医嘱通知配餐员准备膳食
	活动体位	□ 根据护理等级指导活动	□ 根据护理等级指导活动	□ 根据护理等级指导活动
	洗浴要求	□ 协助患者洗澡、更换病号服	□ 协助患者晨、晚间护理 □ 备皮后协助患者清洁备皮部位，更换病号服 □ 告知患者切口保护方法	□ 协助患者晨、晚间护理 □ 备皮后协助患者清洁备皮部位，更换病号服 □ 告知患者切口保护方法

（续　表）

病情变异记录	□ 无　□ 有，原因： □ 患者　□ 疾病　□ 医疗 □ 护理　□ 保障　□ 管理			□ 无　□ 有，原因： □ 患者　□ 疾病　□ 医疗 □ 护理　□ 保障　□ 管理			□ 无　□ 有，原因： □ 患者　□ 疾病　□ 医疗 □ 护理　□ 保障　□ 管理		
护士签名	白班	小夜班	大夜班	白班	小夜班	大夜班	白班	小夜班	大夜班
医师签名									

第七节　胰腺囊腺瘤行胰腺囊腺瘤切除术临床路径

一、胰腺囊腺瘤行胰腺囊腺瘤切除术临床路径标准住院流程

（一）适用对象

第一诊断为胰腺囊腺瘤（ICD-10：D13.601，M84400/0），行胰腺囊腺瘤切除术（ICD-9-CM-3：52.2202）的患者。

（二）诊断依据

根据《胰腺囊性疾病诊治指南（2015 年）》（中华医学会外科学分会胰腺外科学组，中国实用外科杂志，2015 年），International Consensus Guidelines 2012 for the Management of IPMN and MCN of the Pancreas，International Association of Pancreatology（IAP），Pancreatology（2012 年），《临床诊疗指南——外科学分册》（中华医学会编著，人民卫生出版社，2012 年），《黄家驷外科学》（第 7 版，人民卫生出版社，2011 年），《克氏外科学》（第 19 版，北京大学医学出版社，2015 年）。

1. 病史　上腹部饱胀不适或上腹痛；消化道症状和黄疸、消瘦乏力，也可有胰腺炎和糖尿病。

2. 辅助检查　①上腹部超声。注意大量饮水后半卧位检查，有条件时行六氟化硫微泡造影。②上腹部薄层 CT 或磁共振（MR）平扫加增强。扫描间距 3～5 mm。对 CT 应强调多期动脉薄层扫描，建议对 MR 采用频率选择预饱和法抑脂技术和动态增强快速干扰梯度回波（FSPGR）序列扫描。在明确胰腺病变时应同时注意有无肝脏转移性病灶。③有条件时可行内镜超声胰腺扫描，必要时在内镜超声定位下行肿瘤细针穿刺细胞学检查。

（三）选择治疗方案的依据

根据《胰腺囊性疾病诊治指南（2015 年）》（中华医学会外科学分会胰腺外科学组，中国实用外科杂志，2015 年），International Consensus Guidelines 2012 for the Management of IPMN and MCN of the Pancreas，International Association of Pancreatology，Pancreatology（2012 年），《临床诊疗指南——外科学分册》（中华医学会编著，人民卫生出版社，2012 年），《黄家驷外科学》（第 7 版，人民卫生出版社，2011 年），《克氏外科学》（第 19 版，北京大学医学出版社，2015 年）。

1. 病史明确，术前影像检查明确有胰腺囊性肿瘤患者。

2. 无明确手术禁忌证。

3. 征得患者及其家属的同意。

4. 胰腺穿刺活检病理学证实(必要时)。

(四)标准住院天数

1～15 天。

(五)进入路径标准

1. 第一诊断必须符合胰腺囊腺瘤(ICD-10:D13.601,M84400/0),行胰腺囊腺瘤切除术(ICD-9-CM-3:52.2202)。

2. 当患者同时具有其他疾病诊断时,但在住院期间不需要特殊处理也不影响第一诊断的临床路径流程实施时,可以进入路径。

(六)术前准备(术前评估,住院第 1-3 天)

1. 诊疗评估

(1)检查检验评估

①完成血、尿、粪常规,以及血生化、血清四项、凝血功能、血型、肿瘤标志物等检验。

②完成胸部 X 线片、心电图、超声心动图、肺功能和血气分析(老年人或既往有相关病史者)等,排除手术禁忌。

③MRI(平扫+动态增强)或 MRCP。

④腹部 CT(平扫+增强)或腹部血管三维重建。

⑤有内科疾病者及时请相关科室医师会诊。

(2)其他

①营养评估:根据《解放军总医院新住院患者营养风险筛查表(NRS-2002)》为新住院患者进行营养评估,评分≥3 分患者给予处置,必要时申请营养科医师会诊。

②心理评估:根据新住院患者情况申请心理科医师会诊。

③疼痛评估:根据《VAS 评分》实施疼痛评估,评分>7 分患者给予处置,必要时请疼痛科医师会诊。

④康复评估:根据《住院患者康复筛查和评估表》在新住院患者住院后 24 小时内进行康复筛查和评估。任何一项结果为“是”,则申请康复科医师会诊。

⑤深静脉血栓栓塞症风险评估:根据专科《深静脉血栓栓塞症评估量表》在新住院患者住院后 24 小时内进行风险筛查和评估,风险结果为“高危”的,则申请血管外科或介入导管室医师会诊。

2. 术前准备

(1)术前评估:术前 24 小时完成病情评估、必要的检查,做出术前小结,术前讨论。

(2)术前谈话:术前与患者及其家属谈话,告知手术方案、相关风险,手术费用及其家属权益,履行书面知情同意手续。

(3)通知手术室:准备手术间、手术药品、手术物品。

(4)护士做心理护理,交代注意事项,进行术前宣教。

(5)手术部位标识:术者、一助或经治医师术前应对手术部位做体表标识。

(6)术前麻醉医师访视:制订麻醉计划,完成评估,确定麻醉访视,记入《麻醉医师术前访视记录》,告知患者及其家属麻醉适应证,麻醉目的、风险,可能出现情况及处理原则,替代方案等，签《麻醉知情同意书》并归入病历。

(七)预防性抗生素选择与使用时机

按照《抗菌药物临床应用指导原则(2015 年)》(国卫办医发〔2015〕43 号)和卫生部办公厅《关于抗菌药物临床应用管理有关问题的通知》(卫办医政发〔2009〕38 号)执行。

1. 根据病情适当选用抗生素。

2. 预防性用药时间为术前 30 分钟。

3. 手术超过 4 小时加用 1 次。

4. 术后 5 天后可根据病情及血常规情况酌情停止使用抗生素。

(八)手术日为住院第 1—5 天

1. 手术安全核对：患者入手术间后由手术医师、麻醉医师、巡回护士及患者本人共同核对患者身份、手术部位与标识、手术方式。手术医师、麻醉医师、巡回护士三方按《手术安全核对表》逐项核对，共同签名。

(1)麻醉方式：全身麻醉。

(2)手术内固定物：可选择直线切割闭合器、可吸收夹。

(3)术中用药：麻醉常规用药等。

(4)输血：视术中情况而定。

2. 经治医师或手术医师应即刻完成术后首次病程记录，观察术后患者病情变化。

(九)术后住院恢复 1～10 天

1. 必要的营养支持、补液治疗。

2. 术后排气后经口进食。

3. 术后 5 天可酌情结束抗生素治疗。

4. 必要时切口换药，符合指征时拔除引流管。

(十)出院标准

1. 无明显腹痛，发热。

2. 切口愈合好，无感染。

3. 没有需要住院处理的并发症和(或)合并症。

(十一)有无变异及原因分析

1. 医疗原因导致的变异　改变诊疗方案，转科治疗，操作失误，误诊等。

2. 患者原因导致的变异　不同意治疗方案，个人要求出院，院外服用手术禁忌药，月经期，对诊疗计划不满要求出路径。

3. 并发症原因导致变异　围术期并发症，如胆管损伤、胆漏、胰漏、腹腔出血、感染、切口感染等造成住院天数延长和费用增加。

4. 病情原因导致变异　部分患者常常存在很多内科合并症，如脑血管或心血管病、糖尿病、血栓等，手术可能导致这些疾病加重而需要治疗，从而延长治疗时间和增加住院费用。

5. 辅诊科室原因导致的变异　检查、检验、手术、病理等检查(不及时，结果错报)、报告(结果错报)等原因延长住院天数，增加费用等。

6. 管理原因导致的变异　系统暂不支持，系统瘫痪，需要修订制度等。

7. 节假日　术前患者如住院后遇节假日，使手术推迟，延长住院天数，增加费用。

二、胰腺囊腺瘤行胰腺囊腺瘤切除术临床路径表单

适用对象		第一诊断为胰腺囊腺瘤（ICD-10：D13.601，M84400/0） 行胰腺囊腺瘤切除术（ICD-9-CM-3：52.2202）的患者		
患者基本信息		姓名：______ 性别：____ 年龄：____ 门诊号：______ 住院号：______ 过敏史：______ 住院日期：____年__月__日 出院日期：____年__月__日		标准住院天数 1～15 天
时间		住院第 1－3 天 （术前准备/诊疗评估）	住院第 1－5 天 （手术日）	术后第 1－10 天 （恢复出院）
主要诊疗工作	制度落实	□ 住院 2 小时内经治医师或值班医师完成接诊 □ 住院 24 小时内主管医师完成检诊 □ 住院 48 小时内主诊医师完成检诊 □ 专科医师会诊（必要时） □ 完成术前准备 □ 组织术前讨论 □ 麻醉医师术前访视 □ 手术部位标识	□ 三级医师查房 □ 手术安全核查 □ 麻醉医师术后访视	□ 三级医师查房 □ 进行手术及切口评估，确定有无胰漏、切口愈合不良等手术并发症 □ 必要时切口换药，符合指征时拔除引流管
	病情评估	□ 经治医师询问病史与体格检查 □ 心理评估 □ 营养评估 □ 疼痛评估 □ 康复评估		□ 上级医师进行治疗效果、预后和出院评估 □ 出院宣教
	病历书写	□ 住院 8 小时内完成首次病程记录 □ 住院 24 小时内完成住院记录 □ 完成主管医师查房记录 □ 完成主诊医师查房记录 □ 完成术前讨论、术前小结	□ 术后即刻完成术后首次病程记录 □ 术者或一助术后 24 小时内完成手术记录（术者签名）	□ 术后病程记录 □ 主管医师查房记录 □ 主诊医师查房记录 □ 特殊的治疗、操作单独书写 □ 出院当天病程记录（有上级医师指示出院） □ 出院后 24 小时内完成出院记录 □ 出院后 24 小时内完成病案首页

（续　表）

主要诊疗工作	知情同意		□ 患者或其家属在住院记录单签名 □ 术前谈话，告知患者及其家属病情和围术期注意事项并签署麻醉知情同意书、输血知情同意书、手术知情同意书、授权委托书（患者本人不能签名时）、自费用品协议书（必要时）、军人目录外耗材审批单（必要时）		□ 告知患者及其家属出院后注意事项（指导出院后功能锻炼、复诊的时间及地点、发生紧急情况时处理等）
	手术治疗		□ 预约手术	□ 实施手术（手术安全核查记录、手术清点记录）	
	其他		□ 及时通知上级医师检诊 □ 经治医师检查、整理病历资料		□ 通知出院 □ 开具出院介绍信 □ 开具诊断证明书 □ 出院带药 □ 预约门诊复诊时间
重点医嘱	长期医嘱	护理医嘱	□ 按肝胆外科护理常规 □ 三级护理	□ 按肝胆外科术后护理常规 □ 一级护理	□ 按肝胆外科术后护理常规 □ 二级或三级护理
		处置医嘱	□ 配血（必要时）	□ 持续胃肠减压 □ 留置引流管并计量引流量 □ 病重 □ 快速测血糖 □ 心电监护（必要时） □ 吸氧 12 小时 □ 雾化吸入（必要时）	□ 持续胃肠减压 □ 留置引流管并计量引流量
		膳食医嘱	□ 普食 □ 糖尿病饮食 □ 低盐、低脂饮食 □ 低盐、低脂、糖尿病饮食 □ 术前禁食、禁水	□ 禁食、禁水	□ 流食 □ 半流食 □ 低脂半流食 □ 低盐、低脂半流食
		药物医嘱	□ 既往基础用药（必要时）		□ 既往基础用药（必要时）

（续　表）

重点医嘱	临时医嘱	检查检验	□ 血常规(含 CRP+IL-6) □ 尿常规 □ 粪常规 □ 血型 □ 凝血四项 □ 普通生化 □ 传染性疾病筛查(乙型肝炎、丙型肝炎、艾滋病、梅毒) □ 肿瘤标志物 □ MRI(平扫+动态增强)、MRCP □ 腹部 CT(平扫+增强)或腹部血管三维重建 □ 冠状动脉 CT(必要时) □ 超声心动图(必要时) □ 动态心电图(必要时) □ 肺功能(必要时) □ 动脉血气分析(必要时)	□ 引流液培养、淀粉酶测定	□ 血常规 □ 普通生化 □ 肝功能 □ 出、凝血功能 □ 腹部 CT 平扫(必要时)
		药物医嘱	□ 抗感染治疗(必要时) □ 抑制胰酶治疗(必要时)	□ 抗感染治疗 □ 补液 □ 抑酸或胃黏膜保护药 □ 镇痛等对症处理	□ 抗感染治疗 □ 补液 □ 抑制胰酶治疗 □ 抑酸或胃黏膜保护药 □ 镇痛等对症处理
		手术医嘱	□ 常规准备明日在全身麻醉下行胰腺囊腺瘤摘除术		
		处置医嘱	□ 备腹部皮肤(>30cm²) □ 术前留置胃肠减压管 □ 术前用抗生素皮试 □ 术前肠道准备(必要时)		□ 换药 □ 拔除胃管(必要时) □ 拔除腹腔引流管(必要时) □ 拆线 □ 出院 □ 必要时针对术后并发症行介入治疗
主要护理工作	健康宣教		□ 住院宣教(住院环境、规章制度) □ 进行护理安全指导 □ 进行等级护理、活动范围指导 □ 进行饮食指导 □ 进行关于疾病知识的宣教 □ 检查、检验项目的目的和意义 □ 术前宣教		□ 出院宣教(康复训练方法、用药指导、换药时间及注意事项、复查时间等) □ 术后心理疏导 □ 指导术后康复训练 □ 指导术后注意事项

（续　表）

主要护理工作	护理处置	□ 患者身份核对 □ 佩戴腕带 □ 建立住院病历，通知医师 □ 住院介绍：介绍责任护士，病区环境、设施、规章制度、基础护理服务项目 □ 询问病史，填写护理记录单首页 □ 观察病情 □ 测量基本生命体征 □ 抽血、留取标本 □ 心理与生活护理 □ 根据评估结果采取相应护理措施 □ 通知检查项目及注意事项		□ 测量基本生命体征 □ 腹腔引流液性状与计量 □ 计量出入液量 □ 观察患者病情变化并及时报告医师 □ 遵医嘱用药 □ 完成护理记录 □ 心理与生活护理 □ 指导并监督患者治疗与康复训练 □ 根据评估结果采取相应护理措施 □ 核对患者医疗费用 □ 协助患者办理出院手续 □ 指导并监督患者康复训练 □ 整理床单位
	护理评估	□ 一般评估：生命体征、神志、皮肤、药物过敏史等 □ 专科评估 □ 风险评估：评估有无跌倒、坠床、压疮、深静脉血栓等风险 □ 心理评估 □ 营养评估	□ 风险评估：评估有无跌倒、坠床、压疮、导管滑脱、液体外渗的风险 □ 疼痛评估 □ 康复评估	□ 风险评估：评估有无跌倒、坠床、压疮、导管滑脱、液体外渗的风险 □ 疼痛评估 □ 康复评估
	专科护理		□ 心理与生活护理	□ 引流管防脱落
	饮食指导	□ 根据医嘱通知配餐员准备膳食	□ 根据医嘱通知配餐员准备膳食	□ 根据医嘱通知配餐员准备膳食
	活动体位	□ 根据护理等级指导活动	□ 根据护理等级指导活动	□ 根据护理等级指导活动
	洗浴要求	□ 协助患者洗澡、更换病号服	□ 协助患者晨、晚间护理 □ 备皮后协助患者清洁备皮部位，更换病号服 □ 告知患者切口保护方法	□ 协助患者晨、晚间护理 □ 备皮后协助患者清洁备皮部位，更换病号服 □ 告知患者切口保护方法
病情变异记录		□ 无　□ 有，原因： □ 患者　□ 疾病　□ 医疗 □ 护理　□ 保障　□ 管理	□ 无　□ 有，原因： □ 患者　□ 疾病　□ 医疗 □ 护理　□ 保障　□ 管理	□ 无　□ 有，原因： □ 患者　□ 疾病　□ 医疗 □ 护理　□ 保障　□ 管理
护士签名		白班　小夜班　大夜班	白班　小夜班　大夜班	白班　小夜班　大夜班
医师签名				

第八节　胰腺假性囊肿行胰腺假性囊肿空肠吻合术临床路径

一、胰腺假性囊肿行胰腺假性囊肿空肠吻合术临床路径标准住院流程

(一)适用对象

第一诊断为胰腺假性囊肿(ICD-10:K86.301),行胰腺假性囊肿空肠吻合术(ICD-9-CM-3:52.4 02)的患者。

(二)诊断依据

根据《慢性胰腺炎诊治指南(2014 年)》(中华医学会外科学分会胰腺外科学组,中国实用外科杂志, 2015 年),Evidence-Based Clinical Practice Guidelines for Chronic Pancreatitis (2015 年), Japanese Society of Gastroenterology, (JSGE) J Gastroenterol (2016 年), American Pancreatic Association Practice Guidelines in Chronic Pancreatitis: Evidence-Based Report on Diagnostic Guidelines, American Pancreatic Association (APA), Pancreas, 2014 年),《临床诊疗指南——外科学分册》(中华医学会编著, 人民卫生出版社,2012 年),《黄家驷外科学》(第 7 版,人民卫生出版社,2011 年),《克氏外科学》(第 19 版,北京大学医学出版社,2015 年)。

1. 病史　可有急性、慢性胰腺炎病史及胰腺外伤史;上腹部胀满感及持续疼痛;消化道症状,可有十二指肠梗阻的表现;囊肿并发感染可有发热,疼痛,肿块增大。

2. 辅助检查　部分患者血清淀粉酶持续升高;腹部超声、CT 显示胰腺囊肿形成;必要时行囊肿穿刺化验检查。MRCP 及 ERCP 不作为常规检查项目,必要时可用于了解囊肿与胆管及胰管的关系。

(三)选择治疗方案的依据

根据《慢性胰腺炎诊治指南(2014 年)》(中华医学会外科学分会胰腺外科学组,中国实用外科杂志,2015 年),Evidence-Based Clinical Practice Guidelines for Chronic Pancreatitis (2015 年),Japanese Society of Gastroenterology(JSGE),J Gastroenterol(2016 年),American Pancreatic Association Practice Guidelines in Chronic Pancreatitis: Evidence-Based Report on Diagnostic Guidelines,American Pancreatic Association(APA),Pancreas(2014 年),《临床诊疗指南——外科学分册》(中华医学会编著, 人民卫生出版社,2012 年),《黄家驷外科学》(第 7 版,人民卫生出版社,2011 年),《克氏外科学》(第 19 版,北京大学医学出版社,2015 年)。

1. 明确有胰腺假性囊肿的患者;囊肿壁成熟;随访观察期间囊肿无缩小趋势,提示不能吸收;囊肿直径一般大于 5cm。

2. 无明显手术禁忌证。

3. 患者及其家属知情同意。

(四)标准住院天数

1～15 天。

(五)进入路径标准

1. 第一诊断必须符合胰腺假性囊肿(ICD-10:K86.301),行胰腺假性囊肿空肠吻合术(ICD-9-CM-3:52.4 02)。

2. 当患者同时具有其他疾病诊断时,但在住院期间不需要特殊处理也不影响第一诊断的临床路径流程实施时,可以进入路径。

(六)术前准备(术前评估为住院第 1－3 天)

1. 诊疗评估

(1)检查检验评估

①完成血、尿、粪常规,以及血生化、血清四项、凝血功能、血型、肿瘤标志物等检验。

②完成胸部 X 线片、心电图、超声心动图、肺功能和血气分析(老年人或既往有相关病史者)等,排除手术禁忌。

③MRI(平扫＋动态增强)或 MRCP。

④腹部 CT(平扫＋增强)或腹部血管三维重建。

⑤有内科疾病者及时请相关科室医师会诊。

(2)其他

①营养评估:根据《解放军总医院新住院患者营养风险筛查表(NRS-2002)》为新住院患者进行营养评估,评分≥3 分患者给予处置,必要时申请营养科医师会诊。

②心理评估:根据新住院患者情况申请心理科医师会诊。

③疼痛评估:根据《VAS 评分》实施疼痛评估,评分＞7 分患者给予处置,必要时请疼痛科医师会诊。

④康复评估:根据《住院患者康复筛查和评估表》在新住院患者住院后 24 小时内进行康复筛查和评估。任何一项结果为“是”,则申请康复科医师会诊。

⑤深静脉血栓栓塞症风险评估:根据专科《深静脉血栓栓塞症评估量表》在新住院患者住院后 24 小时内进行风险筛查和评估,风险结果为“高危”的,则申请血管外科或介入导管室医师会诊。

2. 术前准备

(1)术前评估:术前 24 小时完成病情评估、必要的检查,做出术前小结,术前讨论。

(2)术前谈话:术前与患者及其家属谈话,告知手术方案、相关风险,手术费用及其家属权益,履行书面知情同意手续。

(3)通知手术室:准备手术间、手术药品、手术物品。

(4)护士做心理护理,交代注意事项,进行术前宣教。

(5)手术部位标识:术者、一助或经治医师术前应对手术部位做体表标识。

(6)术前麻醉医师访视:制订麻醉计划,完成评估,确定麻醉访视,记入《麻醉医师术前访视记录》,告知患者及其家属麻醉适应证,麻醉目的、风险,可能出现情况及处理原则、替代方案等,签《麻醉知情同意书》并归入病历。

(七)预防性抗生素选择与使用时机

应按照《抗菌药物临床应用指导原则(2015 年)》(国卫办医发〔2015〕43 号)和卫生部办公厅《关于抗菌药物临床应用管理有关问题的通知》(卫办医政发〔2009〕38 号)执行。

1. 预防性抗菌药物应用:第二代头孢类抗生素。

2. 预防性用药时间为术前 30 分钟。

3. 手术超过 4 小时加用 1 次。

4. 术后 3～5 天停止使用抗生素。

(八)手术日为住院第 1－5 天

1. 手术安全核对:患者入手术间后由手术医师、麻醉医师、巡回护士及患者本人共同核对患者身份、手术部位与标识、手术方式。手术医师、麻醉医师、巡回护士三方按《手术安全核对表》逐项核对,共同签名。

(1)麻醉方式:全身麻醉。

(2)手术内固定物:可选择直线切割闭合器、可吸收夹。

(3)术中用药:麻醉常规用药等。

(4)输血:视术中情况而定。

2. 经治医师或手术医师应即刻完成术后首次病程记录,观察术后患者病情变化。

(九)术后住院恢复 1～10 天

1. 必要的营养支持、补液治疗。

2. 术后排气后经口进食。

3. 术后 5 天可酌情结束抗生素治疗。

4. 必要时切口换药,符合指征时拔除引流管。

(十)出院标准

1. 无明显腹痛,发热。

2. 切口愈合好,无感染。

3. 没有需要住院处理的并发症和(或)合并症。

(十一)有无变异及原因分析

1. 医疗原因导致的变异　改变诊疗方案,转科治疗,操作失误,误诊等。

2. 患者原因导致的变异　不同意治疗方案,个人要求出院,院外服用手术禁忌药,月经期,对诊疗计划不满要求出路径。

3. 并发症原因导致变异　围术期并发症,如胆管损伤、胆漏、胰漏、腹腔出血、感染、切口感染等造成住院天数延长和费用增加。

4. 病情原因导致变异　部分患者常常存在很多内科合并症,如脑血管或心血管病、糖尿病、血栓等,手术可能导致这些疾病加重而需要治疗,从而延长治疗时间和增加住院费用。

5. 辅诊科室原因导致的变异　检查、检验、手术、病理等检查(不及时,结果错报)、报告(结果错报)等原因延长住院天数,增加费用等。

6. 管理原因导致的变异　系统暂不支持,系统瘫痪,需要修订制度等。

7. 节假日　术前患者如住院后遇节假日,使手术推迟,延长住院天数,增加费用。

二、胰腺假性囊肿行胰腺假性囊肿空肠吻合术临床路径表单

<table>
<tr><td colspan="2">适用对象</td><td colspan="3">第一诊断为胰腺假性囊肿(ICD-10:K86.301)
行胰腺假性囊肿空肠吻合术(ICD-9-CM-3:52.4 02)的患者</td></tr>
<tr><td colspan="2">患者基本信息</td><td colspan="2">姓名:______　性别:____　年龄:____
门诊号:______　住院号:______　过敏史:______
住院日期:____年__月__日　出院日期:____年__月__日</td><td>标准住院天数 1～15 天</td></tr>
<tr><td colspan="2">时间</td><td>住院第 1—3 天
(术前准备/诊疗评估)</td><td>住院第 4—5 天
(手术日)</td><td>术后第 6—15 天
(恢复出院)</td></tr>
<tr><td rowspan="3">主要诊疗工作</td><td>制度落实</td><td>□ 住院 2 小时内经治医师或值班医师完成接诊
□ 住院 24 小时内主管医师完成检诊
□ 住院 48 小时内主诊医师完成检诊
□ 专科医师会诊(必要时)
□ 完成术前准备
□ 组织术前讨论
□ 麻醉医师术前访视
□ 手术部位标识</td><td>□ 三级医师查房
□ 手术安全核查
□ 麻醉医师术后访视</td><td>□ 三级医师查房
□ 进行手术及切口评估,确定有无胰漏、胆漏、腹腔感染、出血、切口愈合不良等手术并发症
□ 必要时切口换药,符合指征时拔除引流管</td></tr>
<tr><td>病情评估</td><td>□ 经治医师询问病史与体格检查
□ 心理评估
□ 营养评估
□ 疼痛评估
□ 康复评估</td><td></td><td>□ 上级医师进行治疗效果、预后和出院评估
□ 出院宣教</td></tr>
<tr><td>病历书写</td><td>□ 住院 8 小时内完成首次病程记录
□ 住院 24 小时内完成住院记录
□ 完成主管医师查房记录
□ 完成主诊医师查房记录
□ 完成术前讨论、术前小结</td><td>□ 术后即刻完成术后首次病程记录
□ 术者或一助术后 24 小时内完成手术记录(术者签名)</td><td>□ 术后病程记录
□ 主管医师查房记录
□ 主诊医师查房记录
□ 特殊的治疗、操作单独书写
□ 出院当天病程记录(有上级医师指示出院)
□ 出院后 24 小时内完成出院记录
□ 出院后 24 小时内完成病案首页</td></tr>
</table>

（续　表）

主要诊疗工作	知情同意		□ 患者或其家属在住院记录单签名 □ 术前谈话，告知患者及其家属病情和围术期注意事项并签署麻醉知情同意书、输血知情同意书、手术知情同意书、授权委托书（患者本人不能签名时）、自费用品协议书（必要时）、军人目录外耗材审批单（必要时）		□ 告知患者及其家属出院后注意事项（指导出院后功能锻炼、复诊的时间及地点、发生紧急情况时处理等）
	手术治疗		□ 预约手术	□ 实施手术（手术安全核查记录、手术清点记录）	
	其他		□ 及时通知上级医师检诊 □ 经治医师检查、整理病历资料		□ 通知出院 □ 开具出院介绍信 □ 开具诊断证明书 □ 出院带药 □ 预约门诊复诊时间
重点医嘱	长期医嘱	护理医嘱	□ 按肝胆外科护理常规 □ 三级护理	□ 按肝胆外科术后护理常规 □ 一级护理	□ 按肝胆外科术后护理常规 □ 二级或三级护理
		处置医嘱	□ 配血（必要时）	□ 持续胃肠减压 □ 留置引流管并计量引流量 □ 病重 □ 快速测血糖 □ 心电监护（必要时） □ 吸氧 12 小时 □ 雾化吸入（必要时）	□ 持续胃肠减压 □ 留置引流管并计量引流量
		膳食医嘱	□ 普食 □ 糖尿病饮食 □ 低盐、低脂饮食 □ 低盐、低脂、糖尿病饮食 □ 术前禁食、禁水	□ 禁食、禁水	□ 流食 □ 半流食 □ 低脂、半流食 □ 低盐、低脂半流食
		药物医嘱	□ 既往基础用药（必要时）		□ 既往基础用药（必要时）

（续　表）

重点医嘱	长期医嘱	检查检验	□ 血常规（含 CRP＋IL-6） □ 尿常规 □ 粪常规 □ 血型 □ 凝血四项 □ 普通生化 □ 传染性疾病筛查（乙型肝炎、丙型肝炎、艾滋病、梅毒） □ 肿瘤标志物 □ MRI（平扫＋动态增强）、MRCP □ 腹部 CT（平扫＋增强）或腹部血管三维重建 □ 冠状动脉 CT（必要时） □ 超声心动图（必要时） □ 动态心电图（必要时） □ 肺功能（必要时） □ 动脉血气分析（必要时）	□ 引流液培养，淀粉酶测定	□ 血常规 □ 普通生化 □ 肝功能 □ 出、凝血功能 □ 腹部 CT 平扫（必要时）
		药物医嘱	□ 抗感染治疗（必要时） □ 抑制胰酶治疗（必要时）	□ 抗感染治疗 □ 补液 □ 抑酸或胃黏膜保护药 □ 镇痛等对症处理	□ 抗感染治疗 □ 补液 □ 抑制胰酶治疗 □ 抑酸或胃黏膜保护药 □ 镇痛等对症处理
		手术医嘱	□ 常规准备明日在全身麻醉下行胰腺假性囊肿空肠吻合术		
		处置医嘱	□ 备腹部皮肤（$>30\text{cm}^2$） □ 术前留置胃肠减压管 □ 术前用抗生素皮试 □ 术前肠道准备（必要时）		□ 换药 □ 拔除胃管（必要时） □ 拔除腹腔引流管（必要时） □ 拆线 □ 出院 □ 必要时针对术后并发症行介入治疗
主要护理工作	健康宣教		□ 住院宣教（住院环境、规章制度） □ 进行护理安全指导 □ 进行等级护理、活动范围指导 □ 进行饮食指导 □ 进行关于疾病知识的宣教 □ 检查、检验项目的目的和意义 □ 术前宣教		□ 出院宣教（康复训练方法、用药指导、换药时间及注意事项、复查时间等） □ 术后心理疏导 □ 指导术后康复训练 □ 指导术后注意事项

（续 表）

主要护理工作	护理处置	□ 患者身份核对 □ 佩戴腕带 □ 建立住院病历，通知医师 □ 住院介绍：介绍责任护士，病区环境、设施、规章制度、基础护理服务项目 □ 询问病史，填写护理记录单首页 □ 观察病情 □ 测量基本生命体征 □ 抽血、留取标本 □ 心理与生活护理 □ 根据评估结果采取相应护理措施 □ 通知检查项目及注意事项		□ 测量基本生命体征 □ 腹腔引流液性状与计量 □ 计量出入液量 □ 观察患者病情变化并及时报告医师 □ 遵医嘱用药 □ 完成护理记录 □ 心理与生活护理 □ 指导并监督患者治疗与康复训练 □ 根据评估结果采取相应护理措施 □ 核对患者医疗费用 □ 协助患者办理出院手续 □ 指导并监督患者康复训练 □ 整理床单位
	护理评估	□ 一般评估：生命体征、神志、皮肤、药物过敏史等 □ 专科评估 □ 风险评估：评估有无跌倒、坠床、压疮、深静脉血栓等风险 □ 心理评估 □ 营养评估	□ 风险评估：评估有无跌倒、坠床、压疮、导管滑脱、液体外渗的风险 □ 疼痛评估 □ 康复评估	□ 风险评估：评估有无跌倒、坠床、压疮、导管滑脱、液体外渗的风险 □ 疼痛评估 □ 康复评估
	专科护理		□ 心理与生活护理	□ 引流管防脱落
	饮食指导	□ 根据医嘱通知配餐员准备膳食	□ 根据医嘱通知配餐员准备膳食	□ 根据医嘱通知配餐员准备膳食
	活动体位	□ 根据护理等级指导活动	□ 根据护理等级指导活动	□ 根据护理等级指导活动
	洗浴要求	□ 协助患者洗澡、更换病号服	□ 协助患者晨、晚间护理 □ 备皮后协助患者清洁备皮部位，更换病号服 □ 告知患者切口保护方法	□ 协助患者晨、晚间护理 □ 备皮后协助患者清洁备皮部位，更换病号服 □ 告知患者切口保护方法
病情变异记录		□ 无 □ 有，原因： □ 患者 □ 疾病 □ 医疗 □ 护理 □ 保障 □ 管理	□ 无 □ 有，原因： □ 患者 □ 疾病 □ 医疗 □ 护理 □ 保障 □ 管理	□ 无 □ 有，原因： □ 患者 □ 疾病 □ 医疗 □ 护理 □ 保障 □ 管理
护士签名		白班 小夜班 大夜班	白班 小夜班 大夜班	白班 小夜班 大夜班
医师签名				

第九节　胰管结石行胰管探查取石＋胰管空肠吻合术临床路径

一、胰管结石行胰管探查取石＋胰管空肠吻合术临床路径标准住院流程

(一)适用对象

第一诊断为胰管结石(ICD-10:K86.801),行胰管探查取石＋胰管空肠吻合术(ICD-9-CM-3:52.0901 伴 52.9602/52.9604)的患者。

(二)诊断依据

根据《慢性胰腺炎诊治指南(2014 年)》(中华医学会外科学分会胰腺外科学组,中国实用外科杂志,2015 年),Evidence-Based Clinical Practice Guidelines for Chronic Pancreatitis (2015 年),Japanese Society of Gastroenterology(JSGE),J Gastroenterol(2016 年),American Pancreatic Association Practice Guidelines in Chronic Pancreatitis: Evidence-Based Report on Diagnostic Guidelines,American Pancreatic Association(APA),Pancreas(2014 年),《临床诊疗指南——外科学分册》(中华医学会编著,人民卫生出版社,2012 年),《黄家驷外科学》(第 7 版,人民卫生出版社,2011 年),《克氏外科学》(第 19 版,北京大学医学出版社,2015 年)。

1. 病史　可有急性、慢性胰腺炎病史及胰腺外伤史;上腹部胀满感及持续疼痛;消化道症状,可有十二指肠梗阻的表现;囊肿并发感染,可有发热,疼痛,肿块增大。

2. 辅助检查　腹部超声、MRI、MRCP 或 CT 证实胰管结石,无胆囊结石、肝内胆管结石等发现。

(三)选择治疗方案的依据

根据《慢性胰腺炎诊治指南(2014 年)》(中华医学会外科学分会胰腺外科学组,中国实用外科杂志,2015 年),Evidence-Based Clinical Practice Guidelines for Chronic Pancreatitis (2015 年),Japanese Society of Gastroenterology(JSGE),J Gastroenterol(2016 年),American Pancreatic Association Practice Guidelines in Chronic Pancreatitis: Evidence-Based Report on Diagnostic Guidelines,American Pancreatic Association(APA),Pancreas(2014 年),《临床诊疗指南——外科学分册》(中华医学会编著,人民卫生出版社,2012 年),《黄家驷外科学》(第 7 版,人民卫生出版社,2011 年),《克氏外科学》(第 19 版,北京大学医学出版社,2015 年)。

1. 明确有胰管结石的患者。

2. 无手术禁忌证。

3. 征得患者及其家属的同意。

(四)标准住院天数

1～15 天。

(五)进入路径标准

1. 第一诊断必须符合胰管结石(ICD-10:K86.801),行胰管探查取石＋胰管空肠吻合

术(ICD-9-CM-3:52.0901 伴 52.9602/52.9604)。

2. 疑似有胰腺炎症基础上发生癌变的可排除。

3. 当患者同时具有其他疾病诊断时,但在住院期间不需要特殊处理也不影响第一诊断的临床路径流程实施时,可以进入路径。

4. 同时合并有其他需要增加特别治疗措施的合并疾病者可排除。

5. 当患者已经进行多次手术的复杂病例可排除。

(六)术前准备(术前评估为住院第 1－3 天)

1. 诊疗评估

(1)检查检验评估

①完成血、尿、粪常规,以及血生化、血清四项、凝血功能、血型、肿瘤标志物等检验。

②完成胸部 X 线片、心电图、超声心动图、肺功能和血气分析(老年人或既往有相关病史者)等,排除手术禁忌。

③MRI(平扫＋动态增强)或 MRCP。

④腹部 CT(平扫＋增强)或腹部血管三维重建。

⑤有内科疾病者及时请相关科室医师会诊。

(2)其他

①营养评估:根据《解放军总医院新住院患者营养风险筛查表(NRS-2002)》为新住院患者进行营养评估,评分≥3 分患者给予处置,必要时申请营养科医师会诊。

②心理评估:根据新住院患者情况申请心理科医师会诊。

③疼痛评估:根据《VAS 评分》实施疼痛评估,评分＞7 分患者给予处置,必要时请疼痛科医师会诊。

④康复评估:根据《住院患者康复筛查和评估表》在新住院患者住院后 24 小时内进行康复筛查和评估。任何一项结果为“是”,则申请康复科医师会诊。

⑤深静脉血栓栓塞症风险评估:根据专科《深静脉血栓栓塞症评估量表》在新住院患者住院后 24 小时内进行风险筛查和评估,风险结果为“高危”的,则申请血管外科或介入导管室医师会诊。

2. 术前准备

(1)术前评估:术前 24 小时完成病情评估、必要的检查,做出术前小结,术前讨论。

(2)术前谈话:术前与患者及其家属谈话,告知手术方案、相关风险,手术费用及其家属权益,履行书面知情同意手续。

(3)通知手术室:准备手术间、手术药品、手术物品。

(4)护士做心理护理,交代注意事项,进行术前宣教。

(5)手术部位标识:术者、一助或经治医师术前应对手术部位做体表标识。

(6)术前麻醉医师访视:制订麻醉计划,完成评估,确定麻醉访视,记入《麻醉医师术前访视记录》,告知患者及其家属麻醉适应证,麻醉目的、风险,可能出现情况及处理原则、替代方案等,签《麻醉知情同意书》并归入病历。

(七)预防性抗生素选择与使用时机

应按照《抗菌药物临床应用指导原则(2015 年)》(国卫办医发〔2015〕43 号)和卫生部办公厅《关于抗菌药物临床应用管理有关问题的通知》(卫办医政发〔2009〕38 号)执行。

1. 预防性抗生素应用：第三代头孢类抗生素。

2. 预防性用药时间为术前 30 分钟。

3. 手术超过 4 小时加用 1 次。

4. 术后 5 天可酌情停止使用抗生素。

(八)手术日为住院第 1－5 天

1. 手术安全核对：患者入手术间后由手术医师、麻醉医师、巡回护士及患者本人共同核对患者身份、手术部位与标识、手术方式。手术医师、麻醉医师、巡回护士三方按《手术安全核对表》逐项核对，共同签名。

(1)麻醉方式：全身麻醉。

(2)手术内固定物：可选择直线切割闭合器、可吸收夹。

(3)术中用药：麻醉常规用药等。

(4)输血：视术中情况而定。

2. 经治医师或手术医师应即刻完成术后首次病程记录，观察术后患者病情变化。

(九)术后住院恢复 1～10 天

1. 必要的营养支持、补液治疗。

2. 术后排气后经口进食。

3. 术后 5 天可酌情结束抗生素治疗。

4. 必要时切口换药，符合指征时拔除引流管。

(十)出院标准

1. 胰管结石临床治愈。

2. 无明显腹痛、发热。

3. 切口愈合好，无感染。

4. 进食良好，大小便正常。

5. 没有需要住院处理的并发症和(或)合并症。

(十一)有无变异及原因分析

1. *医疗原因导致的变异* 改变诊疗方案，转科治疗，操作失误，误诊等。

2. *患者原因导致的变异* 不同意治疗方案，个人要求出院，院外服用手术禁忌药，月经期，对诊疗计划不满要求出路径。

3. *并发症原因导致变异* 围术期并发症，如胆管损伤、胆漏、胰漏、腹腔出血、感染、切口感染等造成住院天数延长和费用增加。

4. *病情原因导致变异* 部分患者常常存在很多内科合并症，如脑血管或心血管病、糖尿病、血栓等，手术可能导致这些疾病加重而需要治疗，从而延长治疗时间和增加住院费用。

5. *辅诊科室原因导致的变异* 检查、检验、手术、病理等检查(不及时，结果错报)、报告(结果错报)等原因延长住院天数，增加费用等。

6. *管理原因导致的变异* 系统暂不支持，系统瘫痪，需要修订制度等。

7. *节假日* 术前患者如住院后遇节假日，使手术推迟，延长住院天数，增加费用。

二、胰管结石行胰管探查取石+胰管空肠吻合术临床路径表单

<table>
<tr><td colspan="2">适用对象</td><td colspan="3">第一诊断为胰管结石(ICD-10:K86.801)
行胰管探查取石+胰管空肠吻合术(ICD-9-CM-3:52.0901 伴 52.9602/52.9604)的患者</td></tr>
<tr><td colspan="2">患者基本信息</td><td colspan="2">姓名:______ 性别:____ 年龄:____
门诊号:______ 住院号:______ 过敏史:______
住院日期:____年__月__日 出院日期:____年__月__日</td><td>标准住院天数 1～15 天</td></tr>
<tr><td colspan="2">时间</td><td>住院第 1—3 天
(术前准备/诊疗评估)</td><td>住院第 1—5 天
(手术日)</td><td>术后第 1—10 天
(恢复出院)</td></tr>
<tr><td rowspan="3">主要诊疗工作</td><td>制度落实</td><td>□ 住院 2 小时内经治医师或值班医师完成接诊
□ 住院 24 小时内主管医师完成检诊
□ 住院 48 小时内主诊医师完成检诊
□ 专科医师会诊(必要时)
□ 完成术前准备
□ 组织术前讨论
□ 麻醉医师术前访视
□ 手术部位标识</td><td>□ 三级医师查房
□ 手术安全核查
□ 麻醉医师术后访视</td><td>□ 三级医师查房
□ 进行手术及切口评估,确定有无胰漏、胆漏、腹腔感染、出血、切口愈合不良等手术并发症
□ 必要时切口换药,符合指征时拔除引流管</td></tr>
<tr><td>病情评估</td><td>□ 经治医师询问病史与体格检查
□ 心理评估
□ 营养评估
□ 疼痛评估
□ 康复评估</td><td></td><td>□ 上级医师进行治疗效果、预后和出院评估
□ 出院宣教</td></tr>
<tr><td>病历书写</td><td>□ 住院 8 小时内完成首次病程记录
□ 住院 24 小时内完成住院记录
□ 完成主管医师查房记录
□ 完成主诊医师查房记录
□ 完成术前讨论、术前小结</td><td>□ 术后即刻完成术后首次病程记录
□ 术者或一助术后 24 小时内完成手术记录(术者签名)</td><td>□ 术后病程记录
□ 主管医师查房记录
□ 主诊医师查房记录
□ 特殊的治疗、操作单独书写
□ 出院当天病程记录(有上级医师指示出院)
□ 出院后 24 小时内完成出院记录
□ 出院后 24 小时内完成病案首页</td></tr>
</table>

（续　表）

主要诊疗工作	知情同意		□ 患者或其家属在住院记录单签名 □ 术前谈话，告知患者及其家属病情和围术期注意事项并签署麻醉知情同意书、输血知情同意书、手术知情同意书、授权委托书（患者本人不能签名时）、自费用品协议书（必要时）、军人目录外耗材审批单（必要时）		告知患者及其家属出院后注意事项（指导出院后功能锻炼、复诊的时间及地点、发生紧急情况时处理等）
	手术治疗		□ 预约手术	□ 实施手术（手术安全核查记录、手术清点记录）	
	其他		□ 及时通知上级医师检诊 □ 经治医师检查、整理病历资料		□ 通知出院 □ 开具出院介绍信 □ 开具诊断证明书 □ 出院带药 □ 预约门诊复诊时间
重点医嘱	长期医嘱	护理医嘱	□ 按肝胆外科护理常规 □ 三级护理	□ 按肝胆外科术后护理常规 □ 一级护理	□ 按肝胆外科术后护理常规 □ 二级或三级护理
		处置医嘱	□ 配血（必要时）	□ 持续胃肠减压 □ 留置引流管并计量引流量 □ 病重 □ 快速测血糖 □ 心电监护（必要时） □ 吸氧 12 小时 □ 雾化吸入（必要时）	□ 持续胃肠减压 □ 留置引流管并计量引流量
		膳食医嘱	□ 普食 □ 糖尿病饮食 □ 低盐、低脂饮食 □ 低盐、低脂、糖尿病饮食 □ 术前禁食、禁水	□ 禁食、禁水	□ 流食 □ 半流食 □ 低脂半流食 □ 低盐、低脂半流食
		药物医嘱	□ 既往基础用药（必要时）		□ 既往基础用药（必要时）

（续　表）

重点医嘱	临时医嘱	检查检验	□ 血常规（含 CRP＋IL-6） □ 尿常规 □ 粪常规 □ 血型 □ 凝血四项 □ 普通生化 □ 传染性疾病筛查（乙型肝炎、丙型肝炎、艾滋病、梅毒） □ 肿瘤标志物 □ MRI（平扫＋动态增强）、MRCP □ 腹部 CT（平扫＋增强）或腹部血管三维重建 □ 冠状动脉 CT（必要时） □ 超声心动图（必要时） □ 动态心电图（必要时） □ 肺功能（必要时） □ 动脉血气分析（必要时）	□ 引流液培养，淀粉酶测定	□ 血常规 □ 普通生化 □ 肝功能 □ 出、凝血功能 □ 腹部 CT 平扫（必要时）
		药物医嘱	□ 抗感染治疗（必要时） □ 抑制胰酶治疗（必要时）	□ 抗感染治疗 □ 补液 □ 抑酸或胃黏膜保护药 □ 镇痛等对症处理	□ 抗感染治疗 □ 补液 □ 抑酸或胃黏膜保护药 □ 镇痛等对症处理
		手术医嘱	□ 常规准备明日在全身麻醉下行胰腺假性囊肿空肠吻合术		
		处置医嘱	□ 备腹部皮肤（＞$30cm^2$） □ 术前留置胃肠减压管 □ 术前用抗生素皮试 □ 术前肠道准备（必要时）		□ 换药 □ 拔除胃管（必要时） □ 拔除尿管 □ 拔除中心静脉置管 □ 拔除腹腔引流管（必要时） □ 拆线 □ 出院 □ 必要时针对术后并发症行介入治疗
主要护理工作	健康宣教		□ 住院宣教（住院环境、规章制度） □ 进行护理安全指导 □ 进行等级护理、活动范围指导 □ 进行饮食指导 □ 进行关于疾病知识的宣教 □ 检查、检验项目的目的和意义 □ 术前宣教		□ 出院宣教（康复训练方法、用药指导、换药时间及注意事项、复查时间等） □ 术后心理疏导 □ 指导术后康复训练 □ 指导术后注意事项

（续　表）

主要护理工作	护理处置	□ 患者身份核对 □ 佩戴腕带 □ 建立住院病历，通知医师 □ 住院介绍：介绍责任护士，病区环境、设施、规章制度、基础护理服务项目 □ 询问病史，填写护理记录单首页 □ 观察病情 □ 测量基本生命体征 □ 抽血、留取标本 □ 心理与生活护理 □ 根据评估结果采取相应护理措施 □ 通知检查项目及注意事项		□ 测量记录基本生命体征 □ 腹腔引流液性状与计量 □ 计量出入液量 □ 观察患者病情变化并及时报告医师 □ 遵医嘱用药 □ 完成护理记录 □ 心理与生活护理 □ 指导并监督患者治疗与康复训练 □ 根据评估结果采取相应护理措施 □ 核对患者医疗费用 □ 协助患者办理出院手续 □ 指导并监督患者康复训练 □ 整理床单位
	护理评估	□ 一般评估：生命体征、神志、皮肤、药物过敏史等 □ 专科评估 □ 风险评估：评估有无跌倒、坠床、压疮、深静脉血栓等风险 □ 心理评估 □ 营养评估	□ 风险评估：评估有无跌倒、坠床、压疮、导管滑脱、液体外渗的风险 □ 疼痛评估 □ 康复评估	□ 风险评估：评估有无跌倒、坠床、压疮、导管滑脱、液体外渗的风险 □ 疼痛评估 □ 康复评估
	专科护理		□ 心理与生活护理	□ 引流管防脱落
	饮食指导	□ 根据医嘱通知配餐员准备膳食	□ 根据医嘱通知配餐员准备膳食	□ 根据医嘱通知配餐员准备膳食
	活动体位	□ 根据护理等级指导活动	□ 根据护理等级指导活动	□ 根据护理等级指导活动
	洗浴要求	□ 协助患者洗澡、更换病号服	□ 协助患者晨、晚间护理 □ 备皮后协助患者清洁备皮部位，更换病号服 □ 告知患者切口保护方法	□ 协助患者晨、晚间护理 □ 备皮后协助患者清洁备皮部位，更换病号服 □ 告知患者切口保护方法
病情变异记录		□ 无　□ 有，原因： □ 患者　□ 疾病　□ 医疗 □ 护理　□ 保障　□ 管理	□ 无　□ 有，原因： □ 患者　□ 疾病　□ 医疗 □ 护理　□ 保障　□ 管理	□ 无　□ 有，原因： □ 患者　□ 疾病　□ 医疗 □ 护理　□ 保障　□ 管理
护士签名		白班　小夜班　大夜班	白班　小夜班　大夜班	白班　小夜班　大夜班
医师签名				

第3章　肝脏疾病

第一节　肝癌行肝肿瘤切除术临床路径

一、肝癌行肝脏肿瘤切除术临床路径标准住院流程

(一)适用对象

第一诊断为肝癌(ICD-10:C22),行肝肿瘤切除术(ICD-9-CM-3:50.22/50.2301/50.3 01/50.4　01)的患者。

(二)诊断依据

根据 Surveillance and Diagnostic Algorithm for Hepatocellular Carcinoma Proposed by the Liver Cancer Study Group of Japan(2014 年) Update,Liver Cancer Study Group of Japan(LCSGJ),Oncology,(2014 年),2014 Korean Liver Cancer Study Group-National Cancer Center Korea Practice Guideline for the Management of Hepatocellular Carcinoma,Korean Liver Cancer Study Group(KLCSG),National Cancer Center(NCC)Korea, Korean J Radiol(2015 年),Hepatocellular Carcinoma: ESMO-ESDO Clinical Practice Guidelines for Diagnosis, Treatment and Follow-up,European Society for Medical Oncology(ESMO),Annals of Oncology,(2012 年),《原发性肝癌诊疗规范(2011 年)》(中华人民共和国卫生部,2011 年),《外科学》(人民卫生出版社),《中国肝癌诊治指南(2009 年)》,《临床诊疗指南——外科学分册》(中华医学会编著,人民卫生出版社,2012 年),《黄家驷外科学》(第 7 版,人民卫生出版社,2011 年),《克氏外科学》(第 19 版,北京大学医学出版社,2015 年)。

1. 病史　上腹部饱胀不适或上腹痛;消化道症状、消瘦乏力、发热;可有肝炎病史。

2. 辅助检查　血清 AFP 及其异质体是诊断肝癌的重要指标和特异性最强的肿瘤标志物,国内常用于肝癌的普查、早期诊断、术后监测和随访。对于 AFP≥400μg/L 超过 1 个月或≥200μg/L 持续 2 个月,排除妊娠、生殖腺胚胎癌和活动性肝病,应该高度怀疑肝癌。

可以出现门冬氨酸氨基转移酶(谷草转氨酶, AST 或 GOT)和谷氨酸氨基转移酶(谷丙转氨酶,ALT 或 GPT)、血清碱性磷酸酶(AKP)、乳酸脱氢酶(LDH)或胆红素的升高,而白蛋白降低等肝功能异常,以及淋巴细胞亚群等免疫指标的改变。乙肝表面抗原(HBsAg)阳性或"二对半"五项定量检查(包括 HBsAg、HBeAg、HBeAb 和抗-HBc) 阳性和(或)丙肝抗体阳性(抗 HCVIgG、抗 HCVst、抗 HCVns 和抗 HCVIgM)都是肝炎病毒感染的重要标志,而 HBV DNA 和 HCV mRNA 可以反映肝炎病毒载量。

3. 影像学　①腹部超声(US)检查,因操作简便、直观、无创性和价廉,US 检查已成为肝

脏检查最常用的重要方法。实时 US 造影(超声造影 CEUS)可以动态观察病灶的血流动力学情况,有助于提高定性诊断,但是对于 ICC 患者可呈假阳性。②CT 目前是肝癌诊断和鉴别诊断最重要的影像检查方法,用于观察肝癌形态及血供状况、肝癌的检出、定性、分期,以及肝癌治疗后复查。进行多期动态增强扫描,最小扫描层厚为 0.5mm,显著提高了肝癌小病灶的检出率和定性准确性。③MRI 要求与 CT 类似。

(三)选择治疗方案的依据

根据 Surveillance and Diagnostic Algorithm for Hepatocellular Carcinoma Proposed by the Liver Cancer Study Group of Japan:2014 Update,Liver Cancer Study Group of Japan (LCSGJ),Oncology (2014 年),2014 Korean Liver Cancer Study Group-National Cancer Center Korea Practice Guideline for the Management of Hepatocellular Carcinoma,Korean Liver Cancer Study Group(KLCSG),National Cancer Center (NCC)Korea,Korean J Radiol(2015 年),Hepatocellular Carcinoma:ESMO - ESDO Clinical Practice Guidelines for Diagnosis, Treatment and Follow-up,European Society for Medical Oncology(ESMO),Annals of Oncology,2012 年),《原发性肝癌诊疗规范(2011 年)》(中华人民共和国卫生部,2011 年),《外科学》(人民卫生出版社),《中国肝癌诊治指南(2009 年)》,《临床诊疗指南——外科学分册》(中华医学会编著, 人民卫生出版社,2012 年),《黄家驷外科学》(第 7 版,人民卫生出版社,2011 年),《克氏外科学》(第 19 版,北京大学医学出版社,2015 年)。

1. 明确有肝内恶性肿瘤患者。

2. 有明确手术适应证,无明确手术禁忌证。

3. 患者及其家属知情同意。

(四)标准住院天数

1～12 天。

(五)进入路径标准

1. 第一诊断必须符合肝癌(ICD-10:C22),行肝肿瘤切除术(ICD-9-CM-3:50.22/50.2301/50.3 01/50.4 01);无远处转移。

2. 当患者同时具有其他疾病诊断时,但在住院期间不需要特殊处理也不影响第一诊断的临床路径流程实施时,可以进入路径。

(六)术前准备(术前评估为住院第 1－3 天)

1. *诊疗评估*

(1)检查检验评估

①完成血、尿、粪常规,以及血生化、血清四项、凝血功能、血型、肿瘤标志物等检验。

②完成胸部 X 线片、心电图、超声心动图、肺功能和血气分析(老年人或既往有相关病史者)等,排除手术禁忌。

③肝储备功能检查(ICG 15 分钟滞留率等)。

④MRI(平扫＋动态增强)。

⑤腹部 CT(平扫＋增强)或腹部血管三维重建。

⑥有内科疾病者及时请相关科室医师会诊。

(2)其他

①营养评估:根据《解放军总医院新住院患者营养风险筛查表(NRS-2002)》为新住院患者

进行营养评估，评分≥3分患者给予处置，必要时申请营养科医师会诊。

②心理评估：根据新住院患者情况申请心理科医师会诊。

③疼痛评估：根据《VAS评分》实施疼痛评估，评分>7分患者给予处置，必要时请疼痛科医师会诊。

④康复评估：根据《住院患者康复筛查和评估表》在新住院患者住院后24小时内进行康复筛查和评估。任何一项结果为“是”，则申请康复科医师会诊。

⑤深静脉血栓栓塞症风险评估：根据专科《深静脉血栓栓塞症评估量表》在新住院患者住院后24小时内进行风险筛查和评估，风险结果为“高危”的，则申请血管外科或介入导管室医师会诊。

2. 术前准备

(1)术前评估：术前24小时完成病情评估、必要的检查，做出术前小结，术前讨论。

(2)术前谈话：术前与患者及其家属谈话，告知手术方案、相关风险，手术费用及其家属权益，履行书面知情同意手续。

(3)通知手术室：准备手术间、手术药品、手术物品。

(4)护士做心理护理，交代注意事项，进行术前宣教。

(5)手术部位标识：术者、一助或经治医师术前应对手术部位做体表标识。

(6)术前麻醉医师访视：制订麻醉计划，完成评估，确定麻醉访视，记入《麻醉医师术前访视记录》，告知患者及其家属麻醉适应证，麻醉目的、风险，可能出现情况及处理原则、替代方案等，签《麻醉知情同意书》并归入病历。

(七)抗生素选择与使用时机

按照《抗菌药物临床应用指导原则(2015年)》(国卫办医发〔2015〕43号)和卫生部办公厅《关于抗菌药物临床应用管理有关问题的通知》(卫办医政发〔2009〕38号)执行。

1. 根据病情适当选用抗生素。

2. 预防性用药时间为术前30分钟。

3. 手术超过4小时加用1次。

4. 术后5天酌情停止使用抗生素或根据药敏培养结果更换抗生素。

(八)手术日为住院第1—5天

1. 手术安全核对：患者入手术间后由手术医师、麻醉医师、巡回护士及患者本人共同核对患者身份、手术部位与标识、手术方式。手术医师、麻醉医师、巡回护士三方按《手术安全核对表》逐项核对，共同签名。

(1)麻醉方式：全身麻醉。

(2)手术内固定物：可选择直线切割闭合器、钛夹。

(3)术中用药：麻醉常规用药等。

(4)输血：视术中情况而定。

2. 经治医师或手术医师应即刻完成术后首次病程记录，观察术后患者病情变化。

(九)术后住院恢复1～7天

1. 必要的营养支持、补液治疗。

2. 术后第2天经口进食。

3. 术后5天可酌情结束抗生素治疗。

4. 必要时切口换药，符合指征时拔除引流管。

(十)出院标准

1. 无明显腹痛，发热。

2. 切口愈合好，无感染。

3. 没有需要住院处理的并发症和(或)合并症。

(十一)有无变异及原因分析

1. 医疗原因导致的变异　改变诊疗方案，转科治疗，操作失误，误诊等。

2. 患者原因导致的变异　不同意治疗方案，个人要求出院，院外服用手术禁忌药，月经期，对诊疗计划不满要求出路径。

3. 并发症原因导致变异　围术期并发症，如胆管损伤、胆漏、腹腔出血、感染、切口感染、胃排空延迟、术后肝功能不全等造成住院天数延长和费用增加。

4. 病情原因导致变异　部分患者常常存在很多内科并发症，如脑血管或心血管病、糖尿病、血栓等，手术可能导致这些疾病加重而需要治疗，从而延长治疗时间和增加住院费用。

5. 辅诊科室原因导致的变异　检查、检验、手术、病理等检查(不及时，结果错报)、报告(结果错报)等原因延长住院天数，增加费用等。

6. 管理原因导致的变异　系统暂不支持，系统瘫痪，需要修订制度等。

7. 节假日　术前患者如住院后遇节假日，使手术推迟，延长住院天数，增加费用。

二、肝癌行肝肿瘤切除术临床路径表单

<table>
<tr><td colspan="2">适用对象</td><td colspan="3">第一诊断为肝癌(ICD-10:C22)
行肝肿瘤切除术(ICD-9-CM-3:50.22/50.2301/50.3 01/50.4　01)的患者</td></tr>
<tr><td colspan="2">患者基本信息</td><td colspan="2">姓名:______　性别:____　年龄:____
门诊号:______　住院号:______　过敏史:______
住院日期:____年__月__日　出院日期:____年__月__日</td><td>标准住院天数1～12天</td></tr>
<tr><td colspan="2">时间</td><td>住院第1—3天
(术前准备/诊疗评估)</td><td>住院第1—5天
(手术日)</td><td>术后第1—7天
(恢复出院)</td></tr>
<tr><td>主要诊疗工作</td><td>制度落实</td><td>□ 住院2小时内经治医师或值班医师完成接诊
□ 住院24小时内主管医师完成检诊
□ 住院48小时内主诊医师完成检诊
□ 专科医师会诊(必要时)
□ 完成术前准备
□ 组织术前讨论
□ 麻醉医师术前访视
□ 手术部位标识</td><td>□ 三级医师查房
□ 手术安全核查
□ 麻醉医师术后访视</td><td>□ 三级医师查房
□ 进行手术及切口评估，确定有无胆漏、出血、切口愈合不良等手术并发症
□ 必要时切口换药，符合指征时拔除引流管</td></tr>
</table>

（续　表）

主要诊疗工作	病情评估	□ 经治医师询问病史与体格检查 □ 心理评估 □ 营养评估 □ 疼痛评估 □ 康复评估		□ 上级医师进行治疗效果、预后和出院评估 □ 出院宣教
	病历书写	□ 住院8小时内完成首次病程记录 □ 住院24小时内完成住院记录 □ 完成主管医师查房记录 □ 完成主诊医师查房记录 □ 完成术前讨论、术前小结	□ 术后即刻完成术后首次病程记录 □ 术者或一助术后24小时内完成手术记录（术者签名）	□ 术后病程记录 □ 主管医师查房记录 □ 主诊医师查房记录 □ 特殊的治疗、操作单独书写 □ 出院当天病程记录（有上级医师指示出院） □ 出院后24小时内完成出院记录 □ 出院后24小时内完成病案首页
	知情同意	□ 患者或其家属在住院记录单签名 □ 术前谈话，告知患者及其家属病情和围术期注意事项并签署麻醉知情同意书、输血知情同意书、手术知情同意书、授权委托书（患者本人不能签名时）、自费用品协议书（必要时）、军人目录外耗材审批单（必要时）		□ 告知患者及其家属出院后注意事项（指导出院后功能锻炼、复诊的时间及地点、发生紧急情况时处理等）
	手术治疗	□ 预约手术	□ 实施手术（手术安全核查记录、手术清点记录）	
	其他	□ 及时通知上级医师检诊 □ 经治医师检查、整理病历资料		□ 通知出院 □ 开具出院介绍信 □ 开具诊断证明书 □ 出院带药 □ 预约门诊复诊时间

（续　表）

重点医嘱	长期医嘱	护理医嘱	□ 按肝胆外科护理常规 □ 三级护理	□ 按肝胆外科术后护理常规 □ 一级护理	□ 按肝胆外科术后护理常规 □ 二级或三级护理
		处置医嘱	□ 配血（必要时）	□ 持续胃肠减压 □ 留置引流管并计量引流量 □ 病重 □ 快速测血糖 □ 心电监护 □ 吸氧 12 小时 □ 雾化吸入 □ 监测 24 小时出入量	□ 持续胃肠减压 □ 留置引流管并计量引流量 □ 心电监护（必要时） □ 吸氧 12 小时 □ 雾化吸入（必要时）
		膳食医嘱	□ 普食 □ 糖尿病饮食 □ 低盐、低脂饮食 □ 低盐、低脂、糖尿病饮食 □ 术前禁食、禁水	□ 禁食、禁水	□ 流食 □ 半流食 □ 低脂半流食 □ 低盐、低脂半流食
		药物医嘱	□ 既往基础用药（必要时）		□ 既往基础用药（必要时）
	临时医嘱	检查检验	□ 血常规（含 CRP＋IL-6） □ 尿常规 □ 粪常规 □ 血型 □ 凝血四项 □ 普通生化 □ 传染性疾病筛查（乙型肝炎、丙型肝炎、艾滋病、梅毒） □ 肿瘤标志物 □ 肝脏储备功能检查 □ MRI（平扫＋动态增强）、MRCP □ 腹部 CT（平扫＋增强）或腹部血管三维重建 □ 冠状动脉 CT（必要时） □ 超声心动图（必要时） □ 动态心电图（必要时） □ 肺功能（必要时） □ 动脉血气分析（必要时）		□ 血常规 □ 普通生化 □ 肝功能 □ 出、凝血功能 □ 腹部 CT 平扫（必要时）
		药物医嘱	□ 抗感染治疗（必要时） □ 保肝治疗（必要时）	□ 抗感染治疗 □ 补液 □ 抑酸或胃黏膜保护药 □ 镇痛等对症处理	□ 抗感染治疗 □ 补液 □ 保肝治疗 □ 抑酸或胃黏膜保护药 □ 镇痛等对症处理

（续　表）

重点医嘱	临时医嘱	手术医嘱	□ 常规准备明日在全身麻醉下行肝肿瘤摘除术		
		处置医嘱	□ 备腹部皮肤（＞30cm^2） □ 术前留置胃肠减压管 □ 术前用抗生素皮试 □ 术前肠道准备（必要时）		□ 换药 □ 拔除胃管（必要时） □ 拔除腹腔引流管（必要时） □ 拆线 □ 出院 □ 必要时针对术后并发症行介入治疗
主要护理工作	健康宣教		□ 住院宣教（住院环境、规章制度） □ 进行护理安全指导 □ 进行等级护理、活动范围指导 □ 进行饮食指导 □ 进行关于疾病知识的宣教 □ 检查、检验项目的目的和意义 □ 术前宣教		□ 出院宣教（康复训练方法、用药指导、换药时间及注意事项、复查时间等） □ 术后心理疏导 □ 指导术后康复训练 □ 指导术后注意事项
	护理处置		□ 患者身份核对 □ 佩戴腕带 □ 建立住院病历，通知医师 □ 住院介绍：介绍责任护士，病区环境、设施、规章制度、基础护理服务项目 □ 询问病史，填写护理记录单首页 □ 观察病情 □ 测量基本生命体征 □ 抽血、留取标本 □ 心理与生活护理 □ 根据评估结果采取相应护理措施 □ 通知检查项目及注意事项		□ 测量基本生命体征 □ 观察患者病情变化并及时报告医师 □ 腹腔引流液性状和计量 □ 遵医嘱用药 □ 完成护理记录 □ 心理与生活护理 □ 指导并监督患者治疗与康复训练 □ 根据评估结果采取相应护理措施 □ 核对患者医疗费用 □ 协助患者办理出院手续 □ 指导并监督患者康复训练 □ 整理床单位

（续　表）

主要护理工作	护理评估	□ 一般评估：生命体征、神志、皮肤、药物过敏史等 □ 专科评估 □ 风险评估：评估有无跌倒、坠床、压疮、深静脉血栓等风险 □ 心理评估 □ 营养评估	□ 风险评估：评估有无跌倒、坠床、压疮、导管滑脱、液体外渗的风险 □ 疼痛评估 □ 康复评估	□ 风险评估：评估有无跌倒、坠床、压疮、导管滑脱、液体外渗的风险 □ 疼痛评估 □ 康复评估
	专科护理		□ 心理与生活护理	□ 引流管防脱落
	饮食指导	□ 根据医嘱通知配餐员准备膳食	□ 根据医嘱通知配餐员准备膳食	□ 根据医嘱通知配餐员准备膳食
	活动体位	□ 根据护理等级指导活动	□ 根据护理等级指导活动	□ 根据护理等级指导活动
	洗浴要求	□ 协助患者洗澡、更换病号服	□ 协助患者晨、晚间护理 □ 备皮后协助患者清洁备皮部位，更换病号服 □ 告知患者切口保护方法	□ 协助患者晨、晚间护理 □ 备皮后协助患者清洁备皮部位，更换病号服 □ 告知患者切口保护方法
病情变异记录		□ 无　□ 有，原因： □ 患者　□ 疾病　□ 医疗 □ 护理　□ 保障　□ 管理	□ 无　□ 有，原因： □ 患者　□ 疾病　□ 医疗 □ 护理　□ 保障　□ 管理	□ 无　□ 有，原因： □ 患者　□ 疾病　□ 医疗 □ 护理　□ 保障　□ 管理
护士签名		白班　小夜班　大夜班	白班　小夜班　大夜班	白班　小夜班　大夜班
医师签名				

第二节　肝左外叶肝癌行腹腔镜肝左外叶切除术临床路径

一、肝左外叶肝癌行腹腔镜肝左外叶切除术临床路径标准住院流程

（一）适用对象

第一诊断为肝左外叶原发性肝癌（ICD-10：C22.001）、继发性肝癌（ICD-10：C78.701）行腹腔镜肝左外叶切除术（ICD-9-CM-3：50.3 04）的患者。

（二）诊断依据

根据《外科学》（8 年制和 7 年制教材临床医学专用，人民卫生出版社）。

1. *病史*　可伴有右上腹疼痛不适（肝区疼痛），全身及消化道症状（乏力、消瘦、腹胀等），肝炎病史。

2. *辅助检查*　MRI、PET-CT 或 CT、超声检查提示肝左外叶占位（恶性可能）；可伴有肿瘤标志物[甲胎蛋白（AFP）等]升高；行穿刺病理检查结果提示为恶性肿瘤。

(三)选择治疗方案的依据

根据《外科学》(8年制和7年制教材临床医学专用,人民卫生出版社)。

1. 结合病史及检查、检验结果,诊断为肝左外叶占位(恶性可能),可行手术治疗。

2. 有明显腔镜肝左外叶切除手术适应证,无明确手术禁忌证。

3. 患者及其家属同意相关外科治疗方案。

(四)标准住院日为5～7天

(五)进入路径标准

1. 局限于肝左外叶占位的恶性病变,病变大小不限,原则上不影响第一、第二肝门处理。

2. 肝功能ChildB级以上。

3. 无复杂上腹部手术史。

4. 患者还伴有其他疾病,并且影响上述临床路径流程实施时,可以排除。

5. 当患者已经进行多次手术的复杂病例可排除。

6. 术前或术中发现肿瘤已有远处转移无法切除;需合并多处转移灶联合切除、血管切除重建的复杂病例;伴有周围淋巴结转移,需行淋巴结清扫;合并一级胆管、门静脉或下腔静脉癌栓,术中需联合取栓术的患者可排除。

7. 病变体积较大或位置特殊,压迫或侵犯第一肝门或第二肝门。

8. 全身状况较差,无法耐受气腹或手术的可排除。

(六)术前准备(术前评估)2天

1. 专科评估

(1)血常规、尿常规、粪常规、血生化、肿瘤标志物、血清四项、凝血功能、血清术前八项、血型、痰培养。

(2)胸部正位X线片、心电图(多导心电图)、超声心动图(必要时)、肺功能和血气分析(老年人或既往有相关病史者)等。

(3)肝MRI、肝CT、PET-CT(必要时)。

(4)同时合并其他疾病时,请相关科室会诊,并结合会诊意见考虑下一步的治疗方案。

2. 其他评估

(1)营养评估:根据《解放军总医院新入院患者营养风险筛查表(NRS-2002)》为新入院患者进行营养评估,评分≥3分者给予处置,必要时请营养科医师会诊。

(2)深静脉血栓栓塞症风险评估:根据专科《深静脉血栓栓塞症评估量表》,在新入院患者入院后24小时内进行风险筛查和评估。风险结果为“高危”的,则请血管外科或介入导管室医师会诊。

(3)心理评估:结合新入院患者情况申请心理科医师会诊。

(4)疼痛评估:根据《VAS评分》实施疼痛评估,评分>7分者给予处置,必要时请疼痛科医师会诊。

(5)康复评估:根据《入院患者康复筛查和评估表》,在新入院患者入院后24小时内进行康复筛查和评估。任何一项结果为“是”,则请康复科医师会诊。

3. 术前准备

(1)术前谈话:术者应在术前1天与患者及其亲属谈话,告知手术方案、相关风险、用血计划、术后转归、手术费用和患者及其亲属权益,并履行书面知情同意手续。

(2)结合患者情况给予镇痛、保肝、增强免疫力、抗肿瘤治疗、抗感染药物等治疗。

(3)通知手术室准备手术间、手术药品、手术物品及特殊耗材。

(4)护士做心理护理,入院宣教,术前宣教,健康教育;交代注意事项,如防褥疮、防跌倒、指导患者戒烟等,并进行术后康复宣教。

(5)手术部位标识:术者、第一助手或经治医师在术前 1 天应对手术部位做体表标识,急诊手术由接诊医师或会诊外科医师标记,标记过程应有责任护士、患者及其亲属共同参与,并记入手术安排表。

(6)术前 1 天麻醉医师访视:制订麻醉计划、完成评估、确定麻醉方式,并记入《麻醉术前访视记录》,告知患者及其家属麻醉适应证、麻醉目的、麻醉风险、可能出现的情况及处理原则、替代方案等,签署《麻醉知情同意书》并归入病历。

(七)预防性抗菌药物选择与使用时机

抗菌药的使用,应按照《抗菌药物临床应用指导原则》和《关于抗菌药物临床应用管理有关问题的通知》执行。

1. 预防性抗菌药物应用:第二代头孢菌素或其他肠道革兰阴性细菌敏感的抗生素。

2. 预防性用药时间为术前 30 分钟。

3. 如手术时间>3 小时,术中应加用抗菌药物 1 次。

4. 术后 24～48 小时,根据细菌培养结果可酌情停止或更改抗菌药物。

(八)手术日为住院第 4 天

1. 手术安全核对　患者入手术间后由手术医师、麻醉医师、巡回护士和患者本人共同核对患者身份、手术部位与标识、手术方式。手术医师、麻醉医师、巡回护士三方按《手术安全核对表》逐项核对,共同签字。

2. 麻醉方式　全身麻醉。

3. 手术方式　腹腔镜肝左外叶切除术。

4. 手术内固定物　可选择直线切割闭合器、可吸收血管夹、钛夹。

5. 输血　视术中出血情况而定。

6. 其他　经治医师或手术医师应即刻完成术后首次病程记录,观察术后患者病情变化。

(九)术后住院恢复 3～4 天

1. 必须复查的检查项目:血常规、血生化(蛋白、肝功能、肾功能、电解质)、凝血功能、引流液胆红素。

2. 必要时检查血栓弹力图、血气分析。

3. 必要时检查床旁心电图、床旁超声等。

4. 术后处理

(1)抗菌药物:按照《抗菌药物临床应用指导原则》和《关于抗菌药物临床应用管理有关问题的通知》执行,结合患者病情使用抗生素。

(2)术后预防静脉血栓栓塞症。

(3)术后康复:结合引流液引流量及引流液胆红素情况,术后 3～4 天拔除引流管,术后常规切口换药。

(4)术后镇痛:弱阿片类镇痛药、镇痛泵镇痛。

(5)术者在术后 24 小时内完成手术记录,特殊情况可由第一助手完成,术者签名确认并归入病历。

(6)上级医师在术后3天内至少查房1次，根据术中和术后情况修订术后治疗计划。

(7)麻醉医师术后3天内访视患者，如有特殊情况应详细记录，及时与手术医师或重症监护室医师沟通并迅速处理。

(8)术后护理：按照护理等级进行日常护理，监测患者生命体征，观察引流管引流情况、切口敷料有无渗出。指导患者正确使用病房设备，掌握床上排便、排尿方法，进行自主排尿训练，防跌倒、防褥疮护理等。

(十)出院标准

1. 肝左外叶原发性肝癌、继发性肝癌根治性切除。

2. 正常进食、排便。

3. 切口愈合好，无感染。

4. 没有需要住院处理的并发症和(或)合并症，如严重胆道感染、胆漏、出血等。

(十一)有无变异及原因分析

1. 围术期并发症　胆管损伤、胆漏、腹腔出血、感染、切口感染等造成住院日延长和费用增加。

2. 其他疾病合并症　部分患者常存在多种合并症，如脑血管疾病或心血管疾病、糖尿病、血栓等，因而术前可能需额外专科检查用于术前评估；再者，手术本身有导致这些疾病加重的风险，从而需要额外治疗，延长治疗时间和增加住院费用。

3. 节假日及手术安排　术前患者如住院后赶上节假日，使手术推迟，延长住院时间，增加费用。医院就诊患者较多，医疗资源有限，患者无法按规定时效接受治疗(如：手术室及手术人员安排不开)，从而造成住院时间延长。术前患者病情变化(如发热、术日当天血压高等)导致手术推迟，从而延长住院时间和增加住院费用。

二、肝左外叶肝癌行腹腔镜肝左外叶切除术临床路径表单

<table>
<tr><td colspan="2">适用对象</td><td colspan="3">第一诊断为肝左外叶原发性肝癌(ICD-10：C22.001)、继发性肝癌(ICD-10：C78.701)行腹腔镜肝左外叶切除术(ICD-9-CM-3：50.3 04)的患者</td></tr>
<tr><td colspan="2">患者基本信息</td><td colspan="2">姓名：______　性别：____　年龄：____
门诊号：______　住院号：______　过敏史：______
住院日期：____年__月__日　出院日期：____年__月__日</td><td>标准住院日：5～7天</td></tr>
<tr><td colspan="2">时间</td><td>住院第1天</td><td>住院第2天</td><td>住院第3天(术前日)</td></tr>
<tr><td rowspan="2">主要诊疗工作</td><td>制度落实</td><td>□ 入院2小时内经治医师或值班医师完成接诊
□ 入院24小时内主管医师完成检诊</td><td>□ 主诊医师完成检诊
□ 专科会诊(必要时)</td><td>□ 手术医师完成检诊
□ 完成术前准备
□ 组织术前讨论
□ 手术部位标识</td></tr>
<tr><td>病情评估</td><td>□ 经治医师询问病史与体格检查</td><td>□ 评估化验结果
□ 评估影像学检查结果</td><td>□ 康复评估
□ 营养评估
□ 心理评估
□ 疼痛评估
□ 深静脉血栓评估</td></tr>
</table>

（续　表）

主要诊疗工作	病历书写		□ 入院 8 小时内完成首次病程记录 □ 入院 24 小时内完成入院记录 □ 完成主管医师查房记录	□ 完成日常病程记录 □ 完成相关会诊记录	□ 完成主管医师查房记录 □ 完成术前讨论、术前小结
	知情同意		□ 患者或其家属在入院记录单上签名	□ 签署特殊检查知情同意书	□ 术前谈话，告知患者及其家属病情和围术期注意事项并签署《手术知情同意书》《授权委托书》（患者本人不能签字时）、《自费用品协议书》（必要时）、《军人目录外耗材审批单》（必要时）
	手术治疗				□ 预约手术
	其他		□ 及时通知上级医师检诊 □ 经治医师检查、整理病历资料	□ 及时通知上级医师检诊 □ 及时通知会诊医师会诊	□ 麻醉医师查房并与患者和(或)家属交代麻醉注意事项并签署《麻醉知情同意书》 □ 完成各项术前准备
重点医嘱	长期医嘱	护理医嘱	□ 按肿瘤外科护理常规 □ 二级护理	□ 按肿瘤外科护理常规 □ 二级护理	□ 按肿瘤外科护理常规 □ 二级护理
		处置医嘱			
		膳食医嘱	□ 低脂普食 □ 糖尿病饮食 □ 低盐、低脂饮食 □ 低盐、低脂、糖尿病饮食	□ 低脂普食 □ 糖尿病饮食 □ 低盐、低脂饮食 □ 低盐、低脂、糖尿病饮食	□ 低脂普食 □ 糖尿病饮食 □ 低盐、低脂饮食 □ 低盐、低脂、糖尿病饮食
		药物医嘱	□ 自带药（必要时）	□ 保肝药物 □ 免疫调节药物 □ 自带药（必要时）	□ 保肝药物 □ 免疫调节药物 □ 自带药（必要时）
	临时医嘱	检查检验	□ 血常规 □ 尿常规 □ 粪常规 □ 血型 □ 凝血四项 □ 普通生化 □ 血清术前八项 □ 胸部正位 X 线片 □ 心电图检查（多导心电图） □ 腹部 MRI 动态增强或 CT 增强	□ 复查相关化验、检查（必要时）	

（续 表）

重点医嘱	临时医嘱	检查检验	□ PET-CT（必要时） □ 肺功能检查（必要时） □ 超声心动图（必要时） □ 24 小时动态心电图（必要时） □ 血气分析（老年人或既往有相关病史者）		
		药物医嘱		□ 降血压 □ 降血糖 □ 补充电解质	□ 必要时硫酸镁 25g，口服 □ 必要时聚乙二醇电解质散 246.6g，口服
		手术医嘱			□ 准备明日在全身麻醉下行腹腔镜肝左外叶切除术
		处置医嘱	□ 静脉抽血 □ 动脉抽血	□ 静脉抽血 □ 动脉抽血	□ 术前禁食、禁水 □ 术前抗生素皮试 □ 术区备皮 □ 术前肠道准备（必要时） □ 交叉配血、备血
主要护理工作	健康宣教		□ 入院宣教（住院环境、规章制度） □ 进行护理安全指导 □ 进行等级护理、活动范围指导 □ 进行饮食指导 □ 进行关于疾病知识的宣教 □ 检查、检验项目的目的和意义	□ 进行护理安全指导 □ 进行等级护理、活动范围指导 □ 进行饮食指导 □ 进行关于疾病知识的宣教 □ 进行检查、检验项目的目的和意义的宣教	□ 告知术前注意事项 □ 术后注意事项宣教 □ 术前心理护理
	护理处置		□ 患者身份核对 □ 佩戴腕带 □ 建立入院病历，通知医师 □ 入院介绍：介绍责任护士，病区环境、设施、规章制度、基础护理服务项目 □ 询问病史，填写护理记录单首页 □ 观察病情 □ 测量基本生命体征 □ 抽血、留取标本 □ 心理护理与生活护理 □ 根据评估结果采取相应的护理措施 □ 通知检查项目及注意事项	□ 观察病情 □ 测量基本生命体征 □ 抽血、留取标本 □ 心理护理与生活护理 □ 根据评估结果采取相应的护理措施 □ 通知检查项目及注意事项	□ 备皮 □ 肠道准备 □ 观察病情 □ 测量基本生命体征 □ 抽血、留取标本

（续　表）

主要护理工作	护理评估	□ 一般评估：生命体征、神志、皮肤、药物过敏史等 □ 风险评估：评估有无跌倒、坠床、褥疮风险	□ 一般评估：生命体征、神志、皮肤、药物过敏史等 □ 风险评估：评估有无跌倒、坠床、褥疮风险	□ 心理评估 □ 营养评估 □ 疼痛评估 □ 康复评估
	专科护理	□ 入院心理护理与生活护理	□ 心理护理与生活护理	□ 术前心理护理与生活护理
	饮食指导	□ 根据医嘱通知配餐员准备膳食 □ 协助患者进餐	□ 根据医嘱通知配餐员准备膳食 □ 协助患者进餐	□ 告知术前禁食、禁水
	活动体位	□ 根据护理等级指导活动	□ 根据护理等级指导活动	□ 根据护理等级指导活动
	洗浴要求	□ 协助患者洗澡、更换病号服	□ 协助患者洗澡、更换病号服	□ 协助患者洗澡、更换病号服
病情变异记录		□ 无　□ 有，原因： □ 患者　□ 疾病　□ 医疗 □ 护理　□ 保障　□ 管理	□ 无　□ 有，原因： □ 患者　□ 疾病　□ 医疗 □ 护理　□ 保障　□ 管理	□ 无　□ 有，原因： □ 患者　□ 疾病　□ 医疗 □ 护理　□ 保障　□ 管理
护士签名		白班　小夜班　大夜班	白班　小夜班　大夜班	白班　小夜班　大夜班
医师签名				
时间		住院第 4 天（手术日）	住院第 5—6 天	住院第 7 天
主要诊疗工作	病情评估	□ 观察病情有无变化并做相应处理	□ 观察病情有无变化并做相应处理	□ 手术医师查房
	制度落实	□ 三级医师查房 □ 手术安全核查	□ 三级医师查房	□ 观察切口、生命体征情况等，并做出相应处理
	病历书写	□ 术者完成手术记录 □ 住院医师完成术后首次病程记录	□ 住院医师完成术后第 1 天病程记录 □ 住院医师完成术后第 2 天病程记录	□ 出院当天病程记录（有上级医师指示出院） □ 出院后 24 小时内完成出院记录 □ 出院后 24 小时内完成病案首页
	知情同意	□ 向患者及其家属交代手术过程及术后注意事项	□ 向患者及其家属交代术后注意事项	□ 告知患者及其家属交代出院后注意事项（指导出院后功能锻炼，复诊的时间、地点，发生紧急情况时的处理等）
	手术治疗	□ 实施手术（手术安全核查记录、手术清点记录）		

（续　表）

主要诊疗工作	其他		□ 麻醉医师查房		□ 通知出院 □ 开具出院介绍信 □ 开具诊断证明书 □ 出院带药 □ 预约门诊复诊时间
重点医嘱	长期医嘱	护理医嘱	□ 按肿瘤外科术后护理常规 □ 深静脉护理常规 □ 一级护理	□ 按肿瘤外科术后护理常规 □ 深静脉护理常规 □ 二级护理	□ 按肿瘤外科护理常规 □ 二级护理
		处置医嘱	□ 腹腔引流管接无菌袋，记引流量 □ 持续胃肠减压（必要时） □ 留置尿管，记录尿量（必要时） □ 多功能重症监护仪监护 □ 持续低流量吸氧	□ 腹腔引流管接无菌袋，记引流量 □ 视情况低流量吸氧	
		膳食医嘱	□ 禁食、禁水	□ 低脂流食	□ 低脂普食 □ 糖尿病饮食 □ 低盐、低脂饮食 □ 低盐、低脂、糖尿病饮食
		药物医嘱	□ 抗生素 □ 胃黏膜保护药（必要时） □ 保肝药物 □ 止血药物（必要时） □ 免疫调节药物 □ 镇痛、镇吐药物（必要时） □ 补液	□ 抗生素（必要时） □ 胃黏膜保护药（必要时） □ 保肝药物 □ 止血药物（必要时） □ 免疫调节药物 □ 镇痛、镇吐药物（必要时） □ 补液	□ 保肝药物 □ 增强免疫药物
	临时医嘱	检查检验	□ 血常规 □ 普通生化 □ 凝血四项	□ 血常规（必要时） □ 普通生化（必要时） □ 凝血四项（必要时）	
		药物医嘱	□ 抗生素 □ 胃黏膜保护药（必要时） □ 保肝药物 □ 止血药物（必要时） □ 免疫调节药物 □ 镇痛、镇吐药物（必要时） □ 补液		□ 出院带药
		手术医嘱			
		处置医嘱	□ 静脉抽血	□ 静脉抽血 □ 拔除尿管 □ 拔除胃管 □ 视情况拔除腹腔引流管	□ 大换药 □ 出院

（续　表）

<table>
<tr><td rowspan="7">主要护理工作</td><td>健康宣教</td><td colspan="3">□ 术后心理疏导
□ 指导术后注意事项</td><td colspan="3">□ 术后心理疏导
□ 指导术后注意事项</td><td colspan="3">□ 出院宣教（用药指导，换药时间及注意事项，复查时间等）</td></tr>
<tr><td>护理处置</td><td colspan="3">□ 检查术前物品准备
□ 与手术室护士交接
□ 术后观察病情
□ 测量基本生命体征
□ 心理护理与生活护理
□ 遵医嘱用药
□ 根据评估结果采取相应的护理措施
□ 完成护理记录</td><td colspan="3">□ 术后观察病情
□ 测量基本生命体征
□ 心理护理与生活护理
□ 遵医嘱用药
□ 根据评估结果采取相应的护理措施
□ 完成护理记录</td><td colspan="3">□ 观察患者情况
□ 核对患者医疗费用
□ 协助患者办理出院手续
□ 指导并监督患者康复训练
□ 整理床单位</td></tr>
<tr><td>护理评估</td><td colspan="3">□ 评估伤口疼痛情况
□ 观察伤口敷料情况，有渗出时立即报告医师处理
□ 风险评估：评估有无跌倒、坠床、褥疮、导管滑脱、液体外渗的风险</td><td colspan="3">□ 评估伤口疼痛情况
□ 观察伤口敷料情况，有渗出时立即报告医师处理
□ 风险评估：评估有无跌倒、坠床、褥疮、导管滑脱、液体外渗的风险</td><td colspan="3"></td></tr>
<tr><td>专科护理</td><td colspan="3">□ 手术后心理护理与生活护理</td><td colspan="3">□ 手术后心理护理与生活护理</td><td colspan="3">□ 手术后心理护理与生活护理</td></tr>
<tr><td>饮食指导</td><td colspan="3">□ 禁食、禁水，24 小时后遵医嘱进食</td><td colspan="3">□ 遵医嘱进食</td><td colspan="3"></td></tr>
<tr><td>活动体位</td><td colspan="3">□ 平卧位 6 小时
□ 视情况 6 小时后下床活动</td><td colspan="3">□ 遵医嘱下床活动</td><td colspan="3"></td></tr>
<tr><td>洗浴要求</td><td colspan="3"></td><td colspan="3"></td><td colspan="3"></td></tr>
<tr><td colspan="2">病情变异记录</td><td colspan="3">□ 无　□ 有，原因：
□ 患者　□ 疾病　□ 医疗
□ 护理　□ 保障　□ 管理</td><td colspan="3">□ 无　□ 有，原因：
□ 患者　□ 疾病　□ 医疗
□ 护理　□ 保障　□ 管理</td><td colspan="3">□ 无　□ 有，原因：
□ 患者　□ 疾病　□ 医疗
□ 护理　□ 保障　□ 管理</td></tr>
<tr><td colspan="2" rowspan="2">护士签名</td><td>白班</td><td>小夜班</td><td>大夜班</td><td>白班</td><td>小夜班</td><td>大夜班</td><td>白班</td><td>小夜班</td><td>大夜班</td></tr>
<tr><td></td><td></td><td></td><td></td><td></td><td></td><td></td><td></td><td></td></tr>
<tr><td colspan="2">医师签名</td><td colspan="3"></td><td colspan="3"></td><td colspan="3"></td></tr>
</table>

第三节 肝左外叶血管瘤行腹腔镜肝左外叶切除术临床路径

一、肝左外叶血管瘤行腹腔镜肝左外叶切除术临床路径标准住院流程

(一)适用对象

第一诊断为肝左外叶血管瘤(ICD-10:D18.028)行腹腔镜肝左外叶切除术(ICD-9-CM-3:50.3 04)的患者。

(二)诊断依据

根据《外科学》(8年制和7年制教材临床医学专用,人民卫生出版社)。

1. 病史 可伴有右上腹疼痛不适(肝区疼痛),全身及消化道症状(乏力、消瘦、腹胀等),肝炎病史。

2. 辅助检查 MRI、PET或CT、超声提示肝左外叶血管瘤。

(三)选择治疗方案的依据

根据《外科学》(8年制和7年制教材临床医学专用,人民卫生出版社)。

1. 结合病史及检查、检验结果,诊断为肝左外叶血管瘤,可行手术治疗。

2. 有明显腹腔镜肝左外叶切除手术适应证,无明确手术禁忌证。

3. 患者及其家属同意相关外科治疗方案。

(四)标准住院日为7天

(五)进入路径标准

1. 局限于肝左外叶占位的血管瘤,病变大小不限,原则上不影响第一肝门、第二肝门处理。

2. 肝功能ChildB级以上。

3. 无复杂上腹部手术史。

4. 患者还伴有其他疾病,并且影响上述临床路径流程实施时,可以排除。

5. 当患者已经进行多次手术的复杂病例可排除。

6. 病变体积较大或位置特殊,压迫或侵犯第一肝门或第二肝门。

7. 全身状况较差,无法耐受气腹或手术者可排除。

(六)术前准备(术前评估)2天

1. 专科评估

(1)血常规、尿常规、粪常规、血生化、肿瘤标志物、血清四项、凝血功能、血清术前八项、血型、痰培养。

(2)X线胸片、心电图、超声心动图、肺功能和血气分析(老年人或既往有相关病史者)等检查。

(3)肝MRI、肝CT、PET(必要时)。

(4)同时合并其他疾病时,请相关科室会诊,并结合会诊意见考虑下一步的治疗方案。

2. 其他评估

(1)营养评估:根据《解放军总医院新入院患者营养风险筛查表(NRS-2002)》为新入院患

者进行营养评估，评分≥3 分者给予处置，必要时请营养科医师会诊。

(2)深静脉血栓栓塞症风险评估：根据专科《深静脉血栓栓塞症评估量表》，在新入院患者入院后 24 小时内进行风险筛查和评估。风险结果为“高危”的，则请血管外科或介入导管室医师会诊。

(3)心理评估：结合新入院患者情况请心理科医师会诊。

(4)疼痛评估：根据《VAS 评分》实施疼痛评估，评分＞7 分者给予处置，必要时请疼痛科医师会诊。

(5)康复评估：根据《入院患者康复筛查和评估表》，在新入院患者入院后 24 小时内进行康复筛查和评估。任何一项结果为“是”，则请康复科医师会诊。

3. 术前准备

(1)术前谈话：术者应在术前 1 天与患者及其亲属谈话，告知手术方案、相关风险、用血计划、术后转归、手术费用和患者及其亲属权益，并履行书面知情同意手续。

(2)结合患者情况，给予镇痛、保肝、增强免疫力、抗肿瘤治疗、抗感染药物等治疗。

(3)通知手术室准备手术间、手术药品、手术物品及特殊耗材。

(4)护士做心理护理、入院宣教、术前宣教、健康教育；交代注意事项，如防褥疮、防跌倒、指导患者戒烟等，并进行术后康复宣教。

(5)手术部位标识：术者、第一助手或经治医师在术前 1 天应对手术部位做体表标识，急诊手术由接诊医师或会诊外科医师标记，标记过程应有责任护士、患者及其亲属共同参与，并记入手术安排表。

(6)术前 1 天麻醉医师访视，制订麻醉计划、完成评估、确定麻醉方式，并记入《麻醉术前访视记录》，告知患者及其家属麻醉适应证、麻醉目的、麻醉风险、可能出现的情况及处理原则、替代方案等，签署《麻醉知情同意书》并归入病历。

(七)预防性抗菌药物选择与使用时机

抗菌药物使用，应按照《抗菌药物临床应用指导原则》和《关于抗菌药物临床应用管理有关问题的通知》执行。

1. 预防性抗菌药物应用：第二代头孢菌素或其他肠道革兰阴性细菌敏感的抗生素。

2. 预防性用药时间为术前 30 分钟。

3. 手术时间＞3 小时，术中应加用抗菌药物 1 次。

4. 术后 24～48 小时，根据细菌培养结果可酌情停止或更改抗菌药物。

(八)手术日为住院第 4 天

1. 手术安全核对　患者入手术间后由手术医师、麻醉医师、巡回护士和患者本人共同核对患者身份、手术部位与标识、手术方式。手术医师、麻醉医师、巡回护士三方按《手术安全核对表》逐项核对，共同签字。

2. 麻醉方式　全身麻醉。

3. 手术方式　腹腔镜肝左外叶切除术。

4. 手术内固定物　可选择直线切割闭合器、可吸收血管夹、钛夹。

5. 输血　视术中出血情况而定。

6. 其他　经治医师或手术医师应即刻完成术后首次病程记录，观察术后患者病情变化。

(九)术后住院恢复3～4天

1. 必须复查的检查项目：血常规、血生化(蛋白、肝功能、肾功能、电解质)、凝血功能、引流液胆红素。

2. 必要时检查血栓弹力图、血气分析。

3. 必要时检查床旁心电图、床旁超声等。

4. 术后处理

(1)抗菌药物：按照《抗菌药物临床应用指导原则》和《关于抗菌药物临床应用管理有关问题的通知》执行，结合患者病情使用抗生素。

(2)术后预防静脉血栓栓塞症。

(3)术后康复：结合引流液的量及引流液胆红素情况，术后3～4天拔除引流管，术后常规切口换药。

(4)术后镇痛：弱阿片类镇痛药、镇痛泵镇痛。

(5)术者在术后24小时内完成手术记录，特殊情况可由第一助手完成，术者签名确认并归入病历。

(6)上级医师在术后3天内至少查房1次，根据术中和术后情况修订术后治疗计划。

(7)麻醉医师术后3天内访视患者，如有特殊情况应详细记录，及时与手术医师或重症监护室医师沟通并迅速处理。

(8)术后护理：按照护理等级进行日常护理，监测患者生命体征，观察引流管引流情况、伤口敷料有无渗出。指导患者正确使用病房设备，掌握床上排便、排尿方法，进行自主排尿训练，防跌倒、防褥疮护理等。

(十)出院标准

1. 肝左外叶肝血管瘤切除。

2. 正常进食、排便。

3. 切口愈合好，无感染。

4. 没有需要住院处理的并发症和(或)合并症，如严重胆道感染、胆漏、出血等。

(十一)有无变异及原因分析

1. *围术期并发症* 胆管损伤、胆漏、腹腔出血、感染、切口感染等造成住院日延长和费用增加。

2. *其他疾病合并症* 部分患者常存在多种合并症，如脑血管疾病或心血管疾病、糖尿病、血栓等，因而术前可能需额外专科检查用于术前评估；再者，手术本身有导致这些疾病加重的风险，从而需要额外治疗，延长治疗时间和增加住院费用。

3. *节假日及手术安排* 术前患者如住院后赶上节假日，使手术推迟，延长住院时间，增加费用。医院就诊患者较多，医疗资源有限，患者无法按规定时效接受治疗(如：手术室及手术人员安排不开)，从而造成住院时间延长。术前患者病情变化(如发热、术日当天血压高等)导致手术推迟，从而延长住院时间和增加住院费用。

二、肝左外叶血管瘤行腹腔镜肝左外叶切除术临床路径表单

<table>
<tr><td colspan="2">适用对象</td><td colspan="3">第一诊断为肝左外叶血管瘤(ICD-10:D18.028),行腹腔镜肝左外叶切除术(ICD-9-CM-3:50.3　04)的患者</td></tr>
<tr><td colspan="2">患者基本信息</td><td colspan="2">姓名:______　性别:____　年龄:____
门诊号:______　住院号:______　过敏史:______
住院日期:____年__月__日　出院日期:____年__月__日</td><td>标准住院日:7 天</td></tr>
<tr><td colspan="2">时间</td><td>住院第 1 天</td><td>住院第 2 天</td><td>住院第 3 天(术前日)</td></tr>
<tr><td rowspan="6">主要诊疗工作</td><td>制度落实</td><td>□ 入院 2 小时内经治医师或值班医师完成接诊
□ 入院 24 小时内主管医师完成检诊</td><td>□ 主诊医师完成检诊
□ 专科会诊(必要时)</td><td>□ 手术医师完成检诊
□ 完成术前准备
□ 组织术前讨论
□ 手术部位标识</td></tr>
<tr><td>病情评估</td><td>□ 经治医师询问病史与体格检查</td><td>□ 评估化验结果
□ 评估影像学检查结果</td><td>□ 康复评估
□ 营养评估
□ 心理评估
□ 疼痛评估
□ 深静脉血栓评估</td></tr>
<tr><td>病历书写</td><td>□ 入院 8 小时内完成首次病程记录
□ 入院 24 小时内完成入院记录
□ 完成主管医师查房记录</td><td>□ 完成日常病程记录
□ 完成相关会诊记录</td><td>□ 完成主管医师查房记录
□ 完成术前讨论、术前小结</td></tr>
<tr><td>知情同意</td><td>□ 患者或其家属在入院记录单上签字</td><td>□ 签署特殊检查知情同意书</td><td>□ 术前谈话,告知患者及其家属病情和围术期注意事项并签署《手术知情同意书》《授权委托书》(患者本人不能签字时)、《自费用品协议书》(必要时)、《军人目录外耗材审批单》(必要时)</td></tr>
<tr><td>手术治疗</td><td></td><td></td><td>□ 预约手术</td></tr>
<tr><td>其他</td><td>□ 及时通知上级医师检诊
□ 经治医师检查、整理病历资料</td><td>□ 及时通知上级医师检诊
□ 及时通知会诊医师会诊</td><td>□ 麻醉医师查房并与患者和(或)家属交代麻醉注意事项并签署《麻醉知情同意书》
□ 完成各项术前准备</td></tr>
</table>

（续　表）

重点医嘱	长期医嘱	护理医嘱	□ 按肿瘤外科护理常规 □ 二级护理	□ 按肿瘤外科护理常规 □ 二级护理	□ 按肿瘤外科护理常规 □ 二级护理
重点医嘱	长期医嘱	处置医嘱			
重点医嘱	长期医嘱	膳食医嘱	□ 低脂普食 □ 糖尿病饮食 □ 低盐、低脂饮食 □ 低盐、低脂、糖尿病饮食	□ 低脂普食 □ 糖尿病饮食 □ 低盐、低脂饮食 □ 低盐、低脂、糖尿病饮食	□ 低脂普食 □ 糖尿病饮食 □ 低盐、低脂饮食 □ 低盐、低脂、糖尿病饮食
重点医嘱	长期医嘱	药物医嘱	□ 自带药（必要时）	□ 保肝药物 □ 自带药（必要时）	□ 保肝药物 □ 自带药（必要时）
重点医嘱	临时医嘱	检查检验	□ 血常规 □ 尿液常规 □ 粪常规 □ 血型 □ 凝血四项 □ 普通生化 □ 血清术前八项 □ 胸部正位 X 线片 □ 心电图检查（多导心电图） □ 腹部 MRI 动态增强或 CT 增强 □ 必要时肺功能检查、超声心动、24 小时动态心电图、血气分析等检查（根据患者情况选择）	□ 必要时复查相关化验、检查 □ 根据会诊科室要求开具检查单和化验单	
重点医嘱	临时医嘱	药物医嘱		□ 降血压 □ 降血糖 □ 补充电解质	□ 必要时硫酸镁 25g，口服 □ 必要时聚乙二醇电解质散 246.6g，口服
重点医嘱	临时医嘱	手术医嘱			□ 准备明日在全身麻醉下行腹腔镜肝左外叶切除术
重点医嘱	临时医嘱	处置医嘱	□ 静脉抽血 □ 动脉抽血	□ 静脉抽血 □ 动脉抽血	□ 术前禁食、禁水 □ 术前抗生素皮试 □ 术区备皮 □ 术前肠道准备（必要时） □ 交叉配血、备血

（续　表）

主要护理工作	健康宣教	□ 入院宣教（住院环境、规章制度） □ 进行护理安全指导 □ 进行等级护理、活动范围指导 □ 进行饮食指导 □ 进行关于疾病知识的宣教 □ 检查、检验项目的目的和意义	□ 进行护理安全指导 □ 进行等级护理、活动范围指导 □ 进行饮食指导 □ 进行关于疾病知识的宣教 □ 进行检查、检验项目的目的和意义的宣教	□ 告知术前注意事项 □ 术后注意事项宣教 □ 术前心理护理
	护理处置	□ 患者身份核对 □ 佩戴腕带 □ 建立入院病历，通知医师 □ 入院介绍：介绍责任护士，病区环境、设施、规章制度、基础护理服务项目 □ 询问病史，填写护理记录单首页 □ 观察病情 □ 测量基本生命体征 □ 抽血、留取标本 □ 心理护理与生活护理 □ 根据评估结果采取相应的护理措施 □ 通知检查项目及注意事项	□ 观察病情 □ 测量基本生命体征 □ 抽血、留取标本 □ 心理护理与生活护理 □ 根据评估结果采取相应的护理措施 □ 通知检查项目及注意事项	□ 备皮 □ 肠道准备 □ 观察病情 □ 测量基本生命体征 □ 抽血、留取标本
	护理评估	□ 一般评估：生命体征、神志、皮肤、药物过敏史等 □ 风险评估：评估有无跌倒、坠床、褥疮风险	□ 一般评估：生命体征、神志、皮肤、药物过敏史等 □ 风险评估：评估有无跌倒、坠床、褥疮风险	□ 心理评估 □ 营养评估 □ 疼痛评估 □ 康复评估
	专科护理	□ 入院心理护理与生活护理	□ 心理护理与生活护理	□ 术前心理护理与生活护理
	饮食指导	□ 根据医嘱通知配餐员准备膳食 □ 协助患者进餐	□ 根据医嘱通知配餐员准备膳食 □ 协助患者进餐	□ 告知术前禁食、水
	活动体位	□ 根据护理等级指导活动	□ 根据护理等级指导活动	□ 根据护理等级指导活动
	洗浴要求	□ 协助患者洗澡、更换病号服	□ 协助患者洗澡、更换病号服	□ 协助患者洗澡、更换病号服

（续　表）

病情变异记录			□ 无　□ 有，原因： □ 患者　□ 疾病　□ 医疗 □ 护理　□ 保障　□ 管理			□ 无　□ 有，原因： □ 患者　□ 疾病　□ 医疗 □ 护理　□ 保障　□ 管理			□ 无　□ 有，原因： □ 患者　□ 疾病　□ 医疗 □ 护理　□ 保障　□ 管理	
护士签名			白班	小夜班	大夜班	白班	小夜班	大夜班	白班	小夜班	大夜班
医师签名											
时间			住院第 4 天（手术日）			住院第 5—6 天			住院第 7 天		
主要诊疗工作	病情评估		□ 观察病情有无变化并做相应的处理			□ 观察病情有无变化并做相应的处理			□ 观察切口、生命体征情况等，并做出相应的处理		
主要诊疗工作	制度落实		□ 三级医师查房 □ 手术安全核查			□ 三级医师查房			□ 手术医师查房		
主要诊疗工作	病历书写		□ 术者完成手术记录 □ 住院医师完成术后病程记录			□ 住院医师完成术后病程记录			□ 出院当天病程记录（有上级医师指示出院） □ 出院后 24 小时内完成出院记录 □ 出院后 24 小时内完成病案首页		
主要诊疗工作	知情同意		□ 向患者及其家属交代手术过程及术后注意事项			□ 向患者及其家属交代术后注意事项			□ 告知患者及其家属出院后注意事项（指导出院后功能锻炼，复诊的时间、地点，发生紧急情况时的处理等）		
主要诊疗工作	手术治疗		□ 实施手术（手术安全核查记录、手术清点记录）								
主要诊疗工作	其他		□ 麻醉医师查房						□ 通知出院 □ 开具出院介绍信 □ 开具诊断证明书 □ 出院带药 □ 预约门诊复诊时间		
重点医嘱	长期医嘱	护理医嘱	□ 按肿瘤外科术后护理常规 □ 深静脉护理常规 □ 一级护理			□ 按肿瘤外科术后护理常规 □ 深静脉护理常规 □ 二级护理			□ 按肿瘤外科护理常规 □ 二级护理		
重点医嘱	长期医嘱	处置医嘱	□ 腹腔引流管接无菌袋，记引流量 □ 持续胃肠减压（必要时） □ 留置尿管，记录尿量（必要时） □ 多功能重症监护仪监护 □ 持续低流量吸氧			□ 腹腔引流管接无菌袋，记引流量 □ 视情况低流量吸氧					

（续 表）

重点医嘱	长期医嘱	膳食医嘱	□ 禁食、禁水	□ 低脂流食	□ 低脂普食 □ 糖尿病饮食 □ 低盐、低脂饮食 □ 低盐、低脂、糖尿病饮食
		药物医嘱	□ 抗生素 □ 胃黏膜保护药(必要时) □ 保肝药物 □ 止血药物(必要时) □ 镇痛、镇吐药物(必要时) □ 补液	□ 抗生素(必要时) □ 胃黏膜保护药(必要时) □ 保肝药物 □ 止血药物(必要时) □ 镇痛、镇吐药物(必要时) □ 补液	□ 保肝药物
	临时医嘱	检查检验	□ 血常规 □ 普通生化检查 □ 凝血四项检查	□ 血常规(必要时) □ 普通生化检查(必要时) □ 凝血四项检查(必要时)	
		药物医嘱	□ 抗生素 □ 胃黏膜保护药(必要时) □ 保肝药物 □ 止血药物(必要时) □ 免疫调节药物 □ 镇痛、镇吐药物(必要时) □ 补液		□ 出院带药
		手术医嘱			
		处置医嘱	□ 静脉抽血	□ 静脉抽血 □ 拔除尿管 □ 拔除胃管 □ 视情况拔除腹腔引流管	□ 大换药 □ 出院
主要护理工作	健康宣教		□ 术后心理疏导 □ 指导患者术后注意事项	□ 术后心理疏导 □ 指导患者术后注意事项	□ 出院宣教(用药指导，换药时间及注意事项，复查时间等)
	护理处置		□ 检查术前物品准备 □ 与手术室护士交接 □ 术后观察病情 □ 测量基本生命体征 □ 心理护理与生活护理 □ 遵医嘱用药 □ 根据评估结果采取相应的护理措施 □ 完成护理记录	□ 术后观察病情 □ 测量基本生命体征 □ 心理护理与生活护理 □ 遵医嘱用药 □ 根据评估结果采取相应的护理措施 □ 完成护理记录	□ 观察患者情况 □ 核对患者医疗费用 □ 协助患者办理出院手续 □ 指导并监督患者康复训练 □ 整理床单位

（续 表）

主要护理工作	护理评估	□ 评估切口疼痛情况 □ 观察切口敷料情况，有渗出时立即报告医师处理 □ 风险评估：评估有无跌倒、坠床、褥疮、导管滑脱、液体外渗的风险	□ 评估切口疼痛情况 □ 观察切口敷料情况，有渗出时立即报告医师处理 □ 风险评估：评估有无跌倒、坠床、褥疮、导管滑脱、液体外渗的风险	
	专科护理	□ 手术后心理护理与生活护理	□ 手术后心理护理与生活护理	□ 手术后心理护理与生活护理
	饮食指导	□ 禁食、禁水，24 小时后遵医嘱进食	□ 遵医嘱进食	
	活动体位	□ 平卧位 6 小时 □ 视情况 6 小时后下床活动	□ 遵医嘱下床活动	
	洗浴要求			
病情变异记录		□ 无 □ 有，原因： □ 患者 □ 疾病 □ 医疗 □ 护理 □ 保障 □ 管理	□ 无 □ 有，原因： □ 患者 □ 疾病 □ 医疗 □ 护理 □ 保障 □ 管理	□ 无 □ 有，原因： □ 患者 □ 疾病 □ 医疗 □ 护理 □ 保障 □ 管理
护士签名		白班 小夜班 大夜班	白班 小夜班 大夜班	白班 小夜班 大夜班
医师签名				

第四节　肝囊肿行腹腔镜肝囊肿开窗术临床路径

一、肝囊肿行腹腔镜肝囊肿开窗术临床路径标准住院流程

（一）适用对象

第一诊断为肝囊肿（ICD-10：K76.804），行腹腔镜肝囊肿开窗术（ICD-9-CM-3：50.0 08）的患者。

（二）诊断依据

根据《黄志强胆道外科学》（山东科学技术出版社，2010 年），《临床诊疗指南——外科学分册》（中华医学会编著，人民卫生出版社，2012 年），《黄家驷外科学》（第 7 版，人民卫生出版社，2011 年），《克氏外科学》（第 19 版，北京大学医学出版社，2015 年）。

1. 病史　上腹部饱胀不适或上腹痛；可无任何症状，为体格检查发现。

2. 辅助检查　检验可无明显异常；腹部超声，CT 或 MRI 证实肝囊肿。

（三）选择治疗方案的依据

根据《黄志强胆道外科学》（山东科学技术出版社，2010 年），《临床诊疗指南——外科学分

册》(中华医学会编著，人民卫生出版社，2012 年)，《黄家驷外科学》(第 7 版，人民卫生出版社，2011 年)，《中国慢性胆囊炎、胆囊结石内科诊疗共识意见(2014 年)》，《克氏外科学》(第 19 版，北京大学医学出版社，2015 年)。

1. 明确有肝囊肿且明确症状或引起肝功能改变患者。

2. 有明确手术适应证，无明确手术禁忌证。

3. 患者及其家属知情同意。

(四)标准住院天数

2～3 天。

(五)进入路径标准

1. 第一诊断为肝囊肿(ICD-10：K76.804)，行腹腔镜肝囊肿开窗术(ICD-9-CM-3：50.0 08)。

2. 年龄：各年龄段可耐受手术患者均可。

3. 专科指征：腹部超声或 MRCP 提示肝囊肿。

4. 当患者同时具有其他疾病诊断时，但在住院期间不需要特殊处理，也不影响第一诊断的临床路径流程实施时，可以进入路径。

(六)术前评估(住院第 1 天)

1. 诊疗评估

(1)检查检验评估

①完成血、尿、粪常规，以及血生化、血清四项、凝血功能、血型(门诊完成)。

②完成胸部 X 线片、心电图、超声心动图、肺功能和血气分析(老年人或既往有相关病史者)等，排除手术禁忌(门诊完成)。

③完成腹部超声，必要时 MRCP(门诊完成)。

(2)有内科疾病者及时请相关科室医师会诊(门诊完成)。

(3)营养评估：根据《解放军总医院新住院患者营养风险筛查表(NRS-2002)》为新住院患者进行营养评估，评分≥3 分患者给予处置，必要时申请营养科医师会诊。

(4)心理评估：根据新住院患者情况申请心理科医师会诊。

(5)疼痛评估：根据《VAS 评分》实施疼痛评估，评分＞7 分患者给予处置，必要时请疼痛科医师会诊。

(6)康复评估：根据《住院患者康复筛查和评估表》在新住院患者住院后 24 小时内进行康复筛查和评估。任何一项结果为"是"，则申请康复科医师会诊。

(7)深静脉血栓栓塞症风险评估：根据专科《深静脉血栓栓塞症评估量表》在新住院患者住院后 24 小时内进行风险筛查和评估，风险结果为"高危"的，则申请血管外科或介入导管室医师会诊。

2. 术前准备

(1)术前评估：术前 24 小时完成病情评估、必要的检查，做出术前小结，术前讨论。

(2)术前谈话：术前与患者及其家属谈话，告知手术方案、相关风险，手术费用及其家属权益，履行书面知情同意手续。

(3)通知手术室：准备手术间、手术药品、手术物品。

(4)护士做心理护理，交代注意事项，进行术前宣教。

(5)手术部位标识:术者、一助或经治医师术前应对手术部位做体表标识。

(6)术前麻醉医师访视:制订麻醉计划,完成评估,确定麻醉访视,记入《麻醉医师术前访视记录》,告知患者及其家属麻醉适应证,麻醉目的、风险,可能出现情况及处理原则、替代方案等,签《麻醉知情同意书》并归入病历。

(七)预防性抗生素选择与使用时机

依据《抗菌药物临床应用指导原则(2015年)》(国卫办医发〔2015〕43号)和卫生部办公厅《关于抗菌药物临床应用管理有关问题的通知》(卫办医政发38号)执行。

1. 预防用药一般可选择第二代头孢类抗生素。
2. 预防性用药时间为术前30分钟。
3. 手术超过4小时加用1次。
4. 术后24小时内停止使用抗生素。

(八)手术日:住院第2－3天

手术安全核对:患者入手术间后由手术医师、麻醉医师、巡回护士及患者本人共同核对患者身份、手术部位与标识、手术方式。手术医师、麻醉医师、巡回护士三方按《手术安全核对表》逐项核对,共同签名。

1. 手术方式、手术切除范围:腹腔镜下肝囊肿开窗术(备开腹)。
2. 麻醉方式:全身麻醉。
3. 手术内固定物:不可吸收性钛夹或可吸收性生物夹。
4. 术中出血或胆漏严重时,可中转开腹手术。
5. 术中用药:麻醉常规用药等。
6. 输血:视术中情况而定。
7. 经治医师或手术医师应即刻完成术后首次病程记录,观察术后患者病情变化。

(九)术后住院恢复1天

1. 术后第1天经口进食。
2. 必要时切口换药。
3. 必要时继续抗生素治疗。

(十)出院标准

1. 生命体征正常。
2. 已进食。
3. 无明显腹痛,发热。
4. 切口愈合好,无感染。
5. 没有需要住院处理的并发症和(或)合并症。

(十一)有无变异及原因分析

1. 医疗原因导致的变异　改变诊疗方案,转科治疗,操作失误,误诊等。

2. 患者原因导致的变异　不同意治疗方案,个人要求出院,院外服用手术禁忌药,月经期,对诊疗计划不满要求出路径。

3. 并发症原因导致变异　围术期并发症,如胆管损伤、胆漏、腹腔出血、感染、切口感染等造成住院日延长和费用增加。

4. 病情原因导致变异　部分患者常常存在很多内科合并症,如脑血管或心血管病、糖尿病、血栓等，手术可能导致这些疾病加重而需要治疗，从而延长治疗时间和增加住院费用。

5. 辅诊科室原因导致的变异　检查、检验、手术、病理等检查（不及时，结果错报）、报告（结果错报）等原因延长住院天数，增加费用等。

6. 管理原因导致的变异　系统暂不支持，系统瘫痪，需要修订制度等。

7. 节假日　术前患者如住院时间遇节假日，使手术推迟，延长住院天数，增加费用。

二、肝囊肿行腹腔镜肝囊肿开窗术临床路径表单

适用对象		第一诊断为肝囊肿（ICD-10：K76.804） 行腹腔镜肝囊肿开窗术（ICD-9-CM-3：50.0 08）的患者		
患者基本信息		姓名：______　性别：____　年龄：____ 门诊号：______　住院号：______　过敏史：______ 住院日期：____年__月__日　出院日期：____年__月__日		标准住院天数 2～3 天
时间		住院第 1 天 （术前准备/诊疗评估）	住院第 1—2 天 （手术日）	住院第 2—3 天 （恢复出院）
主要诊疗工作	制度落实	□ 住院 2 小时内经治医师或值班医师完成接诊 □ 住院 24 小时内主管医师完成检诊 □ 专科医师会诊（必要时） □ 完成术前准备 □ 组织术前讨论 □ 麻醉医师术前访视 □ 手术部位标识	□ 三级医师查房 □ 手术安全核查 □ 麻醉医师术后访视	□ 术者或上级医师查房
	病情评估	□ 经治医师询问病史与体格检查 □ 心理评估 □ 营养评估 □ 疼痛评估 □ 康复评估		□ 上级医师进行治疗效果、预后和出院评估 □ 出院宣教
	病历书写	□ 住院 8 小时内完成首次病程记录 □ 住院 24 小时内完成住院记录 □ 完成主管医师查房记录 □ 完成主诊医师查房记录 □ 完成术前讨论、术前小结	□ 术后即刻完成术后首次病程记录 □ 术者或一助术后 24 小时内完成手术记录（术者签名）	□ 术后病程记录 □ 主管医师查房记录 □ 主诊医师查房记录 □ 特殊的治疗、操作单独书写 □ 出院当天病程记录（有上级医师指示出院） □ 出院后 24 小时内完成出院记录 □ 出院后 24 小时内完成病案首页

（续　表）

主要诊疗工作	知情同意		□ 患者或其家属在住院记录单签名 □ 术前谈话，告知患者及其家属病情和围术期注意事项并签署麻醉知情同意书、输血知情同意书、手术知情同意书、授权委托书（患者本人不能签名时）、自费用品协议书（必要时）、军人目录外耗材审批单（必要时）		□ 告知患者及其家属出院后注意事项（指导出院后功能锻炼、复诊的时间及地点、发生紧急情况时处理等）
	手术治疗		□ 预约手术	□ 实施手术（手术安全核查记录、手术清点记录）	
	其他		□ 及时通知上级医师检诊 □ 经治医师检查、整理病历资料		□ 通知出院 □ 开具出院介绍信 □ 开具诊断证明书 □ 出院带药 □ 预约门诊复诊时间
重点医嘱	长期医嘱	护理医嘱	□ 按肝胆外科护理常规 □ 三级护理	□ 按肝胆外科术后护理常规 □ 二级护理	□ 按肝胆外科术后护理常规 □ 三级护理
		处置医嘱			
		膳食医嘱	□ 普食 □ 糖尿病饮食 □ 低盐、低脂饮食 □ 低盐、低脂、糖尿病饮食 □ 术前禁食、禁水	□ 术后 6 小时进流食	□ 半流食 □ 糖尿病半流食 □ 低盐、低脂半流食 □ 低盐、低脂、糖尿病半流食
		药物医嘱	□ 既往基础用药（必要时）		□ 既往基础用药（必要时）
	临时医嘱	检查检验	□ 血常规（含 CRP+IL-6） □ 尿常规 □ 粪常规 □ 血型 □ 凝血四项 □ 普通生化 □ 传染性疾病筛查（乙型肝炎、丙型肝炎、艾滋病、梅毒） □ 冠状动脉 CT（必要时） □ 超声心动图（必要时） □ 动态心电图（必要时） □ 肺功能（必要时） □ 肺 CT（必要时） □ 动脉血气分析（必要时）		□ 血常规（必要时） □ 普通生化（必要时）

（续　表）

重点医嘱	临时医嘱	药物医嘱		□ 补液 □ 抑酸或胃黏膜保护药 □ 镇痛等对症处理	
		手术医嘱	□ 常规准备明日在全身麻醉下行腹腔镜肝囊肿开窗术		
		处置医嘱	□ 备腹部皮肤（$>30cm^2$）		□ 出院
主要护理工作	健康宣教		□ 住院宣教（住院环境、规章制度） □ 进行护理安全指导 □ 进行等级护理、活动范围指导 □ 进行饮食指导 □ 进行关于疾病知识的宣教 □ 检查、检验项目的目的和意义	□ 术前宣教 □ 术后心理疏导 □ 指导术后康复训练 □ 指导术后注意事项	□ 出院宣教（康复训练方法、用药指导、换药时间及注意事项、复查时间等）
	护理处置		□ 患者身份核对 □ 佩戴腕带 □ 建立住院病历，通知医师 □ 住院介绍：介绍责任护士，病区环境、设施、规章制度、基础护理服务项目 □ 询问病史，填写护理记录单首页 □ 观察病情 □ 测量基本生命体征 □ 抽血、留取标本 □ 心理与生活护理 □ 根据评估结果采取相应护理措施 □ 通知检查项目及注意事项	□ 测量基本生命体征 □ 心理与生活护理 □ 指导并监督患者治疗与康复训练 □ 遵医嘱用药 □ 根据评估结果采取相应护理措施 □ 完成护理记录	□ 观察患者情况 □ 核对患者医疗费用 □ 协助患者办理出院手续 □ 指导并监督患者康复训练 □ 整理床单位
	护理评估		□ 一般评估：生命体征、神志、皮肤、药物过敏史等 □ 专科评估 □ 风险评估：评估有无跌倒、坠床、压疮、深静脉血栓等风险 □ 心理评估 □ 营养评估	□ 风险评估：评估有无跌倒、坠床、压疮、导管滑脱、液体外渗的风险 □ 疼痛评估 □ 康复评估	

（续 表）

<table>
<tr><td rowspan="4">主要护理工作</td><td>专科护理</td><td colspan="3"></td><td colspan="3">□ 心理与生活护理</td><td colspan="3"></td></tr>
<tr><td>饮食指导</td><td colspan="3">□ 根据医嘱通知配餐员准备膳食</td><td colspan="3"></td><td colspan="3"></td></tr>
<tr><td>活动体位</td><td colspan="3">□ 根据护理等级指导活动</td><td colspan="3">□ 根据护理等级指导活动</td><td colspan="3"></td></tr>
<tr><td>洗浴要求</td><td colspan="3">□ 协助患者洗澡、更换病号服</td><td colspan="3">□ 协助患者晨、晚间护理
□ 备皮后协助患者清洁备皮部位，更换病号服
□ 告知患者切口保护方法</td><td colspan="3"></td></tr>
<tr><td colspan="2">病情变异记录</td><td colspan="3">□ 无　□ 有，原因：
□ 患者　□ 疾病　□ 医疗
□ 护理　□ 保障　□ 管理</td><td colspan="3">□ 无　□ 有，原因：
□ 患者　□ 疾病　□ 医疗
□ 护理　□ 保障　□ 管理</td><td colspan="3">□ 无　□ 有，原因：
□ 患者　□ 疾病　□ 医疗
□ 护理　□ 保障　□ 管理</td></tr>
<tr><td colspan="2" rowspan="2">护士签名</td><td>白班</td><td>小夜班</td><td>大夜班</td><td>白班</td><td>小夜班</td><td>大夜班</td><td>白班</td><td>小夜班</td><td>大夜班</td></tr>
<tr><td></td><td></td><td></td><td></td><td></td><td></td><td></td><td></td><td></td></tr>
<tr><td colspan="2">医师签名</td><td colspan="3"></td><td colspan="3"></td><td colspan="3"></td></tr>
</table>

第五节　肝内囊腺瘤行肝肿瘤切除术临床路径

一、肝内囊腺瘤行肝肿瘤切除术临床路径标准住院流程

（一）适用对象

第一诊断为肝内囊腺瘤（ICD-10：D13.401，M84400/0）。行肝肿瘤切除术（ICD-9-CM-3：50.2301/50.3 01/50.2201）的患者。

（二）诊断依据

根据《外科学》（人民卫生出版社），《临床诊疗指南——外科学分册》（中华医学会编著，人民卫生出版社，2012 年），《黄家驷外科学》（第 7 版，人民卫生出版社，2011 年），《克氏外科学》（第 19 版，北京大学医学出版社，2015 年）。

1. *病史*　上腹部饱胀不适或上腹痛；亦可无任何症状，为体检发现。

2. 辅助检查　检验可无明显异常；腹部超声、CT 或 MRI 证实肝内囊性或囊实性包块。

（三）选择治疗方案的依据

根据《外科学》（人民卫生出版社），《临床诊疗指南——外科学分册》（中华医学会编著，人民卫生出版社，2012 年），《黄家驷外科学》（第 7 版，人民卫生出版社，2011 年），《克氏外科学》（第 19 版，北京大学医学出版社，2015 年）。

1. 明确有肝内肿瘤患者。
2. 有明确手术适应证，无明确手术禁忌证。
3. 患者及其家属知情同意。

（四）标准住院天数

1～12 天。

(五)进入路径标准

1. 第一诊断必须符合肝内囊腺瘤(ICD-10:D13.401,M84400/0),行肝肿瘤切除术(ICD-9-CM-3:50.2301/50.3 01/50.2201)。

2. 当患者同时具有其他疾病诊断时,但在住院期间不需要特殊处理也不影响第一诊断的临床路径流程实施时,可以进入路径。

(六)术前准备(术前评估为住院第1-3天)

1. 诊疗评估

(1)检查检验评估

①完成血、尿、粪常规,以及血生化、血清四项、凝血功能、血型、肿瘤标志物等检验。

②完成胸部X线片、心电图、超声心动图、肺功能和血气分析(老年人或既往有相关病史者)等,排除手术禁忌。

③肝储备功能检查(ICG 15分钟滞留率等)。

④MRI(平扫+动态增强)。

⑤腹部CT(平扫+增强)或腹部血管三维重建。

⑥有内科疾病者及时请相关科室医师会诊。

(2)其他

①营养评估:根据《解放军总医院新住院患者营养风险筛查表(NRS-2002)》为新住院患者进行营养评估,评分≥3分患者给予处置,必要时申请营养科医师会诊。

②心理评估:根据新住院患者情况申请心理科医师会诊。

③疼痛评估:根据《VAS评分》实施疼痛评估,评分>7分患者给予处置,必要时请疼痛科医师会诊。

④康复评估:根据《住院患者康复筛查和评估表》在新住院患者住院后24小时内进行康复筛查和评估。任何一项结果为"是",则申请康复科医师会诊。

⑤深静脉血栓栓塞症风险评估:根据专科《深静脉血栓栓塞症评估量表》在新住院患者住院后24小时内进行风险筛查和评估,风险结果为"高危"的,则申请血管外科或介入导管室医师会诊。

2. 术前准备

(1)术前评估:术前24小时完成病情评估、必要的检查,做出术前小结,术前讨论。

(2)术前谈话:术前与患者及其家属谈话,告知手术方案、相关风险,手术费用及其家属权益,履行书面知情同意手续。

(3)通知手术室:准备手术间、手术药品、手术物品。

(4)护士做心理护理,交代注意事项,进行术前宣教。

(5)手术部位标识:术者、一助或经治医师术前应对手术部位做体表标识。

(6)术前麻醉医师访视:制订麻醉计划,完成评估,确定麻醉访视,记入《麻醉医师术前访视记录》,告知患者及其家属麻醉适应证,麻醉目的、风险,可能出现情况及处理原则、替代方案等,签《麻醉知情同意书》并归入病历。

(七)抗生素选择与使用时机

应按照《抗菌药物临床应用指导原则(2015年)》(国卫办医发〔2015〕43号)和卫生部办公厅《关于抗菌药物临床应用管理有关问题的通知》(卫办医政发〔2009〕38号)执行。

1. 根据病情适当选用抗生素。

2. 预防性用药时间为术前 30 分钟。

3. 手术超过 4 小时加用 1 次。

4. 术后 5 天酌情停止使用抗生素或根据药敏培养结果更换抗生素。

(八)手术日为住院第 1－5 天

1. 手术安全核对:患者入手术间后由手术医师、麻醉医师、巡回护士及患者本人共同核对患者身份、手术部位与标识、手术方式。手术医师、麻醉医师、巡回护士三方按《手术安全核对表》逐项核对,共同签名。

(1)麻醉方式:全身麻醉。

(2)手术内固定物:可选择直线切割闭合器、钛夹。

(3)术中用药:麻醉常规用药等。

(4)输血:视术中情况而定。

2. 经治医师或手术医师应即刻完成术后首次病程记录,观察术后患者病情变化。

(九)术后住院恢复 1～7 天

1. 必要的营养支持、补液治疗。

2. 术后第 2 天经口进食。

3. 术后 5 天可酌情结束抗生素治疗。

4. 必要时切口换药,符合指征时拔除引流管。

(十)出院标准

1. 无明显腹痛,发热。

2. 切口愈合好,无感染。

3. 没有需要住院处理的并发症和(或)合并症。

(十一)有无变异及原因分析

1. *医疗原因导致的变异* 改变诊疗方案,转科治疗,操作失误,误诊等。

2. *患者原因导致的变异* 不同意治疗方案,个人要求出院,院外服用手术禁忌药,月经期,对诊疗计划不满要求出路径。

3. *并发症原因导致变异* 围术期并发症,如胆管损伤、胆漏、腹腔出血、感染、切口感染、胃排空延迟、术后肝功能不全等造成住院天数延长和费用增加。

4. *病情原因导致变异* 部分患者常常存在很多内科合并症,如脑血管或心血管病、糖尿病、血栓等,手术可能导致这些疾病加重而需要治疗,从而延长治疗时间和增加住院费用。

5. *辅诊科室原因导致的变异* 检查、检验、手术、病理等检查(不及时,结果错报)、报告(结果错报)等原因延长住院天数,增加费用等。

6. *管理原因导致的变异* 系统暂不支持,系统瘫痪,需要修订制度等。

7. *节假日* 术前患者如住院后遇节假日,使手术推迟,延长住院天数,增加费用。

二、肝内囊腺瘤行肝肿瘤切除术临床路径表单

适用对象		第一诊断为肝内囊腺瘤（ICD-10：D13.401，M84400/0） 行肝肿瘤切除术（ICD-9-CM-3：50.2301/50.3 01/50.2201）的患者		
患者基本信息		姓名：______ 性别：____ 年龄：____ 门诊号：______ 住院号：______ 过敏史：______ 住院日期：____年__月__日 出院日期：____年__月__日		标准住院天数 1～12 天
时间		住院第 1—3 天 （术前准备/诊疗评估）	住院第 1—5 天 （手术日）	术后第 1—7 天 （恢复出院）
主要诊疗工作	制度落实	□ 住院 2 小时内经治医师或值班医师完成接诊 □ 住院 24 小时内主管医师完成检诊 □ 住院 48 小时内主诊医师完成检诊 □ 专科医师会诊（必要时） □ 完成术前准备 □ 组织术前讨论 □ 麻醉医师术前访视 □ 手术部位标识	□ 三级医师查房 □ 手术安全核查 □ 麻醉医师术后访视	□ 三级医师查房 □ 进行手术及切口评估，确定有无胆漏、切口愈合不良等手术并发症 □ 必要时切口换药，符合指征时拔除引流管
	病情评估	□ 经治医师询问病史与体格检查 □ 心理评估 □ 营养评估 □ 疼痛评估 □ 康复评估		□ 上级医师进行治疗效果、预后和出院评估 □ 出院宣教
	病历书写	□ 住院 8 小时内完成首次病程记录 □ 住院 24 小时内完成住院记录 □ 完成主管医师查房记录 □ 完成主诊医师查房记录 □ 完成术前讨论、术前小结	□ 术后即刻完成术后首次病程记录 □ 术者或一助术后 24 小时内完成手术记录（术者签名）	□ 术后病程记录 □ 主管医师查房记录 □ 主诊医师查房记录 □ 特殊的治疗、操作单独书写 □ 出院当天病程记录（有上级医师指示出院） □ 出院后 24 小时内完成出院记录 □ 出院后 24 小时内完成病案首页

（续　表）

主要诊疗工作	知情同意		□ 患者或其家属在住院记录单签名 □ 术前谈话，告知患者及其家属病情和围术期注意事项并签署麻醉知情同意书、输血知情同意书、手术知情同意书、授权委托书（患者本人不能签名时）、自费用品协议书（必要时）、军人目录外耗材审批单（必要时）		□ 告知患者及其家属出院后注意事项（指导出院后功能锻炼、复诊的时间及地点、发生紧急情况时处理等）
	手术治疗		□ 预约手术	□ 实施手术（手术安全核查记录、手术清点记录）	
	其他		□ 及时通知上级医师检诊 □ 经治医师检查、整理病历资料		□ 通知出院 □ 开具出院介绍信 □ 开具诊断证明书 □ 出院带药 □ 预约门诊复诊时间
重点医嘱	长期医嘱	护理医嘱	□ 按肝胆外科护理常规 □ 三级护理	□ 按肝胆外科术后护理常规 □ 一级护理	□ 按肝胆外科术后护理常规 □ 二级或三级护理
		处置医嘱	□ 配血（必要时）	□ 持续胃肠减压 □ 留置引流管并计量引流量 □ 病重 □ 快速测血糖 □ 心电监护 □ 吸氧 12 小时 □ 雾化吸入 □ 监测 24 小时出入量	□ 持续胃肠减压 □ 留置引流管并计量引流量 □ 心电监护（必要时） □ 吸氧 12 小时 □ 雾化吸入（必要时）
		膳食医嘱	□ 普食 □ 糖尿病饮食 □ 低盐、低脂饮食 □ 低盐、低脂、糖尿病饮食 □ 术前禁食、禁水	□ 禁食、禁水	□ 流食 □ 半流食 □ 低脂半流食 □ 低盐、低脂半流食
		药物医嘱	□ 既往基础用药（必要时）		□ 既往基础用药（必要时）

（续　表）

重点医嘱	临时医嘱	检查检验	□ 血常规（含 CRP＋IL-6） □ 尿常规 □ 粪常规 □ 血型 □ 凝血四项 □ 普通生化 □ 传染性疾病筛查（乙型肝炎、丙型肝炎、艾滋病、梅毒） □ 肿瘤标志物 □ 肝脏储备功能检查 □ MRI（平扫＋动态增强）、MRCP □ 腹部 CT（平扫＋增强）或腹部血管三维重建 □ 冠状动脉 CT（必要时） □ 超声心动图（必要时） □ 动态心电图（必要时） □ 肺功能（必要时） □ 动脉血气分析（必要时）		□ 血常规 □ 普通生化 □ 肝功能 □ 出、凝血功能 □ 腹部 CT 平扫（必要时）
		药物医嘱	□ 抗感染治疗（必要时） □ 保肝治疗（必要时）	□ 抗感染治疗 □ 补液 □ 抑酸或胃黏膜保护药 □ 镇痛等对症处理	□ 抗感染治疗 □ 补液 □ 保肝治疗 □ 抑酸或胃黏膜保护药 □ 镇痛等对症处理
		手术医嘱	□ 常规准备明日在全身麻醉下行肝肿瘤摘除术		
		处置医嘱	□ 备腹部皮肤（＞$30cm^2$） □ 术前留置胃肠减压管 □ 术前用抗生素皮试 □ 术前肠道准备（必要时）		□ 换药 □ 拔除胃管（必要时） □ 拔除腹腔引流管（必要时） □ 拆线 □ 出院 □ 必要时针对术后并发症行介入治疗
主要护理工作	健康宣教		□ 住院宣教（住院环境、规章制度） □ 进行护理安全指导 □ 进行等级护理、活动范围指导 □ 进行饮食指导 □ 进行关于疾病知识的宣教 □ 检查、检验项目的目的和意义 □ 术前宣教		□ 出院宣教（康复训练方法、用药指导、换药时间及注意事项、复查时间等） □ 术后心理疏导 □ 指导术后康复训练 □ 指导术后注意事项

（续　表）

主要护理工作	护理处置	□ 患者身份核对 □ 佩戴腕带 □ 建立住院病历，通知医师 □ 住院介绍：介绍责任护士，病区环境、设施、规章制度、基础护理服务项目 □ 询问病史，填写护理记录单首页 □ 观察病情 □ 测量基本生命体征 □ 抽血、留取标本 □ 心理与生活护理 □ 根据评估结果采取相应护理措施 □ 通知检查项目及注意事项		□ 测量基本生命体征 □ 观察患者病情变化并及时报告医师 □ 腹腔引流液性状与计量 □ 遵医嘱用药 □ 完成护理记录 □ 心理与生活护理 □ 指导并监督患者治疗与康复训练 □ 根据评估结果采取相应护理措施 □ 核对患者医疗费用 □ 协助患者办理出院手续 □ 指导并监督患者康复训练 □ 整理床单位
	护理评估	□ 一般评估：生命体征、神志、皮肤、药物过敏史等 □ 专科评估 □ 风险评估：评估有无跌倒、坠床、压疮、深静脉血栓等风险 □ 心理评估 □ 营养评估	□ 风险评估：评估有无跌倒、坠床、压疮、导管滑脱、液体外渗的风险 □ 疼痛评估 □ 康复评估	□ 风险评估：评估有无跌倒、坠床、压疮、导管滑脱、液体外渗的风险 □ 疼痛评估 □ 康复评估
	专科护理		□ 心理与生活护理	□ 引流管防脱落
	饮食指导	□ 根据医嘱通知配餐员准备膳食	□ 根据医嘱通知配餐员准备膳食	□ 根据医嘱通知配餐员准备膳食
	活动体位	□ 根据护理等级指导活动	□ 根据护理等级指导活动	□ 根据护理等级指导活动
	洗浴要求	□ 协助患者洗澡、更换病号服	□ 协助患者晨、晚间护理 □ 备皮后协助患者清洁备皮部位，更换病号服 □ 告知患者切口保护方法	□ 协助患者晨、晚间护理 □ 备皮后协助患者清洁备皮部位，更换病号服 □ 告知患者切口保护方法
病情变异记录		□ 无　□ 有，原因： □ 患者　□ 疾病　□ 医疗 □ 护理　□ 保障　□ 管理	□ 无　□ 有，原因： □ 患者　□ 疾病　□ 医疗 □ 护理　□ 保障　□ 管理	□ 无　□ 有，原因： □ 患者　□ 疾病　□ 医疗 □ 护理　□ 保障　□ 管理
护士签名		白班　小夜班　大夜班	白班　小夜班　大夜班	白班　小夜班　大夜班
医师签名				

第六节　肝腺瘤行肝肿瘤切除术临床路径

一、肝腺瘤行肝肿瘤切除术临床路径标准住院流程

(一)适用对象

第一诊断为肝腺瘤(ICD-10:D13.401,M81400/0),行肝肿瘤切除术(ICD-9-CM-3:50.2301)的患者。

(二)诊断依据

根据《外科学》(人民卫生出版社),《临床诊疗指南——外科学分册》(中华医学会编著,人民卫生出版社,2012 年),《黄家驷外科学》(第 7 版,人民卫生出版社,2011 年),《克氏外科学》(第 19 版,北京大学医学出版社,2015 年)。

1. *病史*　上腹部饱胀不适或上腹痛;亦可无任何症状,为体检发现。

2. *辅助检查*　化验可无明显异常;腹部超声、CT 或 MRI 证实肝内实性包块。

(三)选择治疗方案的依据

根据《外科学》(人民卫生出版社),《临床诊疗指南——外科学分册》(中华医学会编著,人民卫生出版社,2012 年),《黄家驷外科学》(第 7 版,人民卫生出版社,2011 年),《克氏外科学》(第 19 版,北京大学医学出版社,2015 年)。

1. 明确有肝内肿瘤患者。
2. 有明确手术适应证,无明确手术禁忌证。
3. 患者及其家属知情同意。

(四)标准住院天数

1～12 天。

(五)进入路径标准

1. 第一诊断必须符合肝腺瘤(ICD-10:D13.401,M81400/0),行肝肿瘤切除术(ICD-9-CM-3:50.2301)。

2. 当患者同时具有其他疾病诊断时,但在住院期间不需要特殊处理也不影响第一诊断的临床路径流程实施时,可以进入路径。

(六)术前准备(术前评估为住院第 1－3 天)

1. *诊疗评估*

(1)检查检验评估

①完成血、尿、粪常规,以及血生化、血清四项、凝血功能、血型、肿瘤标志物等检验。

②完成胸部 X 线片、心电图、超声心动图、肺功能和血气分析(老年人或既往有相关病史者)等,排除手术禁忌。

③肝储备功能检查(ICG 15 分钟滞留率等)。

④MRI(平扫＋动态增强)。

⑤腹部 CT(平扫＋增强)或腹部血管三维重建。

⑥有内科疾病者及时请相关科室医师会诊。

(2)其他

①营养评估：根据《解放军总医院新住院患者营养风险筛查表（NRS-2002）》为新住院患者进行营养评估，评分≥3 分患者给予处置，必要时申请营养科医师会诊。

②心理评估：根据新住院患者情况申请心理科医师会诊。

③疼痛评估：根据《VAS 评分》实施疼痛评估，评分＞7 分患者给予处置，必要时请疼痛科医师会诊。

④康复评估：根据《住院患者康复筛查和评估表》在新住院患者住院后 24 小时内进行康复筛查和评估。任何一项结果为“是”，则申请康复科医师会诊。

⑤深静脉血栓栓塞症风险评估：根据专科《深静脉血栓栓塞症评估量表》在新住院患者住院后 24 小时内进行风险筛查和评估，风险结果为“高危”的，则申请血管外科或介入导管室医师会诊。

2. 术前准备

（1）术前评估：术前 24 小时完成病情评估、必要的检查，做出术前小结，术前讨论。

（2）术前谈话：术前与患者及其家属谈话，告知手术方案、相关风险，手术费用及其家属权益，履行书面知情同意手续。

（3）通知手术室：准备手术间、手术药品、手术物品。

（4）护士做心理护理，交代注意事项，进行术前宣教。

（5）手术部位标识：术者、一助或经治医师术前应对手术部位做体表标识。

（6）术前麻醉医师访视：制订麻醉计划，完成评估，确定麻醉访视，记入《麻醉医师术前访视记录》，告知患者及其家属麻醉适应证，麻醉目的、风险，可能出现情况及处理原则、替代方案等，签《麻醉知情同意书》并归入病历。

（七）抗生素选择与使用时机

应按照《抗菌药物临床应用指导原则（2015 年）》（国卫办医发〔2015〕43 号）和卫生部办公厅《关于抗菌药物临床应用管理有关问题的通知》（卫办医政发〔2009〕38 号）执行。

1. 根据病情适当选用抗生素。

2. 预防性用药时间为术前 30 分钟。

3. 手术超过 4 小时加用 1 次。

4. 术后 5 天酌情停止使用抗生素或根据药敏培养结果更换抗生素。

（八）手术日为住院第 1－5 天

1. 手术安全核对：患者入手术间后由手术医师、麻醉医师、巡回护士及患者本人共同核对患者身份、手术部位与标识、手术方式。手术医师、麻醉医师、巡回护士三方按《手术安全核对表》逐项核对，共同签名。

（1）麻醉方式：全身麻醉。

（2）手术内固定物：可选择直线切割闭合器、钛夹。

（3）术中用药：麻醉常规用药等。

（4）输血：视术中情况而定。

2. 经治医师或手术医师应即刻完成术后首次病程记录，观察术后患者病情变化。

（九）术后住院恢复 1～7 天

1. 必要的营养支持、补液治疗。

2. 术后第 2 天经口进食。

3. 术后 5 天可酌情结束抗生素治疗。

4. 必要时切口换药，符合指征时拔除引流管。

(十)出院标准

1. 无明显腹痛，发热。

2. 切口愈合好，无感染。

3. 没有需要住院处理的并发症和(或)合并症。

(十一)有无变异及原因分析

1. 医疗原因导致的变异　改变诊疗方案，转科治疗，操作失误，误诊等。

2. 患者原因导致的变异　不同意治疗方案，个人要求出院，院外服用手术禁忌药，月经期，对诊疗计划不满要求出路径。

3. 并发症原因导致变异　围术期并发症，如胆管损伤、胆漏、腹腔出血、感染、切口感染、胃排空延迟、术后肝功能不全等造成住院天数延长和费用增加。

4. 病情原因导致变异　部分患者常常存在很多内科合并症，如脑血管或心血管病、糖尿病、血栓等，手术可能导致这些疾病加重而需要治疗，从而延长治疗时间和增加住院费用。

5. 辅诊科室原因导致的变异　检查、检验、手术、病理等检查(不及时，结果错报)、报告(结果错报)等原因延长住院天数，增加费用等。

6. 管理原因导致的变异　系统暂不支持，系统瘫痪，需要修订制度等。

7. 节假日　术前患者如住院后遇节假日，使手术推迟，延长住院天数，增加费用。

二、肝腺瘤行肝肿瘤切除术临床路径表单

适用对象		第一诊断为肝腺瘤(ICD-10:D13.401,M81400/0) 行肝肿瘤切除术(ICD-9-CM-3:50.2301)的患者		
患者基本信息		姓名:______ 性别:____ 年龄:____ 门诊号:______ 住院号:______ 过敏史:______ 住院日期:____年__月__日 出院日期:____年__月__日		标准住院天数 1～12 天
时间		住院第 1—3 天 (术前准备/诊疗评估)	住院第 1—5 天 (手术日)	术后第 1—7 天 (恢复出院)
主要诊疗工作	制度落实	□ 住院 2 小时内经治医师或值班医师完成接诊 □ 住院 24 小时内主管医师完成检诊 □ 住院 48 小时内主诊医师完成检诊 □ 专科医师会诊(必要时) □ 完成术前准备 □ 组织术前讨论 □ 麻醉医师术前访视 □ 手术部位标识	□ 三级医师查房 □ 手术安全核查 □ 麻醉医师术后访视	□ 三级医师查房 □ 进行手术及切口评估，确定有无胆漏、切口愈合不良手术并发症 □ 必要时切口换药，符合指征时拔除引流管

（续　表）

主要诊疗工作	病情评估	□ 经治医师询问病史与体格检查 □ 心理评估 □ 营养评估 □ 疼痛评估 □ 康复评估		□ 上级医师进行治疗效果、预后和出院评估 □ 出院宣教
	病历书写	□ 住院 8 小时内完成首次病程记录 □ 住院 24 小时内完成住院记录 □ 完成主管医师查房记录 □ 完成主诊医师查房记录 □ 完成术前讨论、术前小结	□ 术后即刻完成术后首次病程记录 □ 术者或一助术后 24 小时内完成手术记录（术者签名）	□ 术后病程记录 □ 主管医师查房记录 □ 主诊医师查房记录 □ 特殊的治疗、操作单独书写 □ 出院当天病程记录（有上级医师指示出院） □ 出院后 24 小时内完成出院记录 □ 出院后 24 小时内完成病案首页
	知情同意	□ 患者或其家属在住院记录单签名 □ 术前谈话，告知患者及其家属病情和围术期注意事项并签署麻醉知情同意书、输血知情同意书、手术知情同意书、授权委托书（患者本人不能签名时）、自费用品协议书（必要时）、军人目录外耗材审批单（必要时）		□ 告知患者及其家属出院后注意事项（指导出院后功能锻炼、复诊的时间及地点、发生紧急情况时处理等）
	手术治疗	□ 预约手术	□ 实施手术（手术安全核查记录、手术清点记录）	
	其他	□ 及时通知上级医师检诊 □ 经治医师检查、整理病历资料		□ 通知出院 □ 开具出院介绍信 □ 开具诊断证明书 □ 出院带药 □ 预约门诊复诊时间

（续　表）

重点医嘱	长期医嘱	护理医嘱	□ 按肝胆外科护理常规 □ 三级护理	□ 按肝胆外科术后护理常规 □ 一级护理	□ 按肝胆外科术后护理常规 □ 二级或三级护理
		处置医嘱	□ 配血（必要时）	□ 持续胃肠减压 □ 留置引流管并计量引流量 □ 病重 □ 快速测血糖 □ 心电监护 □ 吸氧 12 小时 □ 雾化吸入 □ 监测 24 小时出入量	□ 持续胃肠减压 □ 留置引流管并计量引流量 □ 心电监护（必要时） □ 吸氧 12 小时 □ 雾化吸入（必要时）
		膳食医嘱	□ 普食 □ 糖尿病饮食 □ 低盐、低脂饮食 □ 低盐、低脂、糖尿病饮食 □ 术前禁食、禁水	□ 禁食、禁水	□ 流食 □ 半流食 □ 低脂半流食 □ 低盐、低脂半流食
		药物医嘱	□ 既往基础用药（必要时）		□ 既往基础用药（必要时）
	临时医嘱	检查检验	□ 血常规（含 CRP＋IL-6） □ 尿常规 □ 粪常规 □ 血型 □ 凝血四项 □ 普通生化 □ 传染性疾病筛查（乙型肝炎、丙型肝炎、艾滋病、梅毒） □ 肿瘤标志物 □ 肝脏储备功能检查 □ MRI（平扫＋动态增强）、MRCP □ 腹部 CT（平扫＋增强）或腹部血管三维重建 □ 冠状动脉 CT（必要时） □ 超声心动图（必要时） □ 动态心电图（必要时） □ 肺功能（必要时） □ 动脉血气分析（必要时）		□ 血常规 □ 普通生化 □ 肝功能 □ 出、凝血功能 □ 腹部 CT 平扫（必要时）
		药物医嘱	□ 抗感染治疗（必要时） □ 保肝治疗（必要时）	□ 抗感染治疗 □ 补液 □ 抑酸或胃黏膜保护药 □ 镇痛等对症处理	□ 抗感染治疗 □ 补液 □ 保肝治疗 □ 抑酸或胃黏膜保护药 □ 镇痛等对症处理

（续　表）

重点医嘱	临时医嘱	手术医嘱	□ 常规准备明日在全身麻醉下行肝肿瘤摘除术		
		处置医嘱	□ 备腹部皮肤（$>30cm^2$） □ 术前留置胃肠减压管 □ 术前用抗生素皮试 □ 术前肠道准备（必要时）		□ 换药 □ 拔除胃管（必要时） □ 拔除腹腔引流管（必要时） □ 拆线 □ 出院 □ 必要时针对术后并发症行介入治疗
主要护理工作	健康宣教		□ 住院宣教（住院环境、规章制度） □ 进行护理安全指导 □ 进行等级护理、活动范围指导 □ 进行饮食指导 □ 进行关于疾病知识的宣教 □ 检查、检验项目的目的和意义 □ 术前宣教		□ 出院宣教（康复训练方法、用药指导、换药时间及注意事项、复查时间等） □ 术后心理疏导 □ 指导术后康复训练 □ 指导术后注意事项
	护理处置		□ 患者身份核对 □ 佩戴腕带 □ 建立住院病历，通知医师 □ 住院介绍：介绍责任护士，病区环境、设施、规章制度、基础护理服务项目 □ 询问病史，填写护理记录单首页 □ 观察病情 □ 测量基本生命体征 □ 抽血、留取标本 □ 心理与生活护理 □ 根据评估结果采取相应护理措施 □ 通知检查项目及注意事项		□ 测量基本生命体征 □ 观察患者病情变化并及时报告医师 □ 腹腔引流液的性状和计量 □ 遵医嘱用药 □ 完成护理记录 □ 心理与生活护理 □ 指导并监督患者治疗与康复训练 □ 根据评估结果采取相应护理措施 □ 核对患者医疗费用 □ 协助患者办理出院手续 □ 指导并监督患者康复训练 □ 整理床单位

（续　表）

主要护理工作	护理评估	□ 一般评估：生命体征、神志、皮肤、药物过敏史等 □ 专科评估 □ 风险评估：评估有无跌倒、坠床、压疮、深静脉血栓等风险 □ 心理评估 □ 营养评估	□ 风险评估：评估有无跌倒、坠床、压疮、导管滑脱、液体外渗的风险 □ 疼痛评估 □ 康复评估	□ 风险评估：评估有无跌倒、坠床、压疮、导管滑脱、液体外渗的风险 □ 疼痛评估 □ 康复评估
	专科护理		□ 心理与生活护理	□ 引流管防脱落
	饮食指导	□ 根据医嘱通知配餐员准备膳食	□ 根据医嘱通知配餐员准备膳食	□ 根据医嘱通知配餐员准备膳食
	活动体位	□ 根据护理等级指导活动	□ 根据护理等级指导活动	□ 根据护理等级指导活动
	洗浴要求	□ 协助患者洗澡、更换病号服	□ 协助患者晨、晚间护理 □ 备皮后协助患者清洁备皮部位，更换病号服 □ 告知患者切口保护方法	□ 协助患者晨、晚间护理 □ 备皮后协助患者清洁备皮部位，更换病号服 □ 告知患者切口保护方法
病情变异记录		□ 无　□ 有，原因： □ 患者　□ 疾病　□ 医疗 □ 护理　□ 保障　□ 管理	□ 无　□ 有，原因： □ 患者　□ 疾病　□ 医疗 □ 护理　□ 保障　□ 管理	□ 无　□ 有，原因： □ 患者　□ 疾病　□ 医疗 □ 护理　□ 保障　□ 管理
护士签名		白班　小夜班　大夜班	白班　小夜班　大夜班	白班　小夜班　大夜班
医师签名				

第七节　肝局灶性增生行肝肿瘤切除术临床路径

一、肝局灶性增生行肝肿瘤切除术临床路径标准住院流程

（一）适用对象

第一诊断为肝局灶性增生（ICD-10：K76.807），行肝肿瘤切除术（ICD-9-CM-3：50.2301）的患者。

（二）诊断依据

根据《临床诊疗指南——外科学分册》（中华医学会编著，人民卫生出版社，2012年），《黄家驷外科学》（第7版，人民卫生出版社，2011年），《克氏外科学》（第19版，北京大学医学出版社，2015年）。

1. *病史*　上腹部饱胀不适或上腹痛；亦可无任何症状，为体检发现。

2. 辅助检查　检验可无明显异常；腹部超声、CT或MRI证实肝内实性包块。

(三)选择治疗方案的依据

根据《临床诊疗指南——外科学分册》(中华医学会编著，人民卫生出版社，2012年)，《黄家驷外科学》(第7版，人民卫生出版社，2011年)，《克氏外科学》(第19版，北京大学医学出版社，2015年)。

1. 明确有肝局灶性增生患者。

2. 有明确手术适应证，无明确手术禁忌证。

3. 患者及其家属知情同意。

(四)标准住院天数

1～12天。

(五)进入路径标准

1. 第一诊断必须符合肝局灶性增生(ICD-10：K76.807)，行肝肿瘤切除术(ICD-9-CM-3：50.2301)。

2. 当患者同时具有其他疾病诊断时，但在住院期间不需要特殊处理也不影响第一诊断的临床路径流程实施时，可以进入路径。

(六)术前准备(术前评估为住院第1－3天)

1. 诊疗评估

(1)检查检验评估

①完成血、尿、粪常规，以及血生化、血清四项、凝血功能、血型、肿瘤标志物等检验。

②完成胸部X线片、心电图、超声心动图、肺功能和血气分析(老年人或既往有相关病史者)等，排除手术禁忌。

③肝脏储备功能检查(ICG 15分钟滞留率等)。

④MRI(平扫＋动态增强)。

⑤腹部CT(平扫＋增强)或腹部血管三维重建。

⑥有内科疾病者及时请相关科室医师会诊。

(2)其他

①营养评估：根据《解放军总医院新住院患者营养风险筛查表(NRS-2002)》为新住院患者进行营养评估，评分≥3分患者给予处置，必要时申请营养科医师会诊。

②心理评估：根据新住院患者情况申请心理科医师会诊。

③疼痛评估：根据《VAS评分》实施疼痛评估，评分＞7分患者给予处置，必要时请疼痛科医师会诊。

④康复评估：根据《住院患者康复筛查和评估表》在新住院患者住院后24小时内进行康复筛查和评估。任何一项结果为“是”，则申请康复科医师会诊。

⑤深静脉血栓栓塞症风险评估：根据专科《深静脉血栓栓塞症评估量表》在新住院患者住院后24小时内进行风险筛查和评估，风险结果为“高危”的，则申请血管外科或介入导管室医师会诊。

2. 术前准备

(1)术前评估：术前24小时完成病情评估、必要的检查，做出术前小结，术前讨论。

(2)术前谈话：术前与患者及其家属谈话，告知手术方案、相关风险，手术费用及其家属权益，履行书面知情同意手续。

(3)通知手术室:准备手术间、手术药品、手术物品。

(4)护士做心理护理,交代注意事项,进行术前宣教。

(5)手术部位标识:术者、一助或经治医师术前应对手术部位做体表标识。

(6)术前麻醉医师访视:制订麻醉计划,完成评估,确定麻醉访视,记入《麻醉医师术前访视记录》,告知患者及其家属麻醉适应证,麻醉目的、风险,可能出现情况及处理原则、替代方案等,签《麻醉知情同意书》并归入病历。

(七)抗生素选择与使用时机

按照《抗菌药物临床应用指导原则(2015 年)》(国卫办医发〔2015〕43 号)和卫生部办公厅《关于抗菌药物临床应用管理有关问题的通知》(卫办医政发〔2009〕38 号)执行。

1. 根据病情适当选用抗生素。

2. 预防性用药时间为术前 30 分钟。

3. 手术超过 4 小时加用 1 次。

4. 术后 5 天酌情停止使用抗生素或根据药敏培养结果更换抗生素。

(八)手术日为住院第 1-5 天

1. 手术安全核对:患者入手术间后由手术医师、麻醉医师、巡回护士及患者本人共同核对患者身份、手术部位与标识、手术方式。手术医师、麻醉医师、巡回护士三方按《手术安全核对表》逐项核对,共同签名。

(1)麻醉方式:全身麻醉。

(2)手术内固定物:可选择直线切割闭合器、钛夹。

(3)术中用药:麻醉常规用药等。

(4)输血:视术中情况而定。

2. 经治医师或手术医师应即刻完成术后首次病程记录,观察术后患者病情变化。

(九)术后住院恢复 1~7 天

1. 必要的营养支持、补液治疗。

2. 术后第 2 天经口进食。

3. 术后 5 天可酌情结束抗生素治疗。

4. 必要时切口换药,符合指征时拔除引流管。

(十)出院标准

1. 无明显腹痛,发热。

2. 切口愈合好,无感染。

3. 没有需要住院处理的并发症和(或)合并症。

(十一)有无变异及原因分析

1. 医疗原因导致的变异　改变诊疗方案,转科治疗,操作失误,误诊等。

2. 患者原因导致的变异　不同意治疗方案,个人要求出院,院外服用手术禁忌药,月经期,对诊疗计划不满要求出路径。

3. 并发症原因导致变异　围术期并发症,如胆管损伤、胆漏、腹腔出血、感染、切口感染、胃排空延迟、术后肝功能不全等造成住院天数延长和费用增加。

4. 病情原因导致变异　部分患者常常存在很多内科合并症,如脑血管或心血管病、糖尿病、血栓等,手术可能导致这些疾病加重而需要治疗,从而延长治疗时间和增加住院费用。

5. 辅诊科室原因导致的变异　检查、检验、手术、病理等检查（不及时，结果错报）、报告（结果错报）等原因延长住院天数，增加费用等。

6. 管理原因导致的变异　系统暂不支持，系统瘫痪，需要修订制度等。

7. 节假日　术前患者如住院后遇节假日，使手术推迟，延长住院天数，增加费用。

二、肝局灶性增生行肝肿瘤切除术临床路径表单

适用对象		第一诊断为肝局灶性增生（ICD-10：K76.807） 行肝肿瘤切除术（ICD-9-CM-3：50.2301）的患者		
患者基本信息		姓名：______　性别：_____　年龄：____ 门诊号：______　住院号：______　过敏史：______ 住院日期：____年__月__日　出院日期：____年__月__日		标准住院天数 1～12 天
时间		住院第 1—3 天 （术前准备/诊疗评估）	住院第 1—5 天 （手术日）	术后第 1—7 天 （恢复出院）
主要诊疗工作	制度落实	□ 住院 2 小时内经治医师或值班医师完成接诊 □ 住院 24 小时内主管医师完成检诊 □ 住院 48 小时内主诊医师完成检诊 □ 专科医师会诊（必要时） □ 完成术前准备 □ 组织术前讨论 □ 麻醉医师术前访视 □ 手术部位标识	□ 三级医师查房 □ 手术安全核查 □ 麻醉医师术后访视	□ 三级医师查房 □ 进行手术及切口评估，确定有无胆漏、切口愈合不良等手术并发症 □ 必要时切口换药，符合指征时拔除引流管
	病情评估	□ 经治医师询问病史与体格检查 □ 心理评估 □ 营养评估 □ 疼痛评估 □ 康复评估		□ 上级医师进行治疗效果、预后和出院评估 □ 出院宣教
	病历书写	□ 住院 8 小时内完成首次病程记录 □ 住院 24 小时内完成住院记录 □ 完成主管医师查房记录 □ 完成主诊医师查房记录 □ 完成术前讨论、术前小结	□ 术后即刻完成术后首次病程记录 □ 术者或一助术后 24 小时内完成手术记录（术者签名）	□ 术后病程记录 □ 主管医师查房记录 □ 主诊医师查房记录 □ 特殊的治疗、操作单独书写 □ 出院当天病程记录（有上级医师指示出院） □ 出院后 24 小时内完成出院记录 □ 出院后 24 小时内完成病案首页

（续　表）

主要诊疗工作	知情同意		□ 患者或其家属在住院记录单签名 □ 术前谈话，告知患者及其家属病情和围术期注意事项并签署麻醉知情同意书、输血知情同意书、手术知情同意书、授权委托书（患者本人不能签名时）、自费用品协议书（必要时）、军人目录外耗材审批单（必要时）		□ 告知患者及其家属出院后注意事项（指导出院后功能锻炼、复诊的时间及地点、发生紧急情况时处理等）
	手术治疗		□ 预约手术	□ 实施手术（手术安全核查记录、手术清点记录）	
	其他		□ 及时通知上级医师检诊 □ 经治医师检查、整理病历资料		□ 通知出院 □ 开具出院介绍信 □ 开具诊断证明书 □ 出院带药 □ 预约门诊复诊时间
重点医嘱	长期医嘱	护理医嘱	□ 按肝胆外科护理常规 □ 三级护理	□ 按肝胆外科术后护理常规 □ 一级护理	□ 按肝胆外科术后护理常规 □ 二级或三级护理
		处置医嘱	□ 配血（必要时）	□ 持续胃肠减压 □ 留置引流管并计量引流量 □ 病重 □ 快速测血糖 □ 心电监护 □ 吸氧 12 小时 □ 雾化吸入 □ 监测 24 小时出入量	□ 持续胃肠减压 □ 留置引流管并计量引流量 □ 心电监护（必要时） □ 吸氧 12 小时 □ 雾化吸入（必要时）
		膳食医嘱	□ 普食 □ 糖尿病饮食 □ 低盐、低脂饮食 □ 低盐、低脂、糖尿病饮食 □ 术前禁食、禁水	□ 禁食、禁水	□ 流食 □ 半流食 □ 低脂半流食 □ 低盐、低脂半流食
		药物医嘱	□ 既往基础用药（必要时）		□ 既往基础用药（必要时）

（续　表）

重点医嘱	临时医嘱	检查检验	□ 血常规(含 CRP＋IL-6) □ 尿常规 □ 粪常规 □ 血型 □ 凝血四项 □ 普通生化 □ 传染性疾病筛查(乙型肝炎、丙型肝炎、艾滋病、梅毒) □ 肿瘤标志物 □ 肝脏储备功能检查 □ MRI(平扫＋动态增强)、MRCP □ 腹部 CT(平扫＋增强)或腹部血管三维重建 □ 冠状动脉 CT(必要时) □ 超声心动图(必要时) □ 动态心电图(必要时) □ 肺功能(必要时) □ 动脉血气分析(必要时)		□ 血常规 □ 普通生化 □ 肝功能 □ 出、凝血功能 □ 腹部 CT 平扫(必要时)
		药物医嘱	□ 抗感染治疗(必要时) □ 保肝治疗(必要时)	□ 抗感染治疗 □ 补液 □ 抑酸或胃黏膜保护药 □ 镇痛等对症处理	□ 抗感染治疗 □ 补液 □ 保肝治疗 □ 抑酸或胃黏膜保护药 □ 镇痛等对症处理
		手术医嘱	□ 常规准备明日在全身麻醉下行肝肿瘤切除术		
		处置医嘱	□ 备腹部皮肤(＞$30cm^2$) □ 术前留置胃肠减压管 □ 术前用抗生素皮试 □ 术前肠道准备(必要时)		□ 换药 □ 拔除胃管(必要时) □ 拔除腹腔引流管(必要时) □ 拆线 □ 出院 □ 必要时针对术后并发症行介入治疗
主要护理工作	健康宣教		□ 住院宣教(住院环境、规章制度) □ 进行护理安全指导 □ 进行等级护理、活动范围指导 □ 进行饮食指导 □ 进行关于疾病知识的宣教 □ 检查、检验项目的目的和意义 □ 术前宣教		□ 出院宣教(康复训练方法、用药指导、换药时间及注意事项、复查时间等) □ 术后心理疏导 □ 指导术后康复训练 □ 指导术后注意事项

（续　表）

主要护理工作	护理处置	□ 患者身份核对 □ 佩戴腕带 □ 建立住院病历，通知医师 □ 住院介绍：介绍责任护士，病区环境、设施、规章制度、基础护理服务项目 □ 询问病史，填写护理记录单首页 □ 观察病情 □ 测量基本生命体征 □ 抽血、留取标本 □ 心理与生活护理 □ 根据评估结果采取相应护理措施 □ 通知检查项目及注意事项		□ 测量基本生命体征 □ 观察患者病情变化并及时报告医师 □ 腹腔引流液的性状与计量 □ 遵医嘱用药 □ 完成护理记录 □ 心理与生活护理 □ 指导并监督患者治疗与康复训练 □ 根据评估结果采取相应护理措施 □ 核对患者医疗费用 □ 协助患者办理出院手续 □ 指导并监督患者康复训练 □ 整理床单位
	护理评估	□ 一般评估：生命体征、神志、皮肤、药物过敏史等 □ 专科评估 □ 风险评估：评估有无跌倒、坠床、压疮、深静脉血栓等风险 □ 心理评估 □ 营养评估	□ 风险评估：评估有无跌倒、坠床、压疮、导管滑脱、液体外渗的风险 □ 疼痛评估 □ 康复评估	□ 风险评估：评估有无跌倒、坠床、压疮、导管滑脱、液体外渗的风险 □ 疼痛评估 □ 康复评估
	专科护理		□ 心理与生活护理	□ 引流管防脱落
	饮食指导	□ 根据医嘱通知配餐员准备膳食	□ 根据医嘱通知配餐员准备膳食	□ 根据医嘱通知配餐员准备膳食
	活动体位	□ 根据护理等级指导活动	□ 根据护理等级指导活动	□ 根据护理等级指导活动
	洗浴要求	□ 协助患者洗澡、更换病号服	□ 协助患者晨、晚间护理 □ 备皮后协助患者清洁备皮部位，更换病号服 □ 告知患者切口保护方法	□ 协助患者晨、晚间护理 □ 备皮后协助患者清洁备皮部位，更换病号服 □ 告知患者切口保护方法
病情变异记录		□ 无　□ 有，原因： □ 患者　□ 疾病　□ 医疗 □ 护理　□ 保障　□ 管理	□ 无　□ 有，原因： □ 患者　□ 疾病　□ 医疗 □ 护理　□ 保障　□ 管理	□ 无　□ 有，原因： □ 患者　□ 疾病　□ 医疗 □ 护理　□ 保障　□ 管理
护士签名		白班　小夜班　大夜班	白班　小夜班　大夜班	白班　小夜班　大夜班
医师签名				

第八节 肝包虫病行肝包虫切除术临床路径

一、肝包虫病行肝包虫切除术临床路径标准住院流程

(一)适用对象

第一诊断为肝包虫病(ICD-10:B67.802† K77.011 *),行肝包虫切除术(ICD-9-CM-3:50.2916)的患者。

(二)诊断依据

根据《肝两型包虫病诊断与治疗专家共识(2015 年)》(中国医师协会外科医师分会,中国医师协会外科医师分会包虫病外科专业委员会。中华消化外科杂志,2015 年),《临床诊疗指南——外科学分册》(中华医学会编著,人民卫生出版社,2012 年),《黄家驷外科学》(第 7 版,人民卫生出版社,2011 年),《克氏外科学》(第 19 版,北京大学医学出版社,2015 年)。

1. 病史　上腹部饱胀不适或上腹痛;可无任何症状,为体格检查发现。有疫区生活史,与动物密切接触史或接触来自疫区未经处理的皮毛史。

2. 辅助检查　化验可无明显异常;卡松尼试验可呈阳性。腹部超声、CT 或 MRI 证实肝内囊性包块,内可见子囊。

(三)选择治疗方案的依据

根据《肝两型包虫病诊断与治疗专家共识(2015 年)》(中国医师协会外科医师分会,中国医师协会外科医师分会包虫病外科专业委员会,中华消化外科杂志,2015 年),《临床诊疗指南——外科学分册》(中华医学会编著,人民卫生出版社,2012 年),《黄家驷外科学》(第 7 版,人民卫生出版社,2011 年),《克氏外科学》(第 19 版,北京大学医学出版社,2015 年)。

1. 明确有肝内包虫病患者。

2. 有明确手术适应证,无明确手术禁忌证。

3. 患者及其家属知情同意。

(四)标准住院天数

1～12 天。

(五)进入路径标准

1. 第一诊断必须符合肝包虫病(ICD-10:B67.802† K77.011 *),行肝包虫切除术(ICD-9-CM-3:50.2916)。

2. 当患者同时具有其他疾病诊断时,但在住院期间不需要特殊处理也不影响第一诊断的临床路径流程实施时,可以进入路径。

(六)术前准备(术前评估为住院第 1－3 天)

1. 诊疗评估

(1)检查检验评估

①完成血、尿、粪常规,以及血生化、血清四项、凝血功能、血型、肿瘤标志物等检验。

②完成胸部 X 线片、心电图、超声心动图、肺功能和血气分析(老年人或既往有相关病史者)等,排除手术禁忌。

③肝储备功能检查(ICG 15 分钟滞留率等)。

④MRI(平扫＋动态增强)。

⑤腹部 CT(平扫＋增强)或腹部血管三维重建。

⑥有内科疾病者及时请相关科室医师会诊。

(2)其他

①营养评估:根据《解放军总医院新住院患者营养风险筛查表(NRS-2002)》为新住院患者进行营养评估,评分≥3 分患者给予处置,必要时申请营养科医师会诊。

②心理评估:根据新住院患者情况申请心理科医师会诊。

③疼痛评估:根据《VAS 评分》实施疼痛评估,评分＞7 分患者给予处置,必要时请疼痛科医师会诊。

④康复评估:根据《住院患者康复筛查和评估表》在新住院患者住院后 24 小时内进行康复筛查和评估。任何一项结果为“是”,则申请康复科医师会诊。

⑤深静脉血栓栓塞症风险评估:根据专科《深静脉血栓栓塞症评估量表》在新住院患者住院后 24 小时内进行风险筛查和评估,风险结果为“高危”的,则申请血管外科或介入导管室医师会诊。

2. 术前准备

(1)术前评估:术前 24 小时完成病情评估、必要的检查,做出术前小结,术前讨论。

(2)术前谈话:术前与患者及其家属谈话,告知手术方案、相关风险,手术费用及其家属权益,履行书面知情同意手续。

(3)通知手术室:准备手术间、手术药品、手术物品。

(4)护士做心理护理,交代注意事项,进行术前宣教。

(5)手术部位标识:术者、一助或经治医师术前应对手术部位做体表标识。

(6)术前麻醉医师访视:制订麻醉计划,完成评估,确定麻醉访视,记入《麻醉医师术前访视记录》,告知患者及其家属麻醉适应证,麻醉目的、风险,可能出现情况及处理原则、替代方案等,签《麻醉知情同意书》并归入病历。

(七)抗生素选择与使用时机

应按照《抗菌药物临床应用指导原则(2015 年)》(国卫办医发〔2015〕43 号)和卫生部办公厅《关于抗菌药物临床应用管理有关问题的通知》(卫办医政发〔2009〕38 号)执行。

1. 根据病情适当选用抗生素。

2. 预防性用药时间为术前 30 分钟。

3. 手术超过 4 小时加用 1 次。

4. 术后 5 天酌情停止使用抗生素或根据药敏培养结果更换抗生素。

(八)手术日为住院第 1－5 天

1. 手术安全核对:患者入手术间后由手术医师、麻醉医师、巡回护士及患者本人共同核对患者身份、手术部位与标识、手术方式。手术医师、麻醉医师、巡回护士三方按《手术安全核对表》逐项核对,共同签名。

(1)麻醉方式:全身麻醉。

(2)手术内固定物:可选择直线切割闭合器、钛夹。

(3)术中用药:麻醉常规用药等。

(4)输血:视术中情况而定。

2. 经治医师或手术医师应即刻完成术后首次病程记录,观察术后患者病情变化。

（九）术后住院恢复1～7天

1. 必要的营养支持、补液治疗。

2. 术后第2天经口进食。

3. 术后5天可酌情结束抗生素治疗。

4. 必要时切口换药，符合指征时拔除引流管。

（十）出院标准

1. 无明显腹痛，发热。

2. 切口愈合好，无感染。

3. 没有需要住院处理的并发症和（或）合并症。

（十一）有无变异及原因分析

1. 医疗原因导致的变异　改变诊疗方案，转科治疗，操作失误，误诊等。

2. 患者原因导致的变异　不同意治疗方案，个人要求出院，院外服用手术禁忌药，月经期，对诊疗计划不满要求出路径。

3. 并发症原因导致变异　围术期并发症，如胆管损伤、胆漏、腹腔出血、感染、切口感染、胃排空延迟、术后肝功能不全等造成住院天数延长和费用增加。

4. 病情原因导致变异　部分患者常常存在很多内科合并症，如脑血管或心血管病、糖尿病、血栓等，手术可能导致这些疾病加重而需要治疗，从而延长治疗时间和增加住院费用。

5. 辅诊科室原因导致的变异　检查、检验、手术、病理等检查（不及时，结果错报）、报告（结果错报）等原因延长住院天数，增加费用等。

6. 管理原因导致的变异　系统暂不支持，系统瘫痪，需要修订制度等。

7. 节假日　术前患者如住院后遇节假日，使手术推迟，延长住院天数，增加费用。

二、肝包虫病行肝包虫切除术临床路径表单

适用对象		第一诊断为肝包虫病（ICD-10：B67.802† K77.011＊） 行肝包虫切除术（ICD-9-CM-3：50.2916）的患者		
患者基本信息		姓名：______ 性别：____ 年龄：____ 门诊号：______ 住院号：______ 过敏史：______ 住院日期：____年__月__日 出院日期：____年__月__日		标准住院天数1～12天
时间		住院第1—3天 （术前准备/诊疗评估）	住院第1—5天 （手术日）	术后第1—7天 （恢复出院）
主要诊疗工作	制度落实	□ 住院2小时内经治医师或值班医师完成接诊 □ 住院24小时内主管医师完成检诊 □ 住院48小时内主诊医师完成检诊 □ 专科医师会诊（必要时） □ 完成术前准备 □ 组织术前讨论 □ 麻醉医师术前访视 □ 手术部位标识	□ 三级医师查房 □ 手术安全核查 □ 麻醉医师术后访视	□ 三级医师查房 □ 进行手术及切口评估，确定有无胆漏、切口愈合不良手术并发症 □ 必要时切口换药，符合指征时拔除引流管

（续　表）

主要诊疗工作	病情评估	□ 经治医师询问病史与体格检查 □ 心理评估 □ 营养评估 □ 疼痛评估 □ 康复评估		□ 上级医师进行治疗效果、预后和出院评估 □ 出院宣教
	病历书写	□ 住院 8 小时内完成首次病程记录 □ 住院 24 小时内完成住院记录 □ 完成主管医师查房记录 □ 完成主诊医师查房记录 □ 完成术前讨论、术前小结	□ 术后即刻完成术后首次病程记录 □ 术者或一助术后 24 小时内完成手术记录（术者签名）	□ 术后病程记录 □ 主管医师查房记录 □ 主诊医师查房记录 □ 特殊的治疗、操作单独书写 □ 出院当天病程记录（有上级医师指示出院） □ 出院后 24 小时内完成出院记录 □ 出院后 24 小时内完成病案首页
	知情同意	□ 患者或其家属在住院记录单签名 □ 术前谈话，告知患者及其家属病情和围术期注意事项并签署麻醉知情同意书、输血知情同意书、手术知情同意书、授权委托书（患者本人不能签名时）、自费用品协议书（必要时）、军人目录外耗材审批单（必要时）		□ 告知患者及其家属出院后注意事项（指导出院后功能锻炼、复诊的时间及地点、发生紧急情况时处理等）
	手术治疗	□ 预约手术	□ 实施手术（手术安全核查记录、手术清点记录）	
	其他	□ 及时通知上级医师检诊 □ 经治医师检查、整理病历资料		□ 通知出院 □ 开具出院介绍信 □ 开具诊断证明书 □ 出院带药 □ 预约门诊复诊时间

（续　表）

重点医嘱	长期医嘱	护理医嘱	□ 按肝胆外科护理常规 □ 三级护理	□ 按肝胆外科术后护理常规 □ 一级护理	□ 按肝胆外科术后护理常规 □ 二级或三级护理
		处置医嘱	□ 配血（必要时）	□ 持续胃肠减压 □ 留置引流管并计量引流量 □ 病重 □ 快速测血糖 □ 心电监护 □ 吸氧 12 小时 □ 雾化吸入 □ 监测 24 小时出入量	□ 持续胃肠减压 □ 留置引流管并计量引流量 □ 心电监护（必要时） □ 吸氧 12 小时 □ 雾化吸入（必要时）
		膳食医嘱	□ 普食 □ 糖尿病饮食 □ 低盐、低脂饮食 □ 低盐、低脂、糖尿病饮食 □ 术前禁食、禁水	□ 禁食、禁水	□ 流食 □ 半流食 □ 低脂半流食 □ 低盐、低脂半流食
		药物医嘱	□ 既往基础用药（必要时）		□ 既往基础用药（必要时）
	临时医嘱	检查检验	□ 血常规（含 CRP＋IL-6） □ 尿常规 □ 粪常规 □ 血型 □ 凝血四项 □ 普通生化 □ 传染性疾病筛查（乙型肝炎、丙型肝炎、艾滋病、梅毒） □ 肿瘤标志物 □ 肝脏储备功能检查 □ MRI（平扫＋动态增强）、MRCP □ 腹部 CT（平扫＋增强）或腹部血管三维重建 □ 冠状动脉 CT（必要时） □ 超声心动图（必要时） □ 动态心电图（必要时） □ 肺功能（必要时） □ 动脉血气分析（必要时）		□ 血常规 □ 普通生化 □ 肝功能 □ 出、凝血功能 □ 腹部 CT 平扫（必要时）
		药物医嘱	□ 抗感染治疗（必要时） □ 保肝治疗（必要时）	□ 抗感染治疗 □ 补液 □ 抑酸或胃黏膜保护药 □ 镇痛等对症处理	□ 抗感染治疗 □ 补液 □ 保肝治疗 □ 抑酸或胃黏膜保护药 □ 镇痛等对症处理

（续　表）

重点医嘱	临时医嘱	手术医嘱	□ 常规准备明日在全身麻醉下行肝肿瘤切除术		
		处置医嘱	□ 备腹部皮肤(＞30cm^2) □ 术前留置胃肠减压管 □ 术前用抗生素皮试 □ 术前肠道准备(必要时)		□ 换药 □ 拔除胃管(必要时) □ 拔除腹腔引流管(必要时) □ 拆线 □ 出院 □ 必要时针对术后并发症行介入治疗
主要护理工作	健康宣教		□ 住院宣教(住院环境、规章制度) □ 进行护理安全指导 □ 进行等级护理、活动范围指导 □ 进行饮食指导 □ 进行关于疾病知识的宣教 □ 检查、检验项目的目的和意义 □ 术前宣教		□ 出院宣教(康复训练方法、用药指导、换药时间及注意事项、复查时间等) □ 术后心理疏导 □ 指导术后康复训练 □ 指导术后注意事项
	护理处置		□ 患者身份核对 □ 佩戴腕带 □ 建立住院病历,通知医师 □ 住院介绍:介绍责任护士,病区环境、设施、规章制度、基础护理服务项目 □ 询问病史,填写护理记录单首页 □ 观察病情 □ 测量基本生命体征 □ 抽血、留取标本 □ 心理与生活护理 □ 根据评估结果采取相应护理措施 □ 通知检查项目及注意事项		□ 测量基本生命体征 □ 观察患者病情变化并及时报告医师 □ 腹腔引流液性状与计量 □ 遵医嘱用药 □ 完成护理记录 □ 心理与生活护理 □ 指导并监督患者治疗与康复训练 □ 根据评估结果采取相应护理措施 □ 核对患者医疗费用 □ 协助患者办理出院手续 □ 指导并监督患者康复训练 □ 整理床单位
	护理评估		□ 一般评估:生命体征、神志、皮肤、药物过敏史等 □ 专科评估 □ 风险评估:评估有无跌倒、坠床、压疮、深静脉血栓等风险 □ 心理评估 □ 营养评估	□ 风险评估:评估有无跌倒、坠床、压疮、导管滑脱、液体外渗的风险 □ 疼痛评估 □ 康复评估	□ 风险评估:评估有无跌倒、坠床、压疮、导管滑脱、液体外渗的风险 □ 疼痛评估 □ 康复评估

（续　表）

<table>
<tr><td rowspan="4">主要护理工作</td><td>专科护理</td><td colspan="3"></td><td colspan="3">□ 心理与生活护理</td><td colspan="3">□ 引流管防脱落</td></tr>
<tr><td>饮食指导</td><td colspan="3">□ 根据医嘱通知配餐员准备膳食</td><td colspan="3">□ 根据医嘱通知配餐员准备膳食</td><td colspan="3">□ 根据医嘱通知配餐员准备膳食</td></tr>
<tr><td>活动体位</td><td colspan="3">□ 根据护理等级指导活动</td><td colspan="3">□ 根据护理等级指导活动</td><td colspan="3">□ 根据护理等级指导活动</td></tr>
<tr><td>洗浴要求</td><td colspan="3">□ 协助患者洗澡、更换病号服</td><td colspan="3">□ 协助患者晨、晚间护理
□ 备皮后协助患者清洁备皮部位，更换病号服
□ 告知患者切口保护方法</td><td colspan="3">□ 协助患者晨、晚间护理
□ 备皮后协助患者清洁备皮部位，更换病号服
□ 告知患者切口保护方法</td></tr>
<tr><td colspan="2">病情变异记录</td><td colspan="3">□ 无　□ 有，原因：
□ 患者　□ 疾病　□ 医疗
□ 护理　□ 保障　□ 管理</td><td colspan="3">□ 无　□ 有，原因：
□ 患者　□ 疾病　□ 医疗
□ 护理　□ 保障　□ 管理</td><td colspan="3">□ 无　□ 有，原因：
□ 患者　□ 疾病　□ 医疗
□ 护理　□ 保障　□ 管理</td></tr>
<tr><td colspan="2" rowspan="2">护士签名</td><td>白班</td><td>小夜班</td><td>大夜班</td><td>白班</td><td>小夜班</td><td>大夜班</td><td>白班</td><td>小夜班</td><td>大夜班</td></tr>
<tr><td></td><td></td><td></td><td></td><td></td><td></td><td></td><td></td><td></td></tr>
<tr><td colspan="2">医师签名</td><td colspan="3"></td><td colspan="3"></td><td colspan="3"></td></tr>
</table>

第九节　肝转移癌行肝转移瘤切除术临床路径

一、肝转移癌行肝转移瘤切除术临床路径标准住院流程

（一）适用对象

第一诊断为肝转移癌（ICD-10：C78.701），行肝转移瘤切除术（ICD-9-CM-3：50.2301/50.22/50.3）的患者。

（二）诊断依据

根据 Selection for Hepatic Resection of Colorectal Liver Metastases：Expert Consensus Statement（American Hepato-Pancreato-Biliary Association，AHPBA）；Society of Surgical Oncology，SSO；Society for Surgery of the Alimentary Tract，SSAT. HPB（Oxford）（2013年），结直肠癌肝转移诊断和综合治疗指南（V2013）（中华医学会外科学分会，中国抗癌协会大肠癌专业委员会（The Committee of Colorectal Cancer CACA，CACA-CRCPC）（中国实用外科杂志，2013年），《临床诊疗指南——外科学分册》（中华医学会编著，人民卫生出版社，2012年），《黄家驷外科学》（第7版，人民卫生出版社，2011年），《克氏外科学》（第19版，北京大学医学出版社，2015年）。

1. *病史*　上腹部饱胀不适或上腹痛；消化道症状、消瘦乏力；有既往肿瘤切除病史或其他脏器发现肿瘤。

2. *辅助检查*　检验提示血肿瘤标志物异常升高，腹部超声、CT或MRI证实肝内包块。必要时可行PET进一步明确原发灶。

（三）选择治疗方案的依据

根据 Selection for Hepatic Resection of Colorectal Liver Metastases：Expert Consensus Statement（American Hepato-Pancreato-Biliary Association，AHPBA）；Society of Surgical Oncology，SSO；Society for Surgery of the Alimentary Tract，SSAT，HPB（Oxford）（2013 年），结直肠癌肝转移诊断和综合治疗指南（V2013）（中华医学会外科学分会，中国抗癌协会大肠癌专业委员会（The Committee of Colorectal Cancer CACA，CACA-CRCPC）（中国实用外科杂志，2013 年），《临床诊疗指南——外科学分册》（中华医学会编著，人民卫生出版社，2012 年），《黄家驷外科学》（第 7 版，人民卫生出版社，2011 年），《克氏外科学》（第 19 版，北京大学医学出版社，2015 年）。

1. 明确有肝内转移癌患者，病情适宜手术治疗。

2. 有明确手术适应证，无明确手术禁忌证。

3. 患者及其家属知情同意。

（四）标准住院天数

1～12 天。

（五）进入路径标准

1. 第一诊断必须符合肝转移癌（ICD-10：C78.701），行肝转移瘤切除术（ICD-9-CM-3：50.2301/50.22/50.3），病情适宜手术治疗。

2. 当患者同时具有其他疾病诊断时，但在住院期间不需要特殊处理也不影响第一诊断的临床路径流程实施时，可以进入路径。

（六）术前准备（术前评估为住院第 1－3 天）

1. 诊疗评估

（1）检查检验评估

①完成血、尿、粪常规，以及血生化、血清四项、凝血功能、血型、肿瘤标志物等检验。

②完成胸部 X 线片、心电图、超声心动图、肺功能和血气分析（老年人或既往有相关病史者）等，排除手术禁忌。

③肝储备功能检查（ICG 15 分钟滞留率等）。

④MRI（平扫＋动态增强）。

⑤腹部 CT（平扫＋增强）或腹部血管三维重建。

⑥有内科疾病者及时请相关科室医师会诊。

（2）其他

①营养评估：根据《解放军总医院新住院患者营养风险筛查表（NRS-2002）》为新住院患者进行营养评估，评分≥3 分患者给予处置，必要时申请营养科医师会诊。

②心理评估：根据新住院患者情况申请心理科医师会诊。

③疼痛评估：根据《VAS 评分》实施疼痛评估，评分＞7 分患者给予处置，必要时请疼痛科医师会诊。

④康复评估：根据《住院患者康复筛查和评估表》在新住院患者住院后 24 小时内进行康复筛查和评估。任何一项结果为“是”，则申请康复科医师会诊。

⑤深静脉血栓栓塞症风险评估：根据专科《深静脉血栓栓塞症评估量表》在新住院患者住院后 24 小时内进行风险筛查和评估，风险结果为“高危”的，则申请血管外科或介入导管室医师会诊。

2. 术前准备

（1）术前评估：术前 24 小时完成病情评估、必要的检查，做出术前小结，术前讨论。

(2)术前谈话:术前与患者及其家属谈话,告知手术方案、相关风险,手术费用及其家属权益,履行书面知情同意手续。

(3)通知手术室:准备手术间、手术药品、手术物品。

(4)护士做心理护理,交代注意事项,进行术前宣教。

(5)手术部位标识:术者、一助或经治医师术前应对手术部位做体表标识。

(6)术前麻醉医师访视:制订麻醉计划,完成评估,确定麻醉访视,记入《麻醉医师术前访视记录》,告知患者及其家属麻醉适应证,麻醉目的、风险,可能出现情况及处理原则、替代方案等,签《麻醉知情同意书》并归入病历。

(七)抗生素选择与使用时机

应按照《抗菌药物临床应用指导原则(2015 年)》(国卫办医发〔2015〕43 号)和卫生部办公厅《关于抗菌药物临床应用管理有关问题的通知》(卫办医政发〔2009〕38 号)执行。

1. 根据病情适当选用抗生素。

2. 预防性用药时间为术前 30 分钟。

3. 手术超过 4 小时加用 1 次。

4. 术后 5 天酌情停止使用抗生素或根据药敏培养结果更换抗生素。

(八)手术日为住院第 1－5 天

1. 手术安全核对:患者入手术间后由手术医师、麻醉医师、巡回护士及患者本人共同核对患者身份、手术部位与标识、手术方式。手术医师、麻醉医师、巡回护士三方按《手术安全核对表》逐项核对,共同签名。

(1)麻醉方式:全身麻醉。

(2)手术内固定物:可选择直线切割闭合器、钛夹。

(3)术中用药:麻醉常规用药等。

(4)输血:视术中情况而定。

2. 经治医师或手术医师应即刻完成术后首次病程记录,观察术后患者病情变化。

(九)术后住院恢复 1～7 天

1. 必要的营养支持、补液治疗。

2. 术后第 2 天经口进食。

3. 术后 5 天可酌情结束抗生素治疗。

4. 必要时切口换药,符合指征时拔除引流管。

(十)出院标准

1. 无明显腹痛,发热。

2. 切口愈合好,无感染。

3. 没有需要住院处理的并发症和(或)合并症。

(十一)有无变异及原因分析

1. 医疗原因导致的变异　改变诊疗方案,转科治疗,操作失误,误诊等。

2. 患者原因导致的变异　不同意治疗方案,个人要求出院,院外服用手术禁忌药,月经期,对诊疗计划不满要求出路径。

3. 并发症原因导致变异　围术期并发症,如胆管损伤、胆漏、腹腔出血、感染、切口感染、胃排空延迟、术后肝功能不全等造成住院天数延长和费用增加。

4. 病情原因导致变异　部分患者常常存在很多内科合并症，如脑血管或心血管病、糖尿病、血栓等，手术可能导致这些疾病加重而需要治疗，从而延长治疗时间和增加住院费用。

5. 辅诊科室原因导致的变异　检查、检验、手术、病理等检查(不及时，结果错报)、报告(结果错报)等原因延长住院天数，增加费用等。

6. 管理原因导致的变异　系统暂不支持，系统瘫痪，需要修订制度等。

7. 节假日　术前患者如住院后遇节假日，使手术推迟，延长住院天数，增加费用。

二、肝转移癌行肝转移瘤切除术临床路径表单

适用对象		第一诊断为肝转移癌(ICD-10:C78.701) 行肝转移瘤切除术(ICD-9-CM-3:50.2301/50.22/50.3)的患者		
患者基本信息		姓名:______　性别:____　年龄:____ 门诊号:______　住院号:______　过敏史:______ 住院日期:____年__月__日　出院日期:____年__月__日		标准住院天数 1～12 天
时间		住院第 1—3 天 (术前准备/诊疗评估)	住院第 1—5 天 (手术日)	术后第 1—7 天 (恢复出院)
主要诊疗工作	制度落实	□ 住院 2 小时内经治医师或值班医师完成接诊 □ 住院 24 小时内主管医师完成检诊 □ 住院 48 小时内主诊医师完成检诊 □ 专科医师会诊(必要时) □ 完成术前准备 □ 组织术前讨论 □ 麻醉医师术前访视 □ 手术部位标识	□ 三级医师查房 □ 手术安全核查 □ 麻醉医师术后访视	□ 三级医师查房 □ 进行手术及切口评估，确定有无胆漏、切口愈合不良手术并发症 □ 必要时切口换药，符合指征时拔除引流管
	病情评估	□ 经治医师询问病史与体格检查 □ 心理评估 □ 营养评估 □ 疼痛评估 □ 康复评估		□ 上级医师进行治疗效果、预后和出院评估 □ 出院宣教
	病历书写	□ 住院 8 小时内完成首次病程记录 □ 住院 24 小时内完成住院记录 □ 完成主管医师查房记录 □ 完成主诊医师查房记录 □ 完成术前讨论、术前小结	□ 术后即刻完成术后首次病程记录 □ 术者或一助术后 24 小时内完成手术记录(术者签名)	□ 术后病程记录 □ 主管医师查房记录 □ 主诊医师查房记录 □ 特殊的治疗、操作单独书写 □ 出院当天病程记录(有上级医师指示出院) □ 出院后 24 小时内完成出院记录 □ 出院后 24 小时内完成病案首页

（续　表）

主要诊疗工作	知情同意		□ 患者或其家属在住院记录单签名 □ 术前谈话，告知患者及其家属病情和围术期注意事项并签署麻醉知情同意书、输血知情同意书、手术知情同意书、授权委托书（患者本人不能签名时）、自费用品协议书（必要时）、军人目录外耗材审批单（必要时）		□ 告知患者及其家属出院后注意事项（指导出院后功能锻炼、复诊的时间及地点、发生紧急情况时处理等）
	手术治疗		□ 预约手术	□ 实施手术（手术安全核查记录、手术清点记录）	
	其他		□ 及时通知上级医师检诊 □ 经治医师检查、整理病历资料		□ 通知出院 □ 开具出院介绍信 □ 开具诊断证明书 □ 出院带药 □ 预约门诊复诊时间
重点医嘱	长期医嘱	护理医嘱	□ 按肝胆外科护理常规 □ 三级护理	□ 按肝胆外科术后护理常规 □ 一级护理	□ 按肝胆外科术后护理常规 □ 二级或三级护理
		处置医嘱	□ 配血（必要时）	□ 持续胃肠减压 □ 留置引流管并计量引流量 □ 病重 □ 快速测血糖 □ 心电监护 □ 吸氧 12 小时 □ 雾化吸入 □ 监测 24 小时出入量	□ 持续胃肠减压 □ 留置引流管并计量引流量 □ 心电监护（必要时） □ 吸氧 12 小时 □ 雾化吸入（必要时）
		膳食医嘱	□ 普食 □ 糖尿病饮食 □ 低盐、低脂饮食 □ 低盐、低脂、糖尿病饮食 □ 术前禁食、禁水	□ 禁食、禁水	□ 流食 □ 半流食 □ 低脂半流食 □ 低盐、低脂半流食
		药物医嘱	□ 既往基础用药（必要时）		□ 既往基础用药（必要时）

（续　表）

重点医嘱	临时医嘱	检查检验	□ 血常规（含 CRP＋IL-6） □ 尿常规 □ 粪常规 □ 血型 □ 凝血四项 □ 普通生化 □ 传染性疾病筛查（乙型肝炎、丙型肝炎、艾滋病、梅毒） □ 肿瘤标志物 □ 肝脏储备功能检查 □ MRI（平扫＋动态增强）、MRCP □ 腹部 CT（平扫＋增强）或腹部血管三维重建 □ 冠状动脉 CT（必要时） □ 超声心动图（必要时） □ 动态心电图（必要时） □ 肺功能（必要时） □ 动脉血气分析（必要时）		□ 血常规 □ 普通生化 □ 肝功能 □ 出、凝血功能 □ 腹部 CT 平扫（必要时）
		药物医嘱	□ 抗感染治疗（必要时） □ 保肝治疗（必要时）	□ 抗感染治疗 □ 补液 □ 抑酸或胃黏膜保护药 □ 镇痛等对症处理	□ 抗感染治疗 □ 补液 □ 保肝治疗 □ 抑酸或胃黏膜保护药 □ 镇痛等对症处理
		手术医嘱	□ 常规准备明日在全身麻醉下行肝肿瘤切除术		
		处置医嘱	□ 备腹部皮肤（$>30cm^2$） □ 术前留置胃肠减压管 □ 术前用抗生素皮试 □ 术前肠道准备（必要时）		□ 换药 □ 拔除胃管（必要时） □ 拔除腹腔引流管（必要时） □ 拆线 □ 出院 □ 必要时针对术后并发症行介入治疗
主要护理工作	健康宣教		□ 住院宣教（住院环境、规章制度） □ 进行护理安全指导 □ 进行等级护理、活动范围指导 □ 进行饮食指导 □ 进行关于疾病知识的宣教 □ 检查、检验项目的目的和意义 □ 术前宣教		□ 出院宣教（康复训练方法、用药指导、换药时间及注意事项、复查时间等） □ 术后心理疏导 □ 指导术后康复训练 □ 指导术后注意事项

（续　表）

主要护理工作	护理处置	□ 患者身份核对 □ 佩戴腕带 □ 建立住院病历，通知医师 □ 住院介绍：介绍责任护士，病区环境、设施、规章制度、基础护理服务项目 □ 询问病史，填写护理记录单首页 □ 观察病情 □ 测量基本生命体征 □ 抽血、留取标本 □ 心理与生活护理 □ 根据评估结果采取相应护理措施 □ 通知检查项目及注意事项		□ 测量基本生命体征 □ 观察患者病情变化并及时报告医师 □ 腹腔引流液性状与计量 □ 遵医嘱用药 □ 完成护理记录 □ 心理与生活护理 □ 指导并监督患者治疗与康复训练 □ 根据评估结果采取相应护理措施 □ 核对患者医疗费用 □ 协助患者办理出院手续 □ 指导并监督患者康复训练 □ 整理床单位
	护理评估	□ 一般评估：生命体征、神志、皮肤、药物过敏史等 □ 专科评估 □ 风险评估：评估有无跌倒、坠床、压疮、深静脉血栓等风险 □ 心理评估 □ 营养评估	□ 风险评估：评估有无跌倒、坠床、压疮、导管滑脱、液体外渗的风险 □ 疼痛评估 □ 康复评估	□ 风险评估：评估有无跌倒、坠床、压疮、导管滑脱、液体外渗的风险 □ 疼痛评估 □ 康复评估
	专科护理		□ 心理与生活护理	□ 引流管防脱落
	饮食指导	□ 根据医嘱通知配餐员准备膳食	□ 根据医嘱通知配餐员准备膳食	□ 根据医嘱通知配餐员准备膳食
	活动体位	□ 根据护理等级指导活动	□ 根据护理等级指导活动	□ 根据护理等级指导活动
	洗浴要求	□ 协助患者洗澡、更换病号服	□ 协助患者晨、晚间护理 □ 备皮后协助患者清洁备皮部位，更换病号服 □ 告知患者切口保护方法	□ 协助患者晨、晚间护理 □ 备皮后协助患者清洁备皮部位，更换病号服 □ 告知患者切口保护方法
病情变异记录		□ 无　□ 有，原因： □ 患者　□ 疾病　□ 医疗 □ 护理　□ 保障　□ 管理	□ 无　□ 有，原因： □ 患者　□ 疾病　□ 医疗 □ 护理　□ 保障　□ 管理	□ 无　□ 有，原因： □ 患者　□ 疾病　□ 医疗 □ 护理　□ 保障　□ 管理
护士签名		白班　小夜班　大夜班	白班　小夜班　大夜班	白班　小夜班　大夜班
医师签名				

肝转移癌行肝转移瘤切除术临床路径表单(患者版)

<table>
<tr><td>适用对象</td><td colspan="3">第一诊断为肝转移瘤(ICD-10:C78.701)
行肝转移瘤切除术(ICD-9-CM-3:50.2301/50.22/50.3)的患者</td></tr>
<tr><td>患者基本信息</td><td colspan="2">姓名:______　性别:____　年龄:____
门诊号:______　住院号:______　过敏史:______
住院日期:____年__月__日　出院日期:____年__月__日</td><td>标准住院天数 1～12 天</td></tr>
<tr><td>时间</td><td>住院第 1—3 天
(术前准备/诊疗评估)</td><td>住院第 1—5 天
(手术日)</td><td>术后第 1—7 天
(恢复出院)</td></tr>
<tr><td>医师的工作</td><td>□ 经治/值班医师住院后 2 小时内询问病史及体格检查
□ 住院医师 8 小时完成首次病程记录、24 小时内完成首次住院记录、主管/主诊医师查房等病历书写
□ 下医嘱、开检查及化验单
□ 完成必要的相关科室医师会诊
□ 完成患者住院记录签名
□ 主诊组进行术前评估和确定手术方案
□ 向患者及其家属交代可能发生的并发症及处理措施,术者进行术前谈话并签署手术知情同意书、自费用品协议书、输血同意书、委托书(患者本人不能签名时)
□ 麻醉医师查房并与患者和(或)家属交待麻醉注意事项并签署麻醉知情同意书
□ 完成各项术前准备</td><td>□ 手术
□ 向患者及其家属交代手术过程及术后注意事项
□ 术者完成手术记录
□ 住院医师完成术后病程记录
□ 主管/主诊医师查房
□ 麻醉医师术后访视
□ 观察有无术后并发症并做相应处理</td><td>□ 住院医师完成常规病程记录
□ 观察切口、引流量、生命体征情况等并做出相应处理
□ 鼓励早期下床活动
□ 主管/主诊医师查房,进行手术及切口评估,确定有无手术并发症和切口愈合不良情况,明确是否出院
□ 完成出院志、病案首页、出院诊断证明书等所有病历
□ 向患者交代出院后的注意事项</td></tr>
</table>

（续 表）

护士的工作	□ 执行长期医嘱和临时医嘱 □ 介绍病房环境、设施设备 □ 住院护理评估 □ 执行长期医嘱和临时医嘱 □ 做好备皮等术前准备 □ 告知患者术前禁食、禁水 □ 术前心理护理	□ 执行长期医嘱和临时医嘱 □ 观察患者病情变化并及时报告医师 □ 术后心理与生活护理	□ 执行长期医嘱和临时医嘱 □ 观察患者病情 □ 术后心理与生活护理 □ 如无异常，告知患者明日出院 □ 指导患者办理出院手续 □ 出院宣教
患者及家属的工作	□ 熟悉病房环境，明确医院的规章制度，明确自己的经管医师 □ 详细诉说病情，平时使用的药物情况 □ 了解手术方案和手术风险以及围术期注意事项并签署手术知情同意书、自费用品协议书、输血同意书、委托书（患者本人不能签名时） □ 了解麻醉风险及注意事项并签署麻醉知情同意书 □ 配合做好术前准备	□ 了解术后注意事项 □ 禁食、禁水 □ 有异常主诉，病情变化及时报告护士、医师	□ 有异常主诉，病情变化及时报告护士、医师 □ 办理出院手续 □ 告知出院注意事项

第4章　脾脏疾病

第一节　外伤性脾破裂行急诊脾切除术临床路径

一、外伤性脾破裂行急诊脾切除术临床路径标准住院流程

(一)适用对象

第一诊断为外伤性脾破裂(ICD-10:S36.001),行脾切除术(ICD-9-CM-3:41.5)的患者。

(二)诊断依据

根据《脾脏损伤治疗方式的专家共识(2014年)》(中华医学会外科学分会脾功能与脾脏外科学组,中华普通外科学文献(电子版),2015年),《临床诊疗指南——外科学分册》(中华医学会编著,人民卫生出版社,2012年),《黄家驷外科学》(第7版,人民卫生出版社,2011年),《克氏外科学》(第19版,北京大学医学出版社,2015年)。

1. 病史　腹部外伤史,腹部持续性疼痛或腹部包块,休克表现。

2. 辅助检查　检验提示血红蛋白及红细胞减少,腹部超声、CT证实脾脏破裂;腹腔穿出血性液体。

(三)选择治疗方案的依据

根据《脾脏损伤治疗方式的专家共识(2014年)》(中华医学会外科学分会脾功能与脾脏外科学组,中华普通外科学文献(电子版),2015年),《临床诊疗指南——外科学分册》(中华医学会编著,人民卫生出版社,2012年),《黄家驷外科学》(第7版,人民卫生出版社,2011年),《克氏外科学》(第19版,北京大学医学出版社,2015年)。

1. 明确有外伤性脾破裂患者。

2. 无明确手术禁忌证。

3. 征得患者及其家属的同意。

(四)标准住院天数

1～10天。

(五)进入路径标准

第一诊断必须符合外伤性脾破裂(ICD-10:S36.001),行脾切除术(ICD-9-CM-3:41.5)。

当患者同时具有其他疾病诊断时,但在住院期间不需要特殊处理也不影响第一诊断的临床路径流程实施时,可以进入路径。

（六）术前准备（术前评估为所必需的检查项目）

1. 诊疗评估

（1）检查检验评估

①血、尿、粪常规，以及血生化，血清四项、凝血功能、血型。

②胸部 X 线片、心电图等。

③腹部超声，腹部 CT（平扫＋增强）。

④术前抗休克等治疗（病情允许时），根据情况可进行边纠正休克边手术等治疗。

⑤有内科疾病者及时请相关科室医师会诊。

（2）其他

①营养评估：根据《解放军总医院新住院患者营养风险筛查表（NRS-2002）》为新住院患者进行营养评估，评分≥3 分患者给予处置，必要时申请营养科医师会诊。

②心理评估：根据新住院患者情况申请心理科医师会诊。

③疼痛评估：根据《VAS 评分》实施疼痛评估，评分＞7 分患者给予处置，必要时请疼痛科医师会诊。

④康复评估：根据《住院患者康复筛查和评估表》在新住院患者住院后 24 小时内进行康复筛查和评估。任何一项结果为“是”，则申请康复科医师会诊。

⑤深静脉血栓栓塞症风险评估：根据专科《深静脉血栓栓塞症评估量表》在新住院患者住院后 24 小时内进行风险筛查和评估，风险结果为“高危”的，则申请血管外科或介入导管室医师会诊。

2. 术前准备

（1）术前评估：术前 24 小时完成病情评估、必要的检查，做出术前小结，术前讨论。

（2）术前谈话：术前与患者及其家属谈话，告知手术方案、相关风险，手术费用及其家属权益，履行书面知情同意手续。

（3）通知手术室：准备手术间、手术药品、手术物品。

（4）护士做心理护理，交代注意事项，进行术前宣教。

（5）手术部位标识：术者、一助或经治医师术前应对手术部位做体表标识。

（6）术前麻醉医师访视：制订麻醉计划，完成评估，确定麻醉访视，记入《麻醉医师术前访视记录》，告知患者及其家属麻醉适应证，麻醉目的、风险，可能出现情况及处理原则，替代方案等，签《麻醉知情同意书》并归入病历。

（七）预防性抗生素选择与使用时机

应按照《抗菌药物临床应用指导原则（2015 年）》（国卫办医发〔2015〕43 号）和卫生部办公厅《关于抗菌药物临床应用管理有关问题的通知》（卫办医政发〔2009〕38 号）执行。

1. 预防性抗生素应用：第二代或第三代头孢类抗生素。

2. 预防性用药时间为术前 30 分钟。

3. 手术超过 4 小时加用 1 次。

4. 术后 5～7 天停止使用抗生素。

（八）手术日为住院第 1 天

1. 手术安全核对：患者入手术间后由手术医师、麻醉医师、巡回护士及患者本人共同核对患者身份、手术部位与标识、手术方式。手术医师、麻醉医师、巡回护士三方按《手术安全核对表》逐项核对，共同签名。

(1)麻醉方式：全身麻醉。

(2)手术内固定物：可选择直线切割闭合器、钛夹。

(3)术中用药：麻醉常规用药等。

(4)输血：视术中情况而定。

2. 经治医师或手术医师应即刻完成术后首次病程记录，观察术后患者病情变化。

(九)术后住院恢复 1～10 天

1. 必要的营养支持、补液治疗。

2. 术后第 2 天经口进食。

3. 术后 5 天可酌情结束抗生素治疗。

4. 必要时切口换药，符合指征时拔除引流管。

(十)出院标准

1. 无明显腹痛，发热。

2. 切口愈合好，无感染。

3. 没有需要住院处理的并发症和(或)合并症。

(十一)有无变异及原因分析

1. 医疗原因导致的变异　改变诊疗方案，转科治疗，操作失误，误诊等。

2. 患者原因导致的变异　不同意治疗方案，个人要求出院，院外服用手术禁忌药，月经期，对诊疗计划不满要求出路径。

3. 并发症原因导致变异　围术期并发症，如腹腔出血、感染、切口感染、胃排空延迟等造成住院天数延长和费用增加。

4. 病情原因导致变异　部分患者常常存在很多内科合并症，如脑血管或心血管病、糖尿病、血栓等，手术可能导致这些疾病加重而需要治疗，从而延长治疗时间和增加住院费用。

5. 辅诊科室原因导致的变异　检查、检验、手术、病理等检查(不及时，结果错报)、报告(结果错报)等原因延长住院天数，增加费用等。

6. 管理原因导致的变异　系统暂不支持，系统瘫痪，需要修订制度等。

7. 节假日　术前患者如住院后遇节假日，使手术推迟，延长住院天数，增加费用。

二、外伤性脾破裂行急诊脾切除术临床路径表单

适用对象		第一诊断为外伤性脾破裂(ICD-10:S36.001) 行脾切除术(ICD-9-CM-3:41.5)的患者		
患者基本信息		姓名:______ 性别:____ 年龄:____ 门诊号:______ 住院号:______ 过敏史:______ 住院日期:____年__月__日 出院日期:____年__月__日		标准住院天数 1～10 天
时间		住院第 1 天 (术前准备、评估、手术日)	术后第 1 天	术后第 1－10 天 (恢复出院)
主要诊疗工作	制度落实	□ 住院 2 小时内经治医师或值班医师完成接诊 □ 住院 24 小时内主管医师完成检诊 □ 住院 48 小时内主诊医师完成检诊 □ 专科医师会诊(必要时) □ 完成术前准备 □ 组织术前讨论 □ 麻醉医师术前访视 □ 手术部位标识 □ 三级医师查房 □ 手术安全核查 □ 麻醉医师术后访视	□ 三级医师查房 □ 进行手术及切口评估,确定有无腹水、胰漏、切口愈合不良等手术并发症 □ 必要时切口换药,符合指征时拔除引流管	□ 三级医师查房 □ 进行手术及切口评估,确定有无腹水、胰漏、切口愈合不良等手术并发症 □ 必要时切口换药,符合指征时拔除引流管
	病情评估	□ 经治医师询问病史与体格检查 □ 心理评估 □ 营养评估 □ 疼痛评估 □ 康复评估	□ 进行手术及切口评估,确定有无腹水、胰漏、切口愈合不良手术并发症	□ 上级医师进行治疗效果、预后和出院评估 □ 出院宣教
	病历书写	□ 住院 8 小时内完成首次病程记录 □ 住院 24 小时内完成住院记录 □ 完成主管医师查房记录 □ 完成主诊医师查房记录 □ 完成术前讨论、术前小结 □ 术后即刻完成术后首次病程记录 □ 术者或一助术后 24 小时内完成手术记录(术者签名)	□ 术后病程记录	□ 术后病程记录 □ 主管医师查房记录 □ 主诊医师查房记录 □ 特殊的治疗、操作单独书写 □ 出院当天病程记录(有上级医师指示出院) □ 出院后 24 小时内完成出院记录 □ 出院后 24 小时内完成病案首页

（续 表）

主要诊疗工作	知情同意		□ 患者或其家属在住院记录单签名 □ 术前谈话，告知患者及其家属病情和围术期注意事项并签署麻醉知情同意书、输血知情同意书、手术知情同意书、授权委托书（患者本人不能签名时）、自费用品协议书（必要时）、军人目录外耗材审批单（必要时）		□ 告知患者及其家属出院后注意事项（指导出院后功能锻炼、复诊的时间及地点、发生紧急情况时处理等）
	手术治疗		□ 预约手术 □ 实施手术（手术安全核查记录、手术清点记录）		
	其他		□ 及时通知上级医师检诊 □ 经治医师检查、整理病历资料		□ 通知出院 □ 开具出院介绍信 □ 开具诊断证明书 □ 出院带药 □ 预约门诊复诊时间
重点医嘱	长期医嘱	护理医嘱	□ 按肝胆外科护理常规 □ 二级护理	□ 按肝胆外科术后护理常规 □ 一级护理	□ 按肝胆外科术后护理常规 □ 二级或三级护理
		处置医嘱	□ 配血	□ 持续胃肠减压 □ 留置引流管并计量引流量 □ 病重 □ 心电监护（必要时） □ 吸氧 12 小时 □ 雾化吸入（必要时）	□ 持续胃肠减压 □ 留置引流管并计量引流量 □ 心电监护（必要时） □ 吸氧 12 小时 □ 雾化吸入（必要时）
		膳食医嘱	□ 术前禁食、禁水	□ 禁食、禁水	□ 流食 □ 半流食 □ 低脂半流食 □ 低盐、低脂半流食
		药物医嘱	□ 既往基础用药（必要时）		□ 既往基础用药（必要时）
	临时医嘱	检查检验	□ 血常规（含 CRP＋IL-6） □ 尿常规 □ 粪常规 □ 血型 □ 凝血四项	□ 血常规 □ 普通生化 □ 肝功能 □ 出、凝血功能 □ 腹部 CT 平扫（必要时）	□ 血常规 □ 普通生化 □ 肝功能 □ 出、凝血功能 □ 腹部 CT 平扫（必要时）

（续 表）

重点医嘱	临时医嘱	检查检验	□ 普通生化 □ 传染性疾病筛查（乙型肝炎、丙型肝炎、艾滋病、梅毒） □ 腹部 CT（平扫＋增强）或腹部血管三维重建 □ 动脉血气分析（必要时）		
		药物医嘱	□ 抗感染治疗（必要时） □ 补液 □ 抑酸或胃黏膜保护药 □ 镇痛等对症处理	□ 抗感染治疗 □ 补液 □ 抑酸或胃黏膜保护药 □ 镇痛等对症处理	□ 抗感染治疗 □ 补液 □ 抑酸或胃黏膜保护药 □ 镇痛等对症处理
		手术医嘱	□ 急诊在全身麻醉下行脾脏切除术		□ 抗凝治疗
		处置医嘱	□ 备腹部皮肤（＞30cm²） □ 术前留置胃肠减压管 □ 术前用抗生素皮试	□ 换药 □ 拔除胃管（必要时）	□ 换药 □ 拔除胃管（必要时） □ 拔除腹腔引流管（必要时） □ 拆线 □ 出院 □ 必要时针对术后并发症行介入治疗
主要护理工作	健康宣教		□ 住院宣教（住院环境、规章制度） □ 进行护理安全指导 □ 进行等级护理、活动范围指导 □ 进行饮食指导 □ 进行关于疾病知识的宣教 □ 检查、检验项目的目的和意义 □ 术前宣教	□ 术后心理疏导 □ 指导术后康复训练 □ 指导术后注意事项	□ 出院宣教（康复训练方法、用药指导、换药时间及注意事项、复查时间等） □ 术后心理疏导 □ 指导术后康复训练 □ 指导术后注意事项
	护理处置		□ 患者身份核对 □ 佩戴腕带 □ 建立住院病历，通知医师 □ 住院介绍：介绍责任护士，病区环境、设施、规章制度、基础护理服务项目 □ 询问病史，填写护理记录单首页 □ 观察病情 □ 测量基本生命体征 □ 抽血、留取标本 □ 心理与生活护理 □ 根据评估结果采取相应护理措施 □ 通知检查项目及注意事项	□ 测量基本生命体征 □ 观察患者病情变化并及时报告医师 □ 遵医嘱用药 □ 完成护理记录 □ 心理与生活护理 □ 指导并监督患者治疗与康复训练 □ 根据评估结果采取相应护理措施 □ 核对患者医疗费用 □ 整理床单位	□ 测量基本生命体征 □ 观察患者病情变化并及时报告医师 □ 腹腔引流液的性状并计量 □ 遵医嘱用药 □ 完成护理记录 □ 心理与生活护理 □ 指导并监督患者治疗与康复训练 □ 根据评估结果采取相应护理措施 □ 核对患者医疗费用 □ 协助患者办理出院手续 □ 指导并监督患者康复训练 □ 整理床单位

（续　表）

主要护理工作	护理评估	□ 一般评估：生命体征、神志、皮肤、药物过敏史等 □ 专科评估 □ 风险评估：评估有无跌倒、坠床、压疮、深静脉血栓等风险 □ 心理评估 □ 营养评估	□ 风险评估：评估有无跌倒、坠床、压疮、导管滑脱、液体外渗的风险 □ 疼痛评估 □ 康复评估	□ 风险评估：评估有无跌倒、坠床、压疮、导管滑脱、液体外渗的风险 □ 疼痛评估 □ 康复评估
	专科护理		□ 心理与生活护理	□ 引流管防脱落
	饮食指导	□ 根据医嘱通知配餐员准备膳食	□ 根据医嘱通知配餐员准备膳食	□ 根据医嘱通知配餐员准备膳食
	活动体位	□ 根据护理等级指导活动	□ 根据护理等级指导活动	□ 根据护理等级指导活动
	洗浴要求	□ 协助患者洗澡、更换病号服	□ 协助患者晨、晚间护理 □ 备皮后协助患者清洁备皮部位，更换病号服 □ 告知患者切口保护方法	□ 协助患者晨、晚间护理 □ 备皮后协助患者清洁备皮部位，更换病号服 □ 告知患者切口保护方法
病情变异记录		□ 无　□ 有，原因： □ 患者　□ 疾病　□ 医疗 □ 护理　□ 保障　□ 管理	□ 无　□ 有，原因： □ 患者　□ 疾病　□ 医疗 □ 护理　□ 保障　□ 管理	□ 无　□ 有，原因： □ 患者　□ 疾病　□ 医疗 □ 护理　□ 保障　□ 管理
护士签名		白班　小夜班　大夜班	白班　小夜班　大夜班	白班　小夜班　大夜班
医师签名				

外伤性脾破裂行急诊脾脏切除术临床路径表单（患者版）

适用对象	第一诊断外伤性脾破裂（ICD-10：S36.001） 行急诊脾切除术（ICD-9-CM-3：41.5　01）的患者		
患者基本信息	姓名：_____　性别：____　年龄：____ 门诊号：_____　住院号：_____　过敏史：_____ 住院日期：____年__月__日　出院日期：____年__月__日		标准住院天数 1～10 天
时间	住院第 1 天 （术前准备、评估、手术日）	术后第 1 天	术后第 1—10 天 （恢复出院）
医师的工作	□ 经治/值班医师住院后 2 小时内询问病史及体格检查 □ 住院医师 8 小时完成首次病程记录、24 小时内完成首次住院记录、主管/主诊医师查房等病历书写	□ 住院医师完成常规病程记录 □ 观察切口、引流量、生命体征情况等并做出相应处理 □ 鼓励早期下床活动	□ 住院医师完成常规病程记录 □ 观察切口、引流量、生命体征情况等并做出相应处理 □ 鼓励早期下床活动

（续　表）

医师的工作	□ 下医嘱、开检查及化验单 □ 完成必要的相关科室会诊 □ 完成患者及其家属住院记录签名 □ 主诊组进行术前评估和确定手术方案 □ 向患者和（或）家属交代可能发生的并发症及处理措施，术者进行术前谈话并签署手术知情同意书、自费用品协议书、输血同意书、委托书（患者本人不能签名时） □ 麻醉医师查房并与患者和（或）家属交代麻醉注意事项并签署麻醉知情同意书 □ 完成各项术前准备 □ 手术 □ 向患者和（或）家属交代手术过程及术后注意事项 □ 术者完成手术记录 □ 住院医师完成术后病程记录 □ 主管/主诊医师查房 □ 麻醉医师访视 □ 观察有无术后并发症并做相应处理	□ 主管/主诊医师查房，进行手术及切口评估，确定有无手术并发症和切口愈合不良情况	□ 主管/主诊医师查房，进行手术及切口评估，确定有无手术并发症和切口愈合不良情况，明确是否出院 □ 完成出院志、病案首页、出院诊断证明书等所有病历 □ 向患者和（或）家属交代出院后的注意事项
护士的工作	□ 执行长期医嘱和临时医嘱 □ 介绍病房环境、设施设备 □ 住院护理评估 □ 执行长期医嘱和临时医嘱 □ 做好备皮等术前准备 □ 告知患者术前禁食、禁水 □ 术前心理护理	□ 执行长期医嘱和临时医嘱 □ 观察患者病情变化并及时报告医师 □ 术后心理与生活护理	□ 执行长期医嘱和临时医嘱 □ 观察患者病情 □ 术后心理与生活护理 □ 如无异常，告知患者明日出院 □ 指导患者办理出院手续 □ 出院宣教

（续　表）

患者及家属的工作	□ 熟悉病房环境，明确医院的规章制度，明确自己的经管医师 □ 详细诉说病情，平时使用的药物情况 □ 了解手术方案和手术风险以及围术期注意事项并签署手术知情同意书、自费用品协议书、输血同意书、委托书（患者本人不能签名时） □ 了解麻醉风险及注意事项并签署麻醉知情同意书 □ 配合做好术前准备	□ 了解术后注意事项 □ 禁食、禁水 □ 有异常主诉，病情变化及时报告护士、医师	□ 有异常主诉，病情变化及时报告护士、医师 □ 办理出院手续 □ 告知出院注意事项

第二节　脾肿瘤行脾切除术临床路径

一、脾肿瘤行脾切除术临床路径标准住院流程

（一）适用对象

第一诊断为脾肿瘤（ICD-10：C26.101/C78.802/D13.901/D37.706/C83.003/C85.010/C85.908/D18.112/D73.901/D73.902），行脾切除术（ICD-9-CM-3：41.5 01）的患者。

（二）诊断依据

根据《临床诊疗指南——外科学分册》（中华医学会编著，人民卫生出版社，2012 年），《黄家驷外科学》（第 7 版，人民卫生出版社，2011 年），《克氏外科学》（第 19 版，北京大学医学出版社，2015 年）。

1. 病史　腹部肿块，有的伴有脾功能亢进、脾大压迫周围组织引发的伴随症状。

2. 辅助检查　腹部超声、CT 或 MRI 证实脾脏占位。

（三）选择治疗方案的依据

根据《临床诊疗指南——外科学分册》（中华医学会编著，人民卫生出版社，2012 年），《黄家驷外科学》（第 7 版，人民卫生出版社，2011 年），《克氏外科学》（第 19 版，北京大学医学出版社，2015 年）。

1. 无明确手术禁忌证。

2. 明确有巨脾患者。脾穿刺活检病理学证实（必要时）。

（四）标准住院天数

1～12 天。

（五）进入路径标准

1. 第一诊断必须符合脾肿瘤（ICD-10：C26.101/C78.802/D13.901/D37.706/C83.003/

C85.010/ C85.908/D18.112/D73.901/D73.902)，行脾脏切除术(ICD-9-CM-3:41.5 01)。

2. 当患者同时具有其他疾病诊断时，但在住院期间不需要特殊处理也不影响第一诊断的临床路径流程实施时，可以进入路径。

3. 针对第一诊断，未行其他治疗。

(六)术前准备(术前评估为住院第 1—3 天)

1. 诊疗评估

(1)检查检验评估

①完成血、尿、粪常规，以及血生化、血清四项、凝血功能、血型、肿瘤标志物等检验。

②完成胸部 X 线片、心电图、超声心动图、肺功能和血气分析(老年人或既往有相关病史者)等，排除手术禁忌。

③肝储备功能检查(ICG 15 分钟滞留率等)。

④MRI(平扫＋动态增强)。

⑤腹部 CT(平扫＋增强)或腹部血管三维重建。

⑥有内科疾病者及时请相关科室医师会诊。

(2)其他

①营养评估：根据《解放军总医院新住院患者营养风险筛查表(NRS-2002)》为新住院患者进行营养评估，评分≥3 分患者给予处置，必要时申请营养科医师会诊。

②心理评估：根据新住院患者情况申请心理科医师会诊。

③疼痛评估：根据《VAS 评分》实施疼痛评估，评分＞7 分患者给予处置，必要时请疼痛科医师会诊。

④康复评估：根据《住院患者康复筛查和评估表》在新住院患者住院后 24 小时内进行康复筛查和评估。任何一项结果为“是”，则申请康复科医师会诊。

⑤深静脉血栓栓塞症风险评估：根据专科《深静脉血栓栓塞症评估量表》在新住院患者住院后 24 小时内进行风险筛查和评估，风险结果为“高危”的，则申请血管外科或介入导管室医师会诊。

2. 术前准备

(1)术前评估：术前 24 小时完成病情评估、必要的检查，做出术前小结，术前讨论。

(2)术前谈话：术前与患者及其家属谈话，告知手术方案、相关风险，手术费用及其家属权益，履行书面知情同意手续。

(3)通知手术室：准备手术间、手术药品、手术物品。

(4)护士做心理护理，交代注意事项，进行术前宣教。

(5)手术部位标识：术者、一助或经治医师术前应对手术部位做体表标识。

(6)术前麻醉医师访视：制订麻醉计划，完成评估，确定麻醉访视，记入《麻醉医师术前访视记录》，告知患者及其家属麻醉适应证，麻醉目的、风险，可能出现情况及处理原则、替代方案等，签《麻醉知情同意书》并归入病历。

(七)抗生素选择与使用时机

应按照《抗菌药物临床应用指导原则(2015 年)》(国卫办医发〔2015〕43 号)和卫生部办公厅《关于抗菌药物临床应用管理有关问题的通知》(卫办医政发〔2009〕38 号)执行。

1. 根据病情适当选用抗生素。

2. 预防性用药时间为术前 30 分钟。

3. 手术超过 4 小时加用 1 次。

4. 术后 5 天酌情停止使用抗生素或根据药敏培养结果更换抗生素。

(八)手术日为住院第 1－5 天

1. 手术安全核对:患者入手术间后由手术医师、麻醉医师、巡回护士及患者本人共同核对患者身份、手术部位与标识、手术方式。手术医师、麻醉医师、巡回护士三方按《手术安全核对表》逐项核对,共同签名。

(1)麻醉方式:全身麻醉。

(2)手术内固定物:可选择直线切割闭合器。

(3)术中用药:麻醉常规用药等。

(4)输血:视术中情况而定。

2. 经治医师或手术医师应即刻完成术后首次病程记录,观察术后患者病情变化。

(九)术后住院恢复 1～7 天

1. 必要的营养支持、补液治疗。

2. 术后第 2 天经口进食。

3. 术后 5 天可酌情结束抗生素治疗。

4. 必要时切口换药,符合指征时拔除引流管。

(十)出院标准

1. 无明显腹痛,发热。

2. 切口愈合好,无感染。

3. 没有需要住院处理的并发症和(或)合并症。

(十一)有无变异及原因分析

1. 医疗原因导致的变异　改变诊疗方案,转科治疗,操作失误,误诊等。

2. 患者原因导致的变异　不同意治疗方案,个人要求出院,院外服用手术禁忌药,月经期,对诊疗计划不满要求出路径。

3. 并发症原因导致变异　围术期并发症,如腹腔出血、胰 漏感染、切口感染、胃排空延迟等造成住院天数延长和费用增加。

4. 病情原因导致变异　部分患者常常存在很多内科合并症,如脑血管或心血管病、糖尿病、血栓等,手术可能导致这些疾病加重而需要治疗,从而延长治疗时间和增加住院费用。

5. 辅诊科室原因导致的变异　检查、检验、手术、病理等检查(不及时,结果错报)、报告(结果错报)等原因延长住院天数,增加费用等。

6. 管理原因导致的变异　系统暂不支持,系统瘫痪,需要修订制度等。

7. 节假日　术前患者如住院后遇节假日,使手术推迟,延长住院天数,增加费用。

二、脾肿瘤行脾切除术临床路径表单

<table>
<tr><td colspan="2">适用对象</td><td colspan="3">第一诊断为脾肿瘤（ICD-10：C26.101/C78.802/D13.901/D37.706/C83.003/C85.010/C85.908/D18.112/D73.901/D73.902）
行脾切除术（ICD-9-CM-3：41.5 01）的患者</td></tr>
<tr><td colspan="2">患者基本信息</td><td colspan="2">姓名：______ 性别：____ 年龄：____
门诊号：______ 住院号：______ 过敏史：______
住院日期：____年__月__日 出院日期：____年__月__日</td><td>标准住院天数 1～12 天</td></tr>
<tr><td colspan="2">时间</td><td>住院第 1—3 天
（术前准备/诊疗评估）</td><td>住院第 1—5 天
（手术日）</td><td>术后第 1—7 天
（恢复出院）</td></tr>
<tr><td rowspan="3">主要诊疗工作</td><td>制度落实</td><td>□ 住院 2 小时内经治医师或值班医师完成接诊
□ 住院 24 小时内主管医师完成检诊
□ 住院 48 小时内主诊医师完成检诊
□ 专科医师会诊（必要时）
□ 完成术前准备
□ 组织术前讨论
□ 麻醉医师术前访视
□ 手术部位标识</td><td>□ 三级医师查房
□ 手术安全核查
□ 麻醉医师术后访视</td><td>□ 三级医师查房
□ 进行手术及切口评估，确认有无胰漏、切口愈合不良等手术并发症
□ 必要时切口换药，符合指征时拔除引流管</td></tr>
<tr><td>病情评估</td><td>□ 经治医师询问病史与体格检查
□ 心理评估
□ 营养评估
□ 疼痛评估
□ 康复评估</td><td></td><td>□ 上级医师进行治疗效果、预后和出院评估
□ 出院宣教</td></tr>
<tr><td>病历书写</td><td>□ 住院 8 小时内完成首次病程记录
□ 住院 24 小时内完成住院记录
□ 完成主管医师查房记录
□ 完成主诊医师查房记录
□ 完成术前讨论、术前小结</td><td>□ 术后即刻完成术后首次病程记录
□ 术者或一助术后 24 小时内完成手术记录（术者签名）</td><td>□ 术后病程记录
□ 主管医师查房记录
□ 主诊医师查房记录
□ 特殊的治疗、操作单独书写
□ 出院当天病程记录（有上级医师指示出院）
□ 出院后 24 小时内完成出院记录
□ 出院后 24 小时内完成病案首页</td></tr>
</table>

（续　表）

主要诊疗工作	知情同意		□ 患者或其家属在住院记录单签名 □ 术前谈话，告知患者及其家属病情和围术期注意事项并签署麻醉知情同意书、输血知情同意书、手术知情同意书、授权委托书（患者本人不能签名时）、自费用品协议书（必要时）、军人目录外耗材审批单（必要时）		□ 告知患者及其家属出院后注意事项（指导出院后功能锻炼、复诊的时间及地点、发生紧急情况时处理等）
	手术治疗		□ 预约手术	□ 实施手术（手术安全核查记录、手术清点记录）	
	其他		□ 及时通知上级医师检诊 □ 经治医师检查、整理病历资料		□ 通知出院 □ 开具出院介绍信 □ 开具诊断证明书 □ 出院带药 □ 预约门诊复诊时间
重点医嘱	长期医嘱	护理医嘱	□ 按肝胆外科护理常规 □ 三级护理	□ 按肝胆外科术后护理常规 □ 一级护理	□ 按肝胆外科术后护理常规 □ 二级或三级护理
		处置医嘱	□ 配血（必要时）	□ 持续胃肠减压 □ 留置引流管并计量引流量 □ 病重 □ 快速测血糖 □ 心电监护（必要时） □ 吸氧 12 小时 □ 雾化吸入（必要时）	□ 持续胃肠减压 □ 留置引流管并计量引流量 □ 心电监护（必要时） □ 吸氧 12 小时 □ 雾化吸入（必要时）
		膳食医嘱	□ 普食 □ 糖尿病饮食 □ 低盐、低脂饮食 □ 低盐、低脂、糖尿病饮食 □ 术前禁食、禁水	□ 禁食、禁水	□ 流食 □ 半流食 □ 低脂半流食 □ 低盐、低脂半流食
		药物医嘱	□ 既往基础用药（必要时）		□ 既往基础用药（必要时）

（续　表）

重点医嘱	临时医嘱	检查检验	□ 血常规（含 CRP＋IL-6） □ 尿常规 □ 粪常规 □ 血型 □ 凝血四项 □ 普通生化 □ 传染性疾病筛查（乙型肝炎、丙型肝炎、艾滋病、梅毒） □ 肿瘤标志物 □ 腹部 CT（平扫＋增强）或腹部血管三维重建 □ 冠状动脉 CT（必要时） □ 超声心动图（必要时） □ 动态心电图（必要时） □ 肺功能（必要时） □ 动脉血气分析（必要时）	□ 血常规 □ 普通生化 □ 出、凝血功能 □ 腹部 CT 平扫（必要时）	□ 血常规 □ 普通生化 □ 出、凝血功能 □ 腹部 CT 平扫（必要时）
		药物医嘱	□ 抗感染治疗（必要时）	□ 抗感染治疗 □ 补液 □ 抑酸或胃黏膜保护药 □ 镇痛等对症处理	□ 抗感染治疗 □ 补液 □ 抑酸或胃黏膜保护药 □ 镇痛等对症处理 □ 抗凝治疗
		手术医嘱	□ 常规准备明日在全身麻醉下行肝肿瘤切除术		
		处置医嘱	□ 备腹部皮肤（＞30cm^2） □ 术前留置胃肠减压管 □ 术前用抗生素皮试 □ 术前肠道准备（必要时）		□ 换药 □ 拔除胃管（必要时） □ 拔除腹腔引流管（必要时） □ 拆线 □ 出院 □ 必要时针对术后并发症行介入治疗
主要护理工作	健康宣教		□ 住院宣教（住院环境、规章制度） □ 进行护理安全指导 □ 进行等级护理、活动范围指导 □ 进行饮食指导 □ 进行关于疾病知识的宣教 □ 检查、检验项目的目的和意义 □ 术前宣教		□ 出院宣教（康复训练方法、用药指导、换药时间及注意事项、复查时间等） □ 术后心理疏导 □ 指导术后康复训练 □ 指导术后注意事项

（续　表）

<table>
<tr><td rowspan="6">主要护理工作</td><td>护理处置</td><td>□ 患者身份核对
□ 佩戴腕带
□ 建立住院病历，通知医师
□ 住院介绍：介绍责任护士，病区环境、设施、规章制度、基础护理服务项目
□ 询问病史，填写护理记录单首页
□ 观察病情
□ 测量基本生命体征
□ 抽血、留取标本
□ 心理与生活护理
□ 根据评估结果采取相应护理措施
□ 通知检查项目及注意事项</td><td colspan="3"></td><td colspan="3">□ 测量基本生命体征
□ 观察患者病情变化并及时报告医师
□ 引流液性状与计量
□ 遵医嘱用药
□ 完成护理记录
□ 心理与生活护理
□ 指导并监督患者治疗与康复训练
□ 根据评估结果采取相应护理措施
□ 核对患者医疗费用
□ 协助患者办理出院手续
□ 指导并监督患者康复训练
□ 整理床单位</td></tr>
<tr><td>护理评估</td><td>□ 一般评估：生命体征、神志、皮肤、药物过敏史等
□ 专科评估
□ 风险评估：评估有无跌倒、坠床、压疮、深静脉血栓等风险
□ 心理评估
□ 营养评估</td><td colspan="3">□ 风险评估：评估有无跌倒、坠床、压疮、导管滑脱、液体外渗的风险
□ 疼痛评估
□ 康复评估</td><td colspan="3">□ 风险评估：评估有无跌倒、坠床、压疮、导管滑脱、液体外渗的风险
□ 疼痛评估
□ 康复评估</td></tr>
<tr><td>专科护理</td><td></td><td colspan="3">□ 心理与生活护理</td><td colspan="3">□ 引流管防脱落</td></tr>
<tr><td>饮食指导</td><td>□ 根据医嘱通知配餐员准备膳食</td><td colspan="3">□ 根据医嘱通知配餐员准备膳食</td><td colspan="3">□ 根据医嘱通知配餐员准备膳食</td></tr>
<tr><td>活动体位</td><td>□ 根据护理等级指导活动</td><td colspan="3">□ 根据护理等级指导活动</td><td colspan="3">□ 根据护理等级指导活动</td></tr>
<tr><td>洗浴要求</td><td>□ 协助患者洗澡、更换病号服</td><td colspan="3">□ 协助患者晨、晚间护理
□ 备皮后协助患者清洁备皮部位，更换病号服
□ 告知患者切口保护方法</td><td colspan="3">□ 协助患者晨、晚间护理
□ 备皮后协助患者清洁备皮部位，更换病号服
□ 告知患者切口保护方法</td></tr>
<tr><td colspan="2">病情变异记录</td><td>□ 无　□ 有，原因：
□ 患者　□ 疾病　□ 医疗
□ 护理　□ 保障　□ 管理</td><td colspan="3">□ 无　□ 有，原因：
□ 患者　□ 疾病　□ 医疗
□ 护理　□ 保障　□ 管理</td><td colspan="3">□ 无　□ 有，原因：
□ 患者　□ 疾病　□ 医疗
□ 护理　□ 保障　□ 管理</td></tr>
<tr><td colspan="2" rowspan="2">护士签名</td><td>白班　|　小夜班　|　大夜班</td><td>白班</td><td>小夜班</td><td>大夜班</td><td>白班</td><td>小夜班</td><td>大夜班</td></tr>
<tr><td></td><td></td><td></td><td></td><td></td><td></td><td></td></tr>
<tr><td colspan="2">医师签名</td><td></td><td colspan="3"></td><td colspan="3"></td></tr>
</table>

第三节　巨脾行脾切除术临床路径

一、巨脾行脾切除术临床路径标准住院流程

(一)适用对象

第一诊断为巨脾(ICD-10:R16.101),行脾脏切除术(ICD-9-CM-3:41.5　01)的患者。

(二)诊断依据

根据《临床诊疗指南——外科学分册》(中华医学会编著,人民卫生出版社,2012年),《黄家驷外科学》(第7版,人民卫生出版社,2011年),《克氏外科学》(第19版,北京大学医学出版社,2015年)。

1. 病史　腹部肿块,有的伴有脾功能亢进、脾大压迫周围组织引发的伴随症状。

2. 辅助检查　腹部超声、CT或MRI证实巨脾。

(三)选择治疗方案的依据

根据《临床诊疗指南——外科学分册》(中华医学会编著,人民卫生出版社,2012年),《黄家驷外科学》(第7版,人民卫生出版社,2011年),《克氏外科学》(第19版,北京大学医学出版社,2015年)。

1. 明确有巨脾患者。

2. 无明确手术禁忌证。

(四)标准住院天数

1～15天。

(五)进入路径标准

1. 第一诊断必须符合巨脾(ICD-10:R16.101),行脾切除术(ICD-9-CM-3:41.5 01)。

2. 当患者同时具有其他疾病诊断时,但在住院期间不需要特殊处理也不影响第一诊断的临床路径流程实施时,可以进入路径。

3. 针对第一诊断,未行其他治疗。

(六)术前准备(术前评估为住院第1－3天)

1. 诊疗评估

(1)检查检验评估

①完成血、尿、粪常规,以及血生化、血清四项、凝血功能、血型、肿瘤标志物等检验。

②完成胸部X线片、心电图、超声心动图、肺功能和血气分析(老年人或既往有相关病史者)等,排除手术禁忌。

③肝脏储备功能检查(ICG 15分钟滞留率等)。

④MRI(平扫＋动态增强)。

⑤腹部CT(平扫＋增强)或腹部血管三维重建。

⑥有内科疾病者及时请相关科室医师会诊。

(2)其他

①营养评估:根据《解放军总医院新住院患者营养风险筛查表(NRS-2002)》为新住院患者进行营养评估,评分≥3分患者给予处置,必要时申请营养科医师会诊。

②心理评估:根据新住院患者情况申请心理科医师会诊。

③疼痛评估:根据《VAS 评分》实施疼痛评估,评分>7 分患者给予处置,必要时请疼痛科医师会诊。

④康复评估:根据《住院患者康复筛查和评估表》在新住院患者住院后 24 小时内进行康复筛查和评估。任何一项结果为“是”,则申请康复科医师会诊。

⑤深静脉血栓栓塞症风险评估:根据专科《深静脉血栓栓塞症评估量表》在新住院患者住院后 24 小时内进行风险筛查和评估,风险结果为“高危”的,则申请血管外科或介入导管室医师会诊。

2. 术前准备

(1)术前评估:术前 24 小时完成病情评估、必要的检查,做出术前小结,术前讨论。

(2)术前谈话:术前与患者及其家属谈话,告知手术方案、相关风险,手术费用及其家属权益,履行书面知情同意手续。

(3)通知手术室:准备手术间、手术药品、手术物品。

(4)护士做心理护理,交代注意事项,进行术前宣教。

(5)手术部位标识:术者、一助或经治医师术前应对手术部位做体表标识。

(6)术前麻醉医师访视:制订麻醉计划,完成评估,确定麻醉访视,记入《麻醉医师术前访视记录》,告知患者及其家属麻醉适应证,麻醉目的、风险,可能出现情况及处理原则、替代方案等,签《麻醉知情同意书》并归入病历。

(七)抗生素选择与使用时机

应按照《抗菌药物临床应用指导原则(2015 年)》(国卫办医发〔2015〕43 号)和卫生部办公厅《关于抗菌药物临床应用管理有关问题的通知》(卫办医政发〔2009〕38 号)执行。

1. 根据病情适当选用抗生素。

2. 预防性用药时间为术前 30 分钟。

3. 手术超过 4 小时加用 1 次。

4. 术后 5 天酌情停止使用抗生素或根据药敏培养结果更换抗生素。

(八)手术日为住院第 1－5 天

1. 手术安全核对:患者入手术间后由手术医师、麻醉医师、巡回护士及患者本人共同核对患者身份、手术部位与标识、手术方式。手术医师、麻醉医师、巡回护士三方按《手术安全核对表》逐项核对,共同签名。

(1)麻醉方式:全身麻醉。

(2)手术内固定物:可选择直线切割闭合器。

(3)术中用药:麻醉常规用药等。

(4)输血:视术中情况而定。

2. 经治医师或手术医师应即刻完成术后首次病程记录,观察术后患者病情变化。

(九)术后住院恢复 1～10 天

1. 必要的营养支持、补液治疗。

2. 术后第 2 天经口进食。

3. 术后 5 天可酌情结束抗生素治疗。

4. 必要时切口换药,符合指征时拔除引流管。

(十)出院标准

1. 无明显腹痛,发热。

2. 切口愈合好,无感染。

3. 没有需要住院处理的并发症和(或)合并症。

(十一)有无变异及原因分析

1. 医疗原因导致的变异　改变诊疗方案,转科治疗,操作失误,误诊等。

2. 患者原因导致的变异　不同意治疗方案,个人要求出院,院外服用手术禁忌药,月经期,对诊疗计划不满要求出路径。

3. 并发症原因导致变异　围术期并发症,如腹腔出血、感染、切口感染、胃排空延迟等造成住院天数延长和费用增加。

4. 病情原因导致变异　部分患者常常存在很多内科合并症,如消化道出血、脑血管或心血管病、糖尿病、血栓等,手术可能导致这些疾病加重而需要治疗,从而延长治疗时间和增加住院费用。

5. 辅诊科室原因导致的变异　检查、检验、手术、病理等检查(不及时,结果错报)、报告(结果错报)等原因延长住院天数,增加费用等。

6. 管理原因导致的变异　系统暂不支持,系统瘫痪,需要修订制度等。

7. 节假日　术前患者如住院后遇节假日,使手术推迟,延长住院天数,增加费用。

二、巨脾行脾切除术临床路径表单

适用对象		第一诊断为巨脾(ICD-10:R16.101) 行脾切除术(ICD-9-CM-3:41.5　01)的患者		
患者基本信息		姓名:______　性别:____　年龄:____ 门诊号:______　住院号:______　过敏史:______ 住院日期:____年__月__日　出院日期:____年__月__日		标准住院天数1～15天
时间		住院第1—3天 (术前准备/诊疗评估)	住院第1—5天 (手术日)	术后第1—10天 (恢复出院)
主要诊疗工作	制度落实	□ 住院2小时内经治医师或值班医师完成接诊 □ 住院24小时内主管医师完成检诊 □ 住院48小时内主诊医师完成检诊 □ 专科医师会诊(必要时) □ 完成术前准备 □ 组织术前讨论 □ 麻醉医师术前访视 □ 手术部位标识	□ 三级医师查房 □ 手术安全核查 □ 麻醉医师术后访视	□ 三级医师查房 □ 进行手术及切口评估,确定有无腹水、出血、切口愈合不良手术并发症 □ 必要时切口换药,符合指征时拔除引流管

（续　表）

主要诊疗工作	病情评估	□ 经治医师询问病史与体格检查 □ 心理评估 □ 营养评估 □ 疼痛评估 □ 康复评估		□ 上级医师进行治疗效果、预后和出院评估 □ 出院宣教
	病历书写	□ 住院 8 小时内完成首次病程记录 □ 住院 24 小时内完成住院记录 □ 完成主管医师查房记录 □ 完成主诊医师查房记录 □ 完成术前讨论、术前小结	□ 术后即刻完成术后首次病程记录 □ 术者或一助术后 24 小时内完成手术记录（术者签名）	□ 术后病程记录 □ 主管医师查房记录 □ 主诊医师查房记录 □ 特殊的治疗、操作单独书写 □ 出院当天病程记录（有上级医师指示出院） □ 出院后 24 小时内完成出院记录 □ 出院后 24 小时内完成病案首页
	知情同意	□ 患者或其家属在住院记录单签名 □ 术前谈话，告知患者及其家属病情和围术期注意事项并签署麻醉知情同意书、输血知情同意书、手术知情同意书、授权委托书（患者本人不能签名时）、自费用品协议书（必要时）、军人目录外耗材审批单（必要时）		□ 告知患者及其家属出院后注意事项（指导出院后功能锻炼、复诊的时间及地点、发生紧急情况时处理等）
	手术治疗	□ 预约手术	□ 实施手术（手术安全核查记录、手术清点记录）	
	其他	□ 及时通知上级医师检诊 □ 经治医师检查、整理病历资料		□ 通知出院 □ 开具出院介绍信 □ 开具诊断证明书 □ 出院带药 □ 预约门诊复诊时间

（续　表）

重点医嘱	长期医嘱	护理医嘱	□ 按肝胆外科护理常规 □ 三级护理	□ 按肝胆外科术后护理常规 □ 一级护理	□ 按肝胆外科术后护理常规 □ 二级或三级护理
		处置医嘱	□ 配血（必要时）	□ 持续胃肠减压 □ 留置引流管并计量引流量 □ 病重 □ 快速测血糖 □ 心电监护（必要时） □ 吸氧 12 小时 □ 雾化吸入（必要时）	□ 持续胃肠减压 □ 留置引流管并计量引流量 □ 心电监护（必要时） □ 吸氧 12 小时 □ 雾化吸入（必要时）
		膳食医嘱	□ 普食 □ 糖尿病饮食 □ 低盐、低脂饮食 □ 低盐、低脂、糖尿病饮食 □ 术前禁食、禁水	□ 禁食、禁水	□ 流食 □ 半流食 □ 低脂半流食 □ 低盐、低脂半流食
		药物医嘱	□ 既往基础用药（必要时）		□ 既往基础用药（必要时）
	临时医嘱	检查检验	□ 血常规（含 CRP＋IL-6） □ 尿常规 □ 粪常规 □ 血型 □ 凝血四项 □ 普通生化 □ 传染性疾病筛查（乙型肝炎、丙型肝炎、艾滋病、梅毒） □ 肿瘤标志物 □ 腹部 CT（平扫＋增强）或腹部血管三维重建 □ 冠状动脉 CT（必要时） □ 超声心动图（必要时） □ 动态心电图（必要时） □ 肺功能（必要时） □ 动脉血气分析（必要时）	□ 血常规 □ 普通生化 □ 出、凝血功能 □ 腹部 CT 平扫（必要时）	□ 血常规 □ 普通生化 □ 出、凝血功能 □ 腹部 CT 平扫（必要时）
		药物医嘱	□ 抗感染治疗（必要时）	□ 抗感染治疗 □ 补液 □ 抑酸或胃黏膜保护药 □ 镇痛等对症处理	□ 抗感染治疗 □ 补液 □ 抑酸或胃黏膜保护药 □ 镇痛等对症处理
		手术医嘱	□ 常规准备明日在全身麻醉下行肝肿瘤切除术		□ 抗凝治疗（必要时）

（续　表）

重点医嘱	临时医嘱	处置医嘱	□ 备腹部皮肤（>30cm²） □ 术前留置胃肠减压管 □ 术前用抗生素皮试 □ 术前肠道准备（必要时）		□ 换药 □ 拔除胃管（必要时） □ 拔除腹腔引流管（必要时） □ 拆线 □ 出院 □ 必要时针对术后并发症行介入治疗
主要护理工作	健康宣教		□ 住院宣教（住院环境、规章制度） □ 进行护理安全指导 □ 进行等级护理、活动范围指导 □ 进行饮食指导 □ 进行关于疾病知识的宣教 □ 检查、检验项目的目的和意义 □ 术前宣教		□ 出院宣教（康复训练方法、用药指导、换药时间及注意事项、复查时间等） □ 术后心理疏导 □ 指导术后康复训练 □ 指导术后注意事项
	护理处置		□ 患者身份核对 □ 佩戴腕带 □ 建立住院病历，通知医师 □ 住院介绍：介绍责任护士，病区环境、设施、规章制度、基础护理服务项目 □ 询问病史，填写护理记录单首页 □ 观察病情 □ 测量基本生命体征 □ 抽血、留取标本 □ 心理与生活护理 □ 根据评估结果采取相应护理措施 □ 通知检查项目及注意事项		□ 测量基本生命体征 □ 观察患者病情变化并及时报告医师 □ 引流液性状与计量 □ 遵医嘱用药 □ 完成护理记录 □ 心理与生活护理 □ 指导并监督患者治疗与康复训练 □ 根据评估结果采取相应护理措施 □ 核对患者医疗费用 □ 协助患者办理出院手续 □ 指导并监督患者康复训练 □ 整理床单位
	护理评估		□ 一般评估：生命体征、神志、皮肤、药物过敏史等 □ 专科评估 □ 风险评估：评估有无跌倒、坠床、压疮、深静脉血栓等风险 □ 心理评估 □ 营养评估	□ 风险评估：评估有无跌倒、坠床、压疮、导管滑脱、液体外渗的风险 □ 疼痛评估 □ 康复评估	□ 风险评估：评估有无跌倒、坠床、压疮、导管滑脱、液体外渗的风险 □ 疼痛评估 □ 康复评估

（续　表）

主要护理工作	专科护理		□ 心理与生活护理	□ 引流管防脱落
	饮食指导	□ 根据医嘱通知配餐员准备膳食	□ 根据医嘱通知配餐员准备膳食	□ 根据医嘱通知配餐员准备膳食
	活动体位	□ 根据护理等级指导活动	□ 根据护理等级指导活动	□ 根据护理等级指导活动
	洗浴要求	□ 协助患者洗澡、更换病号服	□ 协助患者晨、晚间护理 □ 备皮后协助患者清洁备皮部位，更换病号服 □ 告知患者切口保护方法	□ 协助患者晨、晚间护理 □ 备皮后协助患者清洁备皮部位，更换病号服 □ 告知患者切口保护方法
病情变异记录		□ 无　□ 有，原因： □ 患者　□ 疾病　□ 医疗 □ 护理　□ 保障　□ 管理	□ 无　□ 有，原因： □ 患者　□ 疾病　□ 医疗 □ 护理　□ 保障　□ 管理	□ 无　□ 有，原因： □ 患者　□ 疾病　□ 医疗 □ 护理　□ 保障　□ 管理
护士签名		白班　小夜班　大夜班	白班　小夜班　大夜班	白班　小夜班　大夜班
医师签名				

第四节　门静脉高压症行断流手术临床路径

一、门静脉高压症行断流手术临床路径标准住院流程

（一）适用对象

第一诊断为门静脉高压症（ICD-10：K76.602），行断流手术（ICD-9-CM-3：44.9104/44.9105）的患者。

（二）诊断依据

根据《临床诊疗指南——外科学分册》（中华医学会编著，人民卫生出版社，2012 年），《黄家驷外科学》（第 7 版，人民卫生出版社，2011 年），《克氏外科学》（第 19 版，北京大学医学出版社，2015 年）。

1. 病史　肝炎后肝硬化，门静脉高压症合并食管胃底静脉曲张。

2. 辅助检查　腹部超声、胃镜。

（三）选择治疗方案的依据

根据《临床诊疗指南——外科学分册》（中华医学会编著，人民卫生出版社，2012 年），《黄家驷外科学》（第 7 版，人民卫生出版社，2011 年），《克氏外科学》（第 19 版，北京大学医学出版社，2015 年）。

1. 明确有门静脉高压症的患者。

2. 无手术禁忌证。

3. 征得患者及其家属的同意。

(四)标准住院天数

1～15 天。

(五)进入路径标准

1. 第一诊断必须符合门静脉高压症(ICD-10：K76.602)，行断流手术(ICD-9-CM-3：44.9104/44.9105)。

2. 当患者同时具有其他疾病诊断时，但在住院期间不需要特殊处理也不影响第一诊断的临床路径流程实施时，可以进入路径。

3. 针对第一诊断，未行其他治疗。

(六)术前准备(术前评估为住院第 1－3 天)

1. 诊疗评估

(1)检查检验评估

①完成血、尿、粪常规，以及血生化、血清四项、凝血功能、血型、肿瘤标志物等检验。

②完成胸部 X 线片、心电图、超声心动图、肺功能和血气分析(老年人或既往有相关病史者)等，排除手术禁忌。

③肝脏储备功能检查(ICG 15 分钟滞留率等)。

④MRI(平扫＋动态增强)。

⑤腹部 CT(平扫＋增强)或腹部血管三维重建。

⑥有内科疾病者及时请相关科室医师会诊。

(2)其他

①营养评估：根据《解放军总医院新住院患者营养风险筛查表(NRS-2002)》为新住院患者进行营养评估，评分≥3 分患者给予处置，必要时申请营养科医师会诊。

②心理评估：根据新住院患者情况申请心理科医师。

③疼痛评估：根据《VAS 评分》实施疼痛评估，评分＞7 分患者给予处置，必要时请疼痛科医师会诊。

④康复评估：根据《住院患者康复筛查和评估表》在新住院患者住院后 24 小时内进行康复筛查和评估。任何一项结果为“是”，则申请康复科医师会诊。

⑤深静脉血栓栓塞症风险评估：根据专科《深静脉血栓栓塞症评估量表》在新住院患者住院后 24 小时内进行风险筛查和评估，风险结果为“高危”的，则申请血管外科或介入导管室医师会诊。

2. 术前准备

(1)术前评估：术前 24 小时完成病情评估、必要的检查，做出术前小结，术前讨论。

(2)术前谈话：术前与患者及其家属谈话，告知手术方案、相关风险，手术费用及其家属权益，履行书面知情同意手续。

(3)通知手术室：准备手术间、手术药品、手术物品。

(4)护士做心理护理，交代注意事项，进行术前宣教。

(5)手术部位标识：术者、一助或经治医师术前应对手术部位做体表标识。

(6)术前麻醉医师访视：制订麻醉计划，完成评估，确定麻醉访视，记入《麻醉医师术前访视记录》，告知患者及其家属麻醉适应证，麻醉目的、风险，可能出现情况及处理原则、替代方案等，签《麻醉知情同意书》并归入病历。

(七)抗生素选择与使用时机

应按照《抗菌药物临床应用指导原则(2015 年)》(国卫办医发〔2015〕43 号)和卫生部办公厅《关于抗菌药物临床应用管理有关问题的通知》(卫办医政发〔2009〕38 号)执行。

1. 根据病情适当选用抗生素。

2. 预防性用药时间为术前 30 分钟。

3. 手术超过 4 小时加用 1 次。

4. 术后 5 天酌情停止使用抗生素或根据药敏培养结果更换抗生素。

(八)手术日为住院第 1—5 天

1. 手术安全核对:患者入手术间后由手术医师、麻醉医师、巡回护士及患者本人共同核对患者身份、手术部位与标识、手术方式。手术医师、麻醉医师、巡回护士三方按《手术安全核对表》逐项核对,共同签名。

(1)麻醉方式:全身麻醉。

(2)手术内固定物:可选择直线切割闭合器、可吸收线、钛夹。

(3)术中用药:麻醉常规用药等。

(4)输血:视术中情况而定。

2. 经治医师或手术医师应即刻完成术后首次病程记录,观察术后患者病情变化。

(九)术后住院恢复第 1～10 天

1. 必要的营养支持、补液治疗。

2. 术后第 2 天经口进食。

3. 术后 5 天可酌情结束抗生素治疗。

4. 必要时切口换药,符合指征时拔除引流管。

(十)出院标准

1. 无明显腹痛,发热。

2. 切口愈合好,无感染。

3. 没有需要住院处理的并发症和(或)合并症。

(十一)有无变异及原因分析

1. 医疗原因导致的变异　改变诊疗方案,转科治疗,操作失误,误诊等。

2. 患者原因导致的变异　不同意治疗方案,个人要求出院,院外服用手术禁忌药,月经期,对诊疗计划不满要求出路径。

3. 并发症原因导致变异　围术期并发症,如消化道出血、腹腔出血、感染、切口感染、胃排空延迟等造成住院天数延长和费用增加。

4. 病情原因导致变异　部分患者常常存在很多内科合并症,如消化道出血脑血管或心血管病、糖尿病、血栓等,手术可能导致这些疾病加重而需要治疗,从而延长治疗时间和增加住院费用。

5. 辅诊科室原因导致的变异　检查、检验、手术、病理等检查(不及时,结果错报)、报告(结果错报)等原因延长住院天数,增加费用等。

6. 管理原因导致的变异　系统暂不支持,系统瘫痪,需要修订制度等。

7. 节假日　术前患者如住院后遇节假日,使手术推迟,延长住院天数,增加费用。

二、门静脉高压症行断流手术临床路径表单

适用对象		第一诊断为门静脉高压症(ICD-10:K76.602) 行断流手术(ICD-9-CM-3:44.9104/44.9105)的患者		
患者基本信息		姓名:______ 性别:____ 年龄:____ 门诊号:______ 住院号:______ 过敏史:______ 住院日期:____年__月__日 出院日期:____年__月__日		标准住院天数 1～15 天
时间		住院第 1—3 天 (术前准备/诊疗评估)	住院第 1—5 天 (手术日)	术后第 1—10 天 (恢复出院)
主要诊疗工作	制度落实	□ 住院 2 小时内经治医师或值班医师完成接诊 □ 住院 24 小时内主管医师完成检诊 □ 住院 48 小时内主诊医师完成检诊 □ 专科医师会诊(必要时) □ 完成术前准备 □ 组织术前讨论 □ 麻醉医师术前访视 □ 手术部位标识	□ 三级医师查房 □ 手术安全核查 □ 麻醉医师术后访视	□ 三级医师查房 □ 进行手术及切口评估,确定有无胰漏、腹水、出血、切口愈合不良等手术并发症 □ 必要时切口换药,符合指征时拔除引流管
	病情评估	□ 经治医师询问病史与体格检查 □ 心理评估 □ 营养评估 □ 疼痛评估 □ 康复评估		□ 上级医师进行治疗效果、预后和出院评估 □ 出院宣教
	病历书写	□ 住院 8 小时内完成首次病程记录 □ 住院 24 小时内完成住院记录 □ 完成主管医师查房记录 □ 完成主诊医师查房记录 □ 完成术前讨论、术前小结	□ 术后即刻完成术后首次病程记录 □ 术者或一助术后 24 小时内完成手术记录(术者签名)	□ 术后病程记录 □ 主管医师查房记录 □ 主诊医师查房记录 □ 特殊的治疗、操作单独书写 □ 出院当天病程记录(有上级医师指示出院) □ 出院后 24 小时内完成出院记录 □ 出院后 24 小时内完成病案首页

（续　表）

主要诊疗工作	知情同意		□ 患者或其家属在住院记录单签名 □ 术前谈话，告知患者及其家属病情和围术期注意事项并签署麻醉知情同意书、输血知情同意书、手术知情同意书、授权委托书（患者本人不能签名时）、自费用品协议书（必要时）、军人目录外耗材审批单（必要时）		□ 告知患者及其家属出院后注意事项（指导出院后功能锻炼、复诊的时间及地点、发生紧急情况时处理等）
	手术治疗		□ 预约手术	□ 实施手术（手术安全核查记录、手术清点记录）	
	其他		□ 及时通知上级医师检诊 □ 经治医师检查、整理病历资料		□ 通知出院 □ 开具出院介绍信 □ 开具诊断证明书 □ 出院带药 □ 预约门诊复诊时间
重点医嘱	长期医嘱	护理医嘱	□ 按肝胆外科护理常规 □ 三级护理	□ 按肝胆外科术后护理常规 □ 一级护理	□ 按肝胆外科术后护理常规 □ 二级或三级护理
		处置医嘱	□ 配血（必要时）	□ 持续胃肠减压 □ 留置引流管并计量引流量 □ 病重 □ 快速测血糖 □ 心电监护（必要时） □ 吸氧 12 小时 □ 雾化吸入（必要时） □ 监测 24 小时出入量	□ 持续胃肠减压 □ 留置引流管并计量引流量 □ 心电监护（必要时） □ 吸氧 12 小时 □ 雾化吸入（必要时）
		膳食医嘱	□ 普食 □ 糖尿病饮食 □ 低盐、低脂饮食 □ 低盐、低脂、糖尿病饮食 □ 术前禁食、禁水	□ 禁食、禁水	□ 流食 □ 半流食 □ 低脂半流食 □ 低盐、低脂半流食
		药物医嘱	□ 既往基础用药（必要时）		□ 既往基础用药（必要时）

（续　表）

重点医嘱	临时医嘱	检查检验	□ 血常规（含 CRP＋IL-6） □ 尿常规 □ 粪常规 □ 血型 □ 凝血四项 □ 普通生化 □ 传染性疾病筛查（乙型肝炎、丙型肝炎、艾滋病、梅毒） □ 肿瘤标志物 □ 腹部 CT（平扫＋增强）或腹部血管三维重建 □ 冠状动脉 CT（必要时） □ 超声心动图（必要时） □ 动态心电图（必要时） □ 肺功能（必要时） □ 动脉血气分析（必要时）	□ 血常规 □ 普通生化 □ 出、凝血功能 □ 腹部 CT 平扫（必要时）	□ 血常规 □ 普通生化 □ 出、凝血功能 □ 腹部 CT 平扫（必要时）
		药物医嘱	□ 抗感染治疗（必要时）	□ 抗感染治疗 □ 补液 □ 抑酸或胃黏膜保护药 □ 镇痛等对症处理	□ 抗感染治疗 □ 补液 □ 抑酸或胃黏膜保护药 □ 镇痛等对症处理
		手术医嘱	□ 常规准备明日在全身麻醉下行食管胃底贲门血管离断术		□ 抗凝治疗（必要时）
		处置医嘱	□ 备腹部皮肤（＞$30cm^2$） □ 术前留置胃肠减压管 □ 术前用抗生素皮试 □ 术前肠道准备（必要时）		□ 换药 □ 拔除胃管（必要时） □ 拔除腹腔引流管（必要时） □ 拆线 □ 出院 □ 必要时针对术后并发症行介入治疗
主要护理工作	健康宣教		□ 住院宣教（住院环境、规章制度） □ 进行护理安全指导 □ 进行等级护理、活动范围指导 □ 进行饮食指导 □ 进行关于疾病知识的宣教 □ 检查、检验项目的目的和意义 □ 术前宣教		□ 出院宣教（康复训练方法、用药指导、换药时间及注意事项、复查时间等） □ 术后心理疏导 □ 指导术后康复训练 □ 指导术后注意事项

（续　表）

主要护理工作	护理处置	□ 患者身份核对 □ 佩戴腕带 □ 建立住院病历，通知医师 □ 住院介绍：介绍责任护士，病区环境、设施、规章制度、基础护理服务项目 □ 询问病史，填写护理记录单首页 □ 观察病情 □ 测量基本生命体征 □ 抽血、留取标本 □ 心理与生活护理 □ 根据评估结果采取相应护理措施 □ 通知检查项目及注意事项		□ 测量基本生命体征 □ 观察患者病情变化并及时报告医师 □ 观察引流液的性状并计量 □ 遵医嘱用药 □ 完成护理记录 □ 心理与生活护理 □ 指导并监督患者治疗与康复训练 □ 根据评估结果采取相应护理措施 □ 核对患者医疗费用 □ 协助患者办理出院手续 □ 指导并监督患者康复训练 □ 整理床单位
	护理评估	□ 一般评估：生命体征、神志、皮肤、药物过敏史等 □ 专科评估 □ 风险评估：评估有无跌倒、坠床、压疮、深静脉血栓等风险 □ 心理评估 □ 营养评估	□ 风险评估：评估有无跌倒、坠床、压疮、导管滑脱、液体外渗的风险 □ 疼痛评估 □ 康复评估	□ 风险评估：评估有无跌倒、坠床、压疮、导管滑脱、液体外渗的风险 □ 疼痛评估 □ 康复评估
	专科护理		□ 心理与生活护理	□ 引流管防脱落
	饮食指导	□ 根据医嘱通知配餐员准备膳食	□ 根据医嘱通知配餐员准备膳食	□ 根据医嘱通知配餐员准备膳食
	活动体位	□ 根据护理等级指导活动	□ 根据护理等级指导活动	□ 根据护理等级指导活动
	洗浴要求	□ 协助患者洗澡、更换病号服	□ 协助患者晨、晚间护理 □ 备皮后协助患者清洁备皮部位，更换病号服 □ 告知患者切口保护方法	□ 协助患者晨、晚间护理 □ 备皮后协助患者清洁备皮部位，更换病号服 □ 告知患者切口保护方法
病情变异记录		□ 无　□ 有，原因： □ 患者　□ 疾病　□ 医疗 □ 护理　□ 保障　□ 管理	□ 无　□ 有，原因： □ 患者　□ 疾病　□ 医疗 □ 护理　□ 保障　□ 管理	□ 无　□ 有，原因： □ 患者　□ 疾病　□ 医疗 □ 护理　□ 保障　□ 管理
护士签名		白班　小夜班　大夜班	白班　小夜班　大夜班	白班　小夜班　大夜班
医师签名				

第5章　肝脏移植

第一节　终末期肝病行脑死亡供肝肝移植术临床路径

一、终末期肝病行脑死亡供肝肝移植术临床路径标准住院流程

(一)适用对象

第一诊断为急(慢)性良性终末期肝病、终末期胆病、代谢性疾病等,以及符合肝移植标准的肝脏肿瘤患者(ICD-10:K72/K74/K75.401/C22/D37.602/K83.812),行脑死亡供肝肝移植术(ICD-9-CM-3:50.5901伴00.9301)的患者。

(二)诊断依据

根据《中国肝癌肝移植临床实践指南(2014年)》(中华医学会器官移植学分会,中华医学会外科学分会器官移植学组,中国医师协会器官移植医师分会,中华消化外科杂志,2014年),EASL Clinical Practice Guidelines: Liver Transplantation (European Association for the Study of the Liver,EASL,J Hepatol, 2015年),United Kingdom Guidelines Living Donor Liver Transplantation (British Transplantation Society,BTS;British Association for Studies of the Liver,BASL,2015年),Management of Infections Pre-and Post-liver Transplantation: Report of an AISF Consensus Conference(Italian Association for the Study of the Liver, AISF,J Hepatol, 2014年),《临床诊疗指南——外科学分册》(中华医学会编著, 人民卫生出版社,2012年),《黄家驷外科学》(第7版,人民卫生出版社,2011年),《克氏外科学》(第19版,北京大学医学出版社,2015年)。

1. 符合肝病失代偿期诊断标准:包括肝功能损害、凝血功能异常、门脉高压的临床表现、有腹水及黄疸的体征。

2. 实验室检查及影像学检查和影像学结果,腹部超声、CT或MRI检查证实。

(三)治疗方案的选择

根据《中国肝癌肝移植临床实践指南(2014年)》(中华医学会器官移植学分会,中华医学会外科学分会器官移植学组,中国医师协会器官移植医师分会,中华消化外科杂志,2014年),EASL Clinical Practice Guidelines: Liver Transplantation (European Association for the Study of the Liver,EASL,J Hepatol, 2015年),United Kindom Guidelines Living Donor Liver Transplantation(BTS,British Transplantation Society;British Association for Studies of the Liver,BASL,2015年),Management of Infections Pre-and Post-liver Transplantation: Report of an AISF Consensus Conference(Italian Association for the Study of the Liver,

AISF,J Hepatol，2014 年),《临床诊疗指南——外科学分册》(中华医学会编著，人民卫生出版社,2012 年),《黄家驷外科学》(第 7 版，人民卫生出版社，2011 年),《克氏外科学》(第 19 版，北京大学医学出版社，2015 年)。

1. 患者及其家属知情同意并通过严格的医学伦理学论证。

2. 无明确肝移植手术禁忌证。

3. 经过术前严格的实验室检查及影像学评估。

(四)标准住院天数

1～30 天。

(五)进入路径标准

1. 第一诊断必须符合终末期肝病(ICD-10：K72/K74/K75.401/C22/D37.602/K83.812),行脑死亡供肝肝移植术(ICD-9-CM-3:50.5901 伴 00.9301)。

2. 当患者同时具有其他疾病诊断，但在住院期间不需要特殊处理也不影响第一诊断的临床路径流程实施时，可以进入路径。

(六)术前准备(术前评估为住院第 1－5 天)

1. 诊疗评估

(1)检查检验评估

①完成血、尿、粪常规，以及血生化、血清四项、凝血功能、血型、肿瘤标志物等检验；巨细胞病毒抗体检查；有神智异常者术前应做头部影像及血氨检查。

②完成胸部 X 线片、心电图、超声心动图、肺功能和血气分析(老年人或既往有相关病史者)等，排除手术禁忌。

③肝储备功能检查(ICG 15 分钟滞留率等)。

④腹部 CT(平扫＋增强)或腹部血管三维重建、肺 CT 平扫、骨扫描检查(必要时)。

⑤有内科疾病者及时请相关科室医师会诊。

(2)其他

①营养评估：根据《解放军总医院新住院患者营养风险筛查表(NRS-2002)》为新住院患者进行营养评估，评分≥3 分患者给予处置，必要时申请营养科医师会诊。

②心理评估：根据新住院患者情况申请心理科医师会诊。

③疼痛评估：根据《VAS 评分》实施疼痛评估，评分＞7 分患者给予处置，必要时请疼痛科医师会诊。

④康复评估：根据《住院患者康复筛查和评估表》在新住院患者住院后 24 小时内进行康复筛查和评估。任何一项结果为“是”，则申请康复科医师会诊。

⑤深静脉血栓栓塞症风险评估：根据专科《深静脉血栓栓塞症评估量表》在新住院患者住院后 24 小时内进行风险筛查和评估，风险结果为“高危”的，则申请血管外科或介入导管室医师会诊。

2. 术前准备

(1)术前评估：术前 24 小时完成病情评估、必要的检查，做出术前小结，术前讨论。

(2)术前谈话：术前与患者及其家属谈话，告知手术方案、相关风险，手术费用及其家属权益，履行书面知情同意手续。

(3)通知手术室：准备手术间、手术药品、手术物品。

(4)护士做心理护理,交代注意事项,进行术前宣教。

(5)手术部位标识:术者、一助或经治医师术前应对手术部位做体表标识。

(6)术前麻醉医师访视:制订麻醉计划,完成评估,确定麻醉访视,记入《麻醉医师术前访视记录》,告知患者及其家属麻醉适应证,麻醉目的、风险,可能出现情况及处理原则、替代方案等,签《麻醉知情同意书》并归入病历。

(七)抗生素选择与使用

应按照《抗菌药物临床应用指导原则(2015 年)》(国卫办医发〔2015〕43 号)和卫生部办公厅《关于抗菌药物临床应用管理有关问题的通知》(卫办医政发〔2009〕38 号)执行。

1. 预防性应用抗生素。

2. 预防性用药时间为术前 30 分钟。

3. 术中加用 1 次。

4. 术后 1 周左右停止使用抗生素或根据细菌培养和药物敏感试验结果调整用药。

5. 术后常规应用抗病毒制剂,对于重症患者应预防性应用抗生素。

(八)手术日为住院第 1－7 天(急诊手术依情况而定)

1. 手术安全核对:患者入手术间后由手术医师、麻醉医师、巡回护士及患者本人共同核对患者身份、手术部位与标识、手术方式。手术医师、麻醉医师、巡回护士三方按《手术安全核对表》逐项核对,共同签名。

(1)麻醉方式:全身麻醉。

(2)手术内固定物:可选择直线切割闭合器、可吸收夹、钛夹。

(3)术中用药:肝移植常规用药及麻醉用药等。

(4)输血:原则上脑死亡供肝肝移植术中不输血。特殊患者视术中情况而定。

2. 经治医师或手术医师应即刻完成术后首次病程记录,观察术后患者病情变化。

(九)术后住院恢复 2～3 周

1. 必要的营养支持、补液治疗。

2. 术后第 2 天经口进食。

3. 必要时切口换药,符合指征时拔除引流管。

(十)出院标准

1. 生命体征平稳,无明显腹痛,发热。

2. 切口愈合好,无感染。

3. 血常规、肝功能基本恢复正常,免疫抑制药血药浓度稳定。没有需要住院处理的并发症和(或)合并症。

(十一)有无变异及原因分析

1. 医疗原因导致的变异　改变诊疗方案,转科治疗,操作失误,误诊等。

2. 患者原因导致的变异　不同意治疗方案,个人要求出院,院外服用手术禁忌药,月经期,对诊疗计划不满要求出路径。

3. 并发症原因导致变异　围术期并发症,如胆管损伤、胆漏、腹腔出血、动静脉血栓、感染、切口感染、胃排空延迟等造成住院天数延长和费用增加。

4. 病情原因导致变异　部分患者常常存在很多内科合并症,如脑血管或心血管病、糖尿病、血栓等,手术可能导致这些疾病加重而需要治疗,从而延长治疗时间和增加住院费用。

5. 辅诊科室原因导致的变异　检查、检验、手术、病理等检查（不及时，结果错报）、报告（结果错报）等原因延长住院天数，增加费用等。

6. 管理原因导致的变异　系统暂不支持，系统瘫痪，需要修订制度等。

7. 节假日　术前患者如住院后遇节假日，使手术推迟，延长住院天数，增加费用。

二、终末期肝病行脑死亡供肝肝移植术临床路径表单

<table>
<tr><td colspan="2">适用对象</td><td colspan="3">第一诊断为终末期肝病（ICD-10：K72/K74/K75.401/C22/D37.602/K83.812）
行脑死亡供肝肝移植术（ICD-9-CM-3：50.5901 伴 00.9301）的患者</td></tr>
<tr><td colspan="2">患者基本信息</td><td colspan="2">姓名：______　性别：____　年龄：____
门诊号：______　住院号：______　过敏史：______
住院日期：____年__月__日　出院日期：____年__月__日</td><td>标准住院天数 1～30 天</td></tr>
<tr><td colspan="2">时间</td><td>住院第 1—5 天
（术前准备/诊疗评估）</td><td>住院第 1—7 天
（手术日）</td><td>术后第 1—21 天
（恢复出院）</td></tr>
<tr><td rowspan="3">主要诊疗工作</td><td>制度落实</td><td>□ 住院 2 小时内经治医师或值班医师完成接诊
□ 住院 24 小时内主管医师完成检诊
□ 住院 48 小时内主诊医师完成检诊
□ 专科医师会诊（必要时）
□ 完成术前准备
□ 组织术前讨论
□ 麻醉医师术前访视
□ 手术部位标识
□ 上报医院伦理委员会批复</td><td>□ 三级医师查房
□ 手术安全核查
□ 麻醉医师术后访视</td><td>□ 三级医师查房
□ 进行手术及切口评估，确定有无胆漏、切口愈合不良手术并发症
□ 必要时切口换药，符合指征时拔除引流管</td></tr>
<tr><td>病情评估</td><td>□ 经治医师询问病史与体格检查
□ 心理评估
□ 营养评估
□ 疼痛评估
□ 康复评估</td><td></td><td>□ 上级医师进行治疗效果、预后和出院评估
□ 出院宣教</td></tr>
<tr><td>病历书写</td><td>□ 住院 8 小时内完成首次病程记录
□ 住院 24 小时内完成住院记录
□ 完成主管医师查房记录
□ 完成主诊医师查房记录
□ 完成术前讨论、术前小结</td><td>□ 术后即刻完成术后首次病程记录
□ 术者或一助术后 24 小时内完成手术记录（术者签名）</td><td>□ 术后病程记录
□ 主管医师查房记录
□ 主诊医师查房记录
□ 特殊的治疗、操作单独书写
□ 出院当天病程记录（有上级医师指示出院）
□ 出院后 24 小时内完成出院记录
□ 出院后 24 小时内完成病案首页</td></tr>
</table>

（续 表）

主要诊疗工作	知情同意		□ 患者或其家属在住院记录单签名 □ 术前谈话，告知患者及其家属病情和围术期注意事项并签署麻醉知情同意书、输血知情同意书、手术知情同意书、授权委托书（患者本人不能签名时）、自费用品协议书（必要时）、军人目录外耗材审批单（必要时）		□ 告知患者及其家属出院后注意事项（指导出院后功能锻炼、复诊的时间及地点、发生紧急情况时处理等）
	手术治疗		□ 预约手术	□ 实施手术（手术安全核查记录、手术清点记录）	
	其他		□ 及时通知上级医师检诊 □ 经治医师检查、整理病历资料		□ 通知出院 □ 开具出院介绍信 □ 开具诊断证明书 □ 出院带药 □ 预约门诊复诊时间
重点医嘱	长期医嘱	护理医嘱	□ 按肝胆外科护理常规 □ 三级护理	□ 按肝胆外科术后护理常规 □ 一级护理	□ 按肝胆外科术后护理常规 □ 二级或三级护理
		处置医嘱	□ 配血（必要时）	□ 持续胃肠减压 □ 留置引流管并计量引流量 □ 病重 □ 快速测血糖 □ 心电监护（必要时） □ 吸氧 12 小时 □ 雾化吸入（必要时） □ 记 24 小时液体出入量 □ 其他特殊医嘱	□ 持续胃肠减压 □ 留置引流管并计量引流量 □ 心电监护（必要时） □ 吸氧 12 小时 □ 雾化吸入（必要时）
		膳食医嘱	□ 普食 □ 糖尿病饮食 □ 低盐、低脂饮食 □ 低盐、低脂、糖尿病饮食 □ 术前禁食、禁水	□ 禁食、禁水	□ 流食 □ 半流食 □ 低脂半流食 □ 低盐、低脂半流食
		药物医嘱	□ 既往基础用药（必要时）		□ 既往基础用药（必要时）

（续 表）

重点医嘱	临时医嘱	检查检验	□ 血常规（含 CRP＋IL-6） □ 尿常规 □ 粪常规 □ 血型 □ 凝血四项 □ 普通生化 □ 传染性疾病筛查（乙型肝炎、丙型肝炎、艾滋病、梅毒） □ 巨细胞病毒检查 □ 巨细胞病毒抗体检查；有神智异常者术前应做头部影像及血氨检查。 □ 肿瘤标志物 □ 腹部 CT（平扫＋增强）或腹部血管三维重建 □ 冠状动脉 CT（必要时） □ 超声心动图（必要时） □ 动态心电图（必要时） □ 肺功能（必要时） □ 动脉血气分析（必要时）	□ 血常规 □ 普通生化 □ 出、凝血功能 □ 移植肝血管彩色多普勒超声 □ 腹部 CT 平扫（必要时）	□ 血常规 □ 普通生化 □ 出、凝血功能 □ 移植肝血管彩色多普勒超声 □ 腹部 CT 平扫（必要时）
		药物医嘱	□ 抗感染治疗（必要时）	□ 抗感染治疗 □ 补液 □ 抑酸或胃黏膜保护药 □ 镇痛等对症处理 □ 免疫抑制药 □ 抗乙型肝炎病毒制剂及抗病毒制剂 □ 加用抗凝药、利尿药	□ 抗感染治疗 □ 补液 □ 抑酸或胃黏膜保护药 □ 镇痛等对症处理 □ 酌情调整免疫抑制药 □ 抗乙型肝炎病毒制剂及抗病毒制剂 □ 加用抗凝药、利尿药
		手术医嘱	□ 常规准备明日在全身麻醉下行肝移植术		
		处置医嘱	□ 备腹部皮肤（＞$30cm^2$） □ 术前留置胃肠减压管 □ 术前用抗生素皮试 □ 术前肠道准备（必要时）		□ 换药 □ 拔除胃管（必要时） □ 拔除腹腔引流管（必要时） □ 拆线 □ 出院 □ 必要时针对术后并发症行介入治疗

（续　表）

主要护理工作	健康宣教	□ 住院宣教（住院环境、规章制度） □ 进行护理安全指导 □ 进行等级护理、活动范围指导 □ 进行饮食指导 □ 进行关于疾病知识的宣教 □ 检查、检验项目的目的和意义 □ 术前宣教		□ 出院宣教（康复训练方法、用药指导、换药时间及注意事项、复查时间等） □ 术后心理疏导 □ 指导术后康复训练 □ 指导术后注意事项
	护理处置	□ 患者身份核对 □ 佩戴腕带 □ 建立住院病历，通知医师 □ 住院介绍：介绍责任护士，病区环境、设施、规章制度、基础护理服务项目 □ 询问病史，填写护理记录单首页 □ 观察病情 □ 测量基本生命体征 □ 抽血、留取标本 □ 心理与生活护理 □ 根据评估结果采取相应护理措施 □ 通知检查项目及注意事项		□ 测量基本生命体征 □ 观察患者病情变化并及时报告医师 □ 观察腹腔引流液性状并计量 □ 遵医嘱用药 □ 完成护理记录 □ 心理与生活护理 □ 指导并监督患者治疗与康复训练 □ 根据评估结果采取相应护理措施 □ 核对患者医疗费用 □ 协助患者办理出院手续 □ 指导并监督患者康复训练 □ 整理床单位
	护理评估	□ 一般评估：生命体征、神志、皮肤、药物过敏史等 □ 专科评估 □ 风险评估：评估有无跌倒、坠床、压疮、深静脉血栓等风险 □ 心理评估 □ 营养评估	□ 风险评估：评估有无跌倒、坠床、压疮、导管滑脱、液体外渗的风险 □ 疼痛评估 □ 康复评估	□ 风险评估：评估有无跌倒、坠床、压疮、导管滑脱、液体外渗的风险 □ 疼痛评估 □ 康复评估
	专科护理		□ 心理与生活护理	□ 引流管防脱落
	饮食指导	□ 根据医嘱通知配餐员准备膳食	□ 根据医嘱通知配餐员准备膳食	□ 根据医嘱通知配餐员准备膳食
	活动体位	□ 根据护理等级指导活动	□ 根据护理等级指导活动	□ 根据护理等级指导活动
	洗浴要求	□ 协助患者洗澡、更换病号服	□ 协助患者晨、晚间护理 □ 备皮后协助患者清洁备皮部位，更换病号服 □ 告知患者切口保护方法	□ 协助患者晨、晚间护理 □ 备皮后协助患者清洁备皮部位，更换病号服 □ 告知患者切口保护方法

（续　表）

病情变异记录	□ 无　□ 有，原因： □ 患者　□ 疾病　□ 医疗 □ 护理　□ 保障　□ 管理			□ 无　□ 有，原因： □ 患者　□ 疾病　□ 医疗 □ 护理　□ 保障　□ 管理			□ 无　□ 有，原因： □ 患者　□ 疾病　□ 医疗 □ 护理　□ 保障　□ 管理		
护士签名	白班	小夜班	大夜班	白班	小夜班	大夜班	白班	小夜班	大夜班
医师签名									

第二节　终末期肝病行活体肝移植术（受体）临床路径

一、终末期肝病行活体肝移植术（受体）临床路径标准住院流程

（一）适用对象

第一诊断为急（慢）性良性终末期肝病、终末期胆病、代谢性肝病等，以及符合肝移植标准的肝脏肿瘤患者（ICD-10：K72/K74/K75.401/C22/D37.602/K83.812），行活体肝移植术（受体）（ICD-9-CM-3：50.5902 伴 00.9101/00.9201）的患者。

（二）诊断依据

根据《中国肝癌肝移植临床实践指南（2014 年）》（中华医学会器官移植学分会，中华医学会外科学分会器官移植学组，中国医师协会器官移植医师分会，中华消化外科杂志，2014 年），EASL Clinical Practice Guidelines：Liver Transplantation（European Association for the Study of the Liver，EASL，J Hepatol，2015 年），United Kingdom Guidelines Living Donor Liver Transplantation（British Transplantation Society，BTS；British Association for Studies of the Liver，BASL，2015 年），Management of Infections Pre-and Post-liver Transplantation：Report of an AISF Consensus Conference（Italian Association for the Study of the Liver，AISF，J Hepatol，AISF，2014 年），《临床诊疗指南——外科学分册》（中华医学会编著，人民卫生出版社，2012 年）、《黄家驷外科学》（第 7 版，人民卫生出版社，2011 年），《克氏外科学》（第 19 版，北京大学医学出版社，2015 年）。

1. 符合肝病失代偿期诊断标准：包括肝功能损害、凝血功能异常、门脉高压的临床表现、有腹水及黄疸的体征。

2. 实验室检查及影像学检查和影像学结果，腹部超声、CT 或 MRI 检查证实。

（三）治疗方案的选择

根据《中国肝癌肝移植临床实践指南（2014 年）》（中华医学会器官移植学分会，中华医学会外科学分会器官移植学组，中国医师协会器官移植医师分会，中华消化外科杂志，2014 年），EASL Clinical Practice Guidelines：Liver Transplantation（European Association for the Study of the Liver，EASL，J Hepatol，2015 年）、United Kingdom Guidelines Living Donor Liver Transplantation（British Transplantation Society，BTS；British Association for Studies of the Liver，BASL，2015 年），Management of Infections Pre-and Post-liver Transplantation：

Report of an AISF Consensus Conference(Italian Association for the Study of the Liver, AISF,J Hepatol, 2014 年),《临床诊疗指南——外科学分册》(中华医学会编著，人民卫生出版社,2012 年),《黄家驷外科学》(第 7 版,人民卫生出版社,2011 年),《克氏外科学》(第 19 版,北京大学医学出版社,2015 年)。

1. 患者及其家属知情同意并通过严格的医学伦理学论证。

2. 无明确肝移植手术禁忌证。

3. 经过术前严格的实验室检查及影像学评估。

(四)标准住院天数

1～30 天。

(五)进入路径标准

1. 第一诊断必须符合终末期肝病(ICD-10：K72/K74/K75.401/C22/D37.602/K83.812),行活体肝移植术(受体)(ICD-9-CM-3:50.5902 伴 00.9101/00.9201)。

2. 当患者同时具有其他疾病诊断,但在住院期间不需要特殊处理也不影响第一诊断的临床路径流程实施时,可以进入路径。

(六)术前准备(术前评估为住院第 1－5 天)

1. 诊疗评估

(1)检查检验评估

①完成血、尿、粪常规,以及血生化、血清四项、凝血功能、血型、肿瘤标志物等检验;巨细胞病毒抗体检查;有神智异常者术前应做头部影像及血氨检查。

②完成胸部 X 线片、心电图、超声心动图、肺功能和血气分析(老年人或既往有相关病史者)等,排除手术禁忌。

③肝储备功能检查(ICG 15 分钟滞留率等)。

④腹部 CT(平扫＋增强)或腹部血管三维重建、肺 CT 平扫、骨扫描检查(必要时)。

⑤有内科疾病者及时请相关科室医师会诊。

(2)其他

①营养评估:根据《解放军总医院新住院患者营养风险筛查表(NRS-2002)》为新住院患者进行营养评估,评分≥3 分患者给予处置,必要时申请营养科医师会诊。

②心理评估:根据新住院患者情况申请心理科医师会诊。

③疼痛评估:根据《VAS 评分》实施疼痛评估,评分＞7 分患者给予处置,必要时请疼痛科医师会诊。

④康复评估:根据《住院患者康复筛查和评估表》在新住院患者住院后 24 小时内进行康复筛查和评估。任何一项结果为“是”,则申请康复科医师会诊。

⑤深静脉血栓栓塞症风险评估:根据专科《深静脉血栓栓塞症评估量表》在新住院患者住院后 24 小时内进行风险筛查和评估,风险结果为“高危”的,则申请血管外科或介入导管室医师会诊。

2. 术前准备

(1)术前评估:术前 24 小时完成病情评估、必要的检查,做出术前小结,术前讨论。

(2)术前谈话:术前与患者及其家属谈话,告知手术方案、相关风险、手术费用及其家属权益,履行书面知情同意手续。

(3)通知手术室:准备手术间、手术药品、手术物品。

(4)护士做心理护理,交代注意事项,进行术前宣教。

(5)手术部位标识:术者、一助或经治医师术前应对手术部位做体表标识。

(6)术前麻醉医师访视:制订麻醉计划,完成评估,确定麻醉访视,记入《麻醉医师术前访视记录》,告知患者及其家属麻醉适应证,麻醉目的、风险,可能出现情况及处理原则、替代方案等,签《麻醉知情同意书》并归入病历。

(七)抗生素选择与使用

应按照《抗菌药物临床应用指导原则(2015 年)》(国卫办医发〔2015〕43 号)和卫生部办公厅《关于抗菌药物临床应用管理有关问题的通知》(卫办医政发〔2009〕38 号)执行。

1. 预防性应用抗生素。

2. 预防性用药时间为术前 30 分钟。

3. 术中加用 1 次。

4. 术后 1 周左右停止使用抗生素或根据细菌培养和药物敏感试验结果调整用药。

5. 术后常规应用抗病毒制剂,对于重症患者应预防性应用抗真菌药。

(八)手术日为住院第 1－7 天(急诊手术依情况而定)

1. 手术安全核对:患者入手术间后由手术医师、麻醉医师、巡回护士及患者本人共同核对患者身份、手术部位与标识、手术方式。手术医师、麻醉医师、巡回护士三方按《手术安全核对表》逐项核对,共同签名。

(1)麻醉方式:全身麻醉。

(2)手术内固定物:可选择直线切割闭合器、可吸收夹、钛夹。

(3)术中用药:肝移植常规用药及麻醉用药等。

(4)输血:原则上活体肝移植术中不输血。特殊患者视术中情况而定。

2. 经治医师或手术医师应即刻完成术后首次病程记录,观察术后患者病情变化。

(九)术后住院恢复 2～3 周

1. 必要的营养支持、补液治疗。

2. 术后第 2 天经口进食。

3. 必要时切口换药,符合指征时拔除引流管。

(十)出院标准

1. 生命体征平稳,无明显腹痛,发热。

2. 切口愈合好,无感染。

3. 血常规、肝功能基本恢复正常,免疫抑制药血药浓度稳定。没有需要住院处理的并发症和(或)合并症。

(十一)有无变异及原因分析

1. 医疗原因导致的变异　改变诊疗方案,转科治疗,操作失误,误诊等。

2. 患者原因导致的变异　不同意治疗方案,个人要求出院,院外服用手术禁忌药,月经期,对诊疗计划不满要求出路径。

3. 并发症原因导致变异　围术期并发症,如胆管损伤、胆漏、腹腔出血、动静脉血栓、感染、切口感染、胃排空延迟等造成住院天数延长和费用增加。

4. 病情原因导致变异　部分患者常常存在很多内科合并症,如脑血管或心血管病、糖尿病、血栓等，手术可能导致这些疾病加重而需要治疗，从而延长治疗时间和增加住院费用。

5. 辅诊科室原因导致的变异　检查、检验、手术、病理等检查（不及时，结果错报）、报告（结果错报）等原因延长住院天数，增加费用等。

6. 管理原因导致的变异　系统暂不支持，系统瘫痪，需要修订制度等。

7. 节假日　术前患者如住院后遇节假日，使手术推迟，延长住院天数，增加费用。

二、终末期肝病行活体肝移植术（受体）临床路径表单

<table>
<tr><td colspan="2">适用对象</td><td colspan="3">第一诊断为终末期肝病（ICD-10：K72/K74/K75.401/C22/D37.602/K83.812）
行活体肝移植术（受体）（ICD-9-CM-3：50.5902 伴 00.9101/00.9201）的患者</td></tr>
<tr><td colspan="2">患者基本信息</td><td colspan="2">姓名：______　性别：____　年龄：____
门诊号：______　住院号：______　过敏史：______
住院日期：____年__月__日　出院日期：____年__月__日</td><td>标准住院天数 1～30 天</td></tr>
<tr><td colspan="2">时间</td><td>住院第 1—5 天
（术前准备/诊疗评估）</td><td>住院第 1—7 天
（手术日）</td><td>术后第 1—21 天
（恢复出院）</td></tr>
<tr><td rowspan="3">主要诊疗工作</td><td>制度落实</td><td>□ 住院 2 小时内经治医师或值班医师完成接诊
□ 住院 24 小时内主管医师完成检诊
□ 住院 48 小时内主诊医师完成检诊
□ 专科医师会诊（必要时）
□ 完成术前准备
□ 组织术前讨论
□ 麻醉医师术前访视
□ 手术部位标识
□ 上报医院伦理委员会批复</td><td>□ 三级医师查房
□ 手术安全核查
□ 麻醉医师术后访视</td><td>□ 三级医师查房
□ 进行手术及切口评估，确定有无胆漏、切口愈合不良手术并发症
□ 必要时切口换药，符合指征时拔除引流管</td></tr>
<tr><td>病情评估</td><td>□ 经治医师询问病史与体格检查
□ 心理评估
□ 营养评估
□ 疼痛评估
□ 康复评估</td><td></td><td>□ 上级医师进行治疗效果、预后和出院评估
□ 出院宣教</td></tr>
<tr><td>病历书写</td><td>□ 住院 8 小时内完成首次病程记录
□ 住院 24 小时内完成住院记录
□ 完成主管医师查房记录
□ 完成主诊医师查房记录
□ 完成术前讨论、术前小结</td><td>□ 术后即刻完成术后首次病程记录
□ 术者或一助术后 24 小时内完成手术记录（术者签名）</td><td>□ 术后病程记录
□ 主管医师查房记录
□ 主诊医师查房记录
□ 特殊的治疗、操作单独书写
□ 出院当天病程记录（有上级医师指示出院）
□ 出院后 24 小时内完成出院记录
□ 出院后 24 小时内完成病案首页</td></tr>
</table>

（续　表）

主要诊疗工作	知情同意		□ 患者或其家属在住院记录单签名 □ 术前谈话，告知患者及其家属病情和围术期注意事项并签署麻醉知情同意书、输血知情同意书、手术知情同意书、授权委托书（患者本人不能签名时）、自费用品协议书（必要时）、军人目录外耗材审批单（必要时）		□ 告知患者及其家属出院后注意事项（指导出院后功能锻炼、复诊的时间及地点、发生紧急情况时处理等）
	手术治疗		□ 预约手术	□ 实施手术（手术安全核查记录、手术清点记录）	
	其他		□ 及时通知上级医师检诊 □ 经治医师检查、整理病历资料		□ 通知出院 □ 开具出院介绍信 □ 开具诊断证明书 □ 出院带药 □ 预约门诊复诊时间
重点医嘱	长期医嘱	护理医嘱	□ 按肝胆外科护理常规 □ 三级护理	□ 按肝胆外科术后护理常规 □ 一级护理	□ 按肝胆外科术后护理常规 □ 二级或三级护理
		处置医嘱	□ 配血（必要时）	□ 持续胃肠减压 □ 留置引流管并计量引流量 □ 病重 □ 快速测血糖 □ 心电监护（必要时） □ 吸氧 12 小时 □ 雾化吸入（必要时） □ 记 24 小时液体出入量 □ 其他特殊医嘱	□ 持续胃肠减压 □ 留置引流管并计量引流量 □ 心电监护（必要时） □ 吸氧 12 小时 □ 雾化吸入（必要时）
		膳食医嘱	□ 普食 □ 糖尿病饮食 □ 低盐、低脂饮食 □ 低盐、低脂、糖尿病饮食 □ 术前禁食、禁水	□ 禁食、禁水	□ 流食 □ 半流食 □ 低脂半流食 □ 低盐、低脂半流食
		药物医嘱	□ 既往基础用药（必要时）		□ 既往基础用药（必要时）

（续　表）

重点医嘱	临时医嘱	检查检验	□ 血常规（含 CRP＋IL-6） □ 尿常规 □ 粪常规 □ 血型 □ 凝血四项 □ 普通生化 □ 传染性疾病筛查（乙型肝炎、丙型肝炎、艾滋病、梅毒） □ 巨细胞病毒检查 □ 巨细胞病毒抗体检查；有神智异常者术前应做头部影像及血氨检查 □ 肿瘤标志物 □ 腹部 CT（平扫＋增强）或腹部血管三维重建 □ 冠状动脉 CT（必要时） □ 超声心动图（必要时） □ 动态心电图（必要时） □ 肺功能（必要时） □ 动脉血气分析（必要时）	□ 血常规 □ 普通生化 □ 出、凝血功能 □ 移植肝血管彩色多普勒超声 □ 腹部 CT 平扫（必要时）	□ 血常规 □ 普通生化 □ 出、凝血功能 □ 移植肝血管彩色多普勒超声 □ 腹部 CT 平扫（必要时）
		药物医嘱	□ 抗感染治疗（必要时）	□ 抗感染治疗 □ 补液 □ 抑酸或胃黏膜保护药 □ 镇痛等对症处理 □ 免疫抑制药 □ 抗乙型肝炎病毒制剂及抗病毒制剂 □ 加用抗凝药、利尿药	□ 抗感染治疗 □ 补液 □ 抑酸或胃黏膜保护药 □ 镇痛等对症处理 □ 酌情调整免疫抑制药 □ 抗乙型肝炎病毒制剂及抗病毒制剂 □ 加用抗凝药、利尿药
		手术医嘱	□ 常规准备明日在全身麻醉下行肝移植术		
		处置医嘱	□ 备腹部皮肤（$>30cm^2$） □ 术前留置胃肠减压管 □ 术前用抗生素皮试 □ 术前肠道准备（必要时）		□ 换药 □ 拔除胃管（必要时） □ 拔除腹腔引流管（必要时） □ 拆线 □ 出院 □ 必要时针对术后并发症行介入治疗

（续　表）

主要护理工作	健康宣教	□ 住院宣教(住院环境、规章制度) □ 进行护理安全指导 □ 进行等级护理、活动范围指导 □ 进行饮食指导 □ 进行关于疾病知识的宣教 □ 检查、检验项目的目的和意义 □ 术前宣教		□ 出院宣教(康复训练方法、用药指导、换药时间及注意事项、复查时间等) □ 术后心理疏导 □ 指导术后康复训练 □ 指导术后注意事项
	护理处置	□ 患者身份核对 □ 佩戴腕带 □ 建立住院病历,通知医师 □ 住院介绍:介绍责任护士,病区环境、设施、规章制度、基础护理服务项目 □ 询问病史,填写护理记录单首页 □ 观察病情 □ 测量基本生命体征 □ 抽血、留取标本 □ 心理与生活护理 □ 根据评估结果采取相应护理措施 □ 通知检查项目及注意事项		□ 测量基本生命体征 □ 观察患者病情变化并及时报告医师 □ 观察腹腔引流液性状并计量 □ 遵医嘱用药 □ 完成护理记录 □ 心理与生活护理 □ 指导并监督患者治疗与康复训练 □ 根据评估结果采取相应护理措施 □ 核对患者医疗费用 □ 协助患者办理出院手续 □ 指导并监督患者康复训练 □ 整理床单位
	护理评估	□ 一般评估:生命体征、神志、皮肤、药物过敏史等 □ 专科评估 □ 风险评估:评估有无跌倒、坠床、压疮、深静脉血栓等风险 □ 心理评估 □ 营养评估	□ 风险评估:评估有无跌倒、坠床、压疮、导管滑脱、液体外渗的风险 □ 疼痛评估 □ 康复评估	□ 风险评估:评估有无跌倒、坠床、压疮、导管滑脱、液体外渗的风险 □ 疼痛评估 □ 康复评估
	专科护理		□ 心理与生活护理	□ 引流管防脱落
	饮食指导	□ 根据医嘱通知配餐员准备膳食	□ 根据医嘱通知配餐员准备膳食	□ 根据医嘱通知配餐员准备膳食
	活动体位	□ 根据护理等级指导活动	□ 根据护理等级指导活动	□ 根据护理等级指导活动
	洗浴要求	□ 协助患者洗澡、更换病号服	□ 协助患者晨、晚间护理 □ 备皮后协助患者清洁备皮部位,更换病号服 □ 告知患者切口保护方法	□ 协助患者晨、晚间护理 □ 备皮后协助患者清洁备皮部位,更换病号服 □ 告知患者切口保护方法

（续　表）

病情变异记录	□ 无　□ 有，原因： □ 患者　□ 疾病　□ 医疗 □ 护理　□ 保障　□ 管理			□ 无　□ 有，原因： □ 患者　□ 疾病　□ 医疗 □ 护理　□ 保障　□ 管理			□ 无　□ 有，原因： □ 患者　□ 疾病　□ 医疗 □ 护理　□ 保障　□ 管理		
护士签名	白班	小夜班	大夜班	白班	小夜班	大夜班	白班	小夜班	大夜班
医师签名									

第三节　活体肝移植（供体）行肝部分切除术临床路径

一、活体肝移植（供体）行肝部分切除术临床路径标准住院流程

（一）适用对象

第一诊断为活体肝移植供体（ICD-10：Z52.601），年龄为 18～60 岁，经影像学及实验室检查证实符合供体标准。具有符合我国法律规定的可以活体供肝的相关亲属关系，能提供有效证明及公证文件，供者知情同意并完全自愿为受者提供部分肝脏。行肝脏部分切除术（ICD-9-CM-3：50.2201）的患者。

（二）诊断依据

根据《中国肝脏移植手册》（Lippincott Williams & Wilkins 出版社，2007 年），《活体肝脏移植》（范上达），《中国肝癌肝移植临床实践指南（2014 年）》（中华医学会器官移植学分会，中华医学会外科学分会器官移植学组，中国医师协会器官移植医师分会；中华消化外科杂志，2014 年），EASL Clinical Practice Guidelines：Liver Transplantation（European Association for the Study of the Liver，EASL，J Hepatol，2015 年），United Kindom Guidelines Living Donor Liver Transplantation（British Transplantation Society，BTS；British Association for Studies of the Liver，BASL，2015 年），Management of Infections Pre-and Post-liver Transplantation：Report of an AISF Consensus Conference（Italian Association for the Study of the Liver，AISF，J Hepatol，2014 年），《临床诊疗指南——外科学分册》（中华医学会编著，人民卫生出版社，2012 年），《黄家驷外科学》（第 7 版，人民卫生出版社，2011 年），《克氏外科学》（第 19 版，北京大学医学出版社，2015 年）。

1. 符合肝移植供体诊断标准：无传染病史，实验室检查包括血常规、肝功能、凝血功能、血清四项及肿瘤标志物均在正常范围。

2. 影像学检查：如腹部超声、CT 或 MRI 检查证实无严重的胆管及血管变异。

（三）治疗方案的选择

根据《中国肝脏移植手册》（Lippincott Williams & Wilkins 出版社，2007 年），《活体肝脏移植》（范上达），《中国肝癌肝移植临床实践指南（2014 年）》（中华医学会器官移植学分会，中华医学会外科学分会器官移植学组，中国医师协会器官移植医师分会；中华消化外科杂志，2014 年），EASL Clinical Practice Guidelines：Liver Transplantation（European Association for the Study of the Liver，EASL，J Hepatol，2015 年），United Kingdom Guidelines Living

Donor Liver Transplantation（British Transplantation Society，BTS；British Association for Studies of the Liver，BASL，2015 年），Management of Infections Pre-and Post-liver Transplantation：Report of an AISF Consensus Conference（Italian Association for the Study of the Liver，AISF，J Hepatol，2014 年）、《临床诊疗指南——外科学分册》（中华医学会编著，人民卫生出版社，2012 年），《黄家驷外科学》（第 7 版，人民卫生出版社，2011 年），《克氏外科学》（第 19 版，北京大学医学出版社，2015 年）。

1. 患者及其家属知情同意并通过严格的医学伦理学论证。

2. 无明确部分肝切除手术禁忌证。

3. 经过术前严格的实验室检查及影像学评估。

（四）标准住院天数

1～15 天。

（五）进入路径标准

1. 第一诊断必须符合活体肝移植供体（ICD-10：Z52.601），行肝部分切除术（ICD-9-CM-3：50.2201）。

2. 当患者同时具有其他疾病诊断，但在住院期间不需要特殊处理也不影响第一诊断的临床路径流程实施时，可以进入路径。

（六）术前准备（术前评估为住院第 1－3 天）

1. 诊疗评估

（1）检查检验评估

①完成血、尿、粪常规，以及血生化、血清四项、凝血功能、血型、肿瘤标志物等检验。

②完成胸部 X 线片、心电图、超声心动图、肺功能和血气分析（老年人或既往有相关病史者）等，排除手术禁忌。

③肝储备功能检查（ICG 15 分钟滞留率等）。

④MRI（平扫＋动态增强）。

⑤腹部 CT（平扫＋增强）或腹部血管三维重建。

⑥有内科疾病者及时请相关科室医师会诊。

（2）其他

①营养评估：根据《解放军总医院新住院患者营养风险筛查表（NRS-2002）》为新住院患者进行营养评估，评分≥3 分患者给予处置，必要时申请营养科医师会诊。

②心理评估：根据新住院患者情况申请心理科医师会诊评估。

③疼痛评估：根据《VAS 评分》实施疼痛评估，评分＞7 分患者给予处置，必要时请疼痛科医师会诊。

④康复评估：根据《住院患者康复筛查和评估表》在新住院患者住院后 24 小时内进行康复筛查和评估。任何一项结果为“是”，则申请康复科医师会诊。

⑤深静脉血栓栓塞症风险评估：根据专科《深静脉血栓栓塞症评估量表》在新住院患者住院后 24 小时内进行风险筛查和评估，风险结果为“高危”的，则申请血管外科或介入导管室医师会诊。

2. 术前准备

（1）术前评估：术前 24 小时完成病情评估、必要的检查，做出术前小结，术前讨论。

(2)术前谈话:术前与患者及其家属谈话,告知手术方案、相关风险、手术费用及其家属权益,履行书面知情同意手续。

(3)通知手术室:准备手术间、手术药品、手术物品。

(4)护士做心理护理,交代注意事项,进行术前宣教。

(5)手术部位标识:术者、一助或经治医师术前应对手术部位做体表标识。

(6)术前麻醉医师访视:制订麻醉计划,完成评估,确定麻醉访视,记入《麻醉医师术前访视记录》,告知患者及其家属麻醉适应证,麻醉目的、风险,可能出现情况及处理原则、替代方案等,签《麻醉知情同意书》并归入病历。

(七)抗生素选择与使用时机

应按照《抗菌药物临床应用指导原则(2015年)》(国卫办医发〔2015〕43号)和卫生部办公厅《关于抗菌药物临床应用管理有关问题的通知》(卫办医政发〔2009〕38号)执行。

1. 根据病情适当选用抗生素。

2. 预防性用药时间为术前30分钟。

3. 手术超过4小时加用1次。

4. 术后5天酌情停止使用抗生素或根据药物敏感实验结果更换抗生素。

(八)手术日为住院第1—5天(依相关部门及伦理委员会何时批复而定)

1. 手术安全核对:患者入手术间后由手术医师、麻醉医师、巡回护士及患者本人共同核对患者身份、手术部位与标识、手术方式。手术医师、麻醉医师、巡回护士三方按《手术安全核对表》逐项核对,共同签名。

(1)麻醉方式:全身麻醉。

(2)手术内固定物:可选择直线切割闭合器、钛夹。

(3)术中用药:麻醉常规用药等。

(4)输血:视术中情况而定。

2. 经治医师或手术医师应即刻完成术后首次病程记录,观察术后患者病情变化。

(九)术后住院恢复第1—10天

1. 必要的营养支持、补液治疗。

2. 术后第2天经口进食。

3. 术后5天可酌情结束抗生素治疗。

4. 必要时切口换药,符合指征时拔除引流管。

(十)出院标准

1. 无明显腹痛,发热。

2. 切口愈合好,无感染。

3. 没有需要住院处理的并发症和(或)合并症。

(十一)有无变异及原因分析

1. 医疗原因导致的变异　改变诊疗方案,转科治疗,操作失误,误诊等。

2. 患者原因导致的变异　不同意治疗方案,个人要求出院,院外服用手术禁忌药,月经期,对诊疗计划不满要求出路径。

3. 并发症原因导致变异　围术期并发症,如胆管损伤、胆漏、腹腔出血、感染、切口感染、胃排空延迟、术后肝功能不全等造成住院天数延长和费用增加。

4. 病情原因导致变异　部分患者常常存在很多内科合并症，如脑血管或心血管病、糖尿病、血栓等，手术可能导致这些疾病加重而需要治疗，从而延长治疗时间和增加住院费用。

5. 辅诊科室原因导致的变异　检查、检验、手术、病理等检查（不及时，结果错报）、报告（结果错报）等原因延长住院天数，增加费用等。

6. 管理原因导致的变异　系统暂不支持，系统瘫痪，需要修订制度等。

7 节假日　术前患者如住院后遇节假日，使手术推迟，延长住院天数，增加费用。

二、活体肝移植（供体）行肝部分切除术临床路径表单

适用对象		第一诊断为活体肝移植供体（ICD-10：Z52.601） 行肝部分切除术（ICD-9-CM-3：50.2201）的患者		
患者基本信息		姓名：______　性别：_____　年龄：____ 门诊号：______　住院号：______　过敏史：______ 住院日期：____年__月__日　出院日期：____年__月__日		标准住院天数 1～15 天
时间		住院第 1—3 天 （术前准备/诊疗评估）	住院第 1—5 天 （手术日）	术后第 1—10 天 （恢复出院）
主要诊疗工作	制度落实	□ 住院 2 小时内经治医师或值班医师完成接诊 □ 住院 24 小时内主管医师完成检诊 □ 住院 48 小时内主诊医师完成检诊 □ 专科医师会诊（必要时） □ 完成术前准备 □ 组织术前讨论 □ 麻醉医师术前访视 □ 手术部位标识	□ 三级医师查房 □ 手术安全核查 □ 麻醉医师术后访视	□ 三级医师查房 □ 进行手术及切口评估，确定有无胆漏、切口愈合不良等手术并发症 □ 必要时切口换药，符合指征时拔除引流管
	病情评估	□ 经治医师询问病史与体格检查 □ 心理评估 □ 营养评估 □ 疼痛评估 □ 康复评估		□ 上级医师进行治疗效果、预后和出院评估 □ 出院宣教
	病历书写	□ 住院 8 小时内完成首次病程记录 □ 住院 24 小时内完成住院记录 □ 完成主管医师查房记录 □ 完成主诊医师查房记录 □ 完成术前讨论、术前小结	□ 术后即刻完成术后首次病程记录 □ 术者或一助术后 24 小时内完成手术记录（术者签名）	□ 术后病程记录 □ 主管医师查房记录 □ 主诊医师查房记录 □ 特殊的治疗、操作单独书写 □ 出院当天病程记录（有上级医师指示出院） □ 出院后 24 小时内完成出院记录 □ 出院后 24 小时内完成病案首页

（续　表）

主要诊疗工作	知情同意		□ 患者或其家属在住院记录单签名 □ 术前谈话，告知患者及其家属病情和围术期注意事项并签署麻醉知情同意书、输血知情同意书、手术知情同意书、授权委托书（患者本人不能签名时）、自费用品协议书（必要时）、军人目录外耗材审批单（必要时）		□ 告知患者及其家属出院后注意事项（指导出院后功能锻炼、复诊的时间及地点、发生紧急情况时处理等）
	手术治疗		□ 预约手术	□ 实施手术（手术安全核查记录、手术清点记录）	
	其他		□ 及时通知上级医师检诊 □ 经治医师检查、整理病历资料		□ 通知出院 □ 开具出院介绍信 □ 开具诊断证明书 □ 出院带药 □ 预约门诊复诊时间
重点医嘱	长期医嘱	护理医嘱	□ 按肝胆外科护理常规 □ 三级护理	□ 按肝胆外科术后护理常规 □ 一级护理	□ 按肝胆外科术后护理常规 □ 二级或三级护理
		处置医嘱	□ 配血（必要时）	□ 持续胃肠减压 □ 留置引流管并计量引流量 □ 病重 □ 快速测血糖 □ 心电监护 □ 吸氧 12 小时 □ 雾化吸入 □ 监测 24 小时出入量	□ 持续胃肠减压 □ 留置引流管并计量引流量 □ 心电监护（必要时） □ 吸氧 12 小时 □ 雾化吸入（必要时）
		膳食医嘱	□ 普食 □ 糖尿病饮食 □ 低盐、低脂饮食 □ 低盐、低脂、糖尿病饮食 □ 术前禁食、禁水	□ 禁食、禁水	□ 流食 □ 半流食 □ 低脂半流食 □ 低盐、低脂半流食
		药物医嘱	□ 既往基础用药（必要时）		□ 既往基础用药（必要时）

（续　表）

重点医嘱	临时医嘱	检查检验	□ 血常规(含 CRP+IL-6) □ 尿常规 □ 粪常规 □ 血型 □ 凝血四项 □ 普通生化 □ 传染性疾病筛查(乙型肝炎、丙型肝炎、艾滋病、梅毒) □ 肿瘤标志物 □ 肝脏储备功能检查 □ MRI(平扫+动态增强)、MRCP □ 腹部 CT(平扫+增强)或腹部血管三维重建 □ 冠状动脉 CT(必要时) □ 超声心动图(必要时) □ 动态心电图(必要时) □ 肺功能(必要时) □ 动脉血气分析(必要时)		□ 血常规 □ 普通生化 □ 肝功能 □ 出、凝血功能 □ 腹部 CT 平扫(必要时)
		药物医嘱	□ 抗感染治疗(必要时) □ 保肝治疗(必要时)	□ 抗感染治疗 □ 补液 □ 抑酸或胃黏膜保护药 □ 镇痛等对症处理	□ 抗感染治疗 □ 补液 □ 保肝治疗 □ 抑酸或胃黏膜保护药 □ 镇痛等对症处理
		手术医嘱	□ 常规准备明日在全身麻醉下行肝脏切除术		
		处置医嘱	□ 备腹部皮肤($>30\text{cm}^2$) □ 术前留置胃肠减压管 □ 术前用抗生素皮试 □ 术前肠道准备(必要时)		□ 换药 □ 拔除胃管(必要时) □ 拔除腹腔引流管(必要时) □ 拆线 □ 出院 □ 必要时针对术后并发症行介入治疗
主要护理工作	健康宣教		□ 住院宣教(住院环境、规章制度) □ 进行护理安全指导 □ 进行等级护理、活动范围指导 □ 进行饮食指导 □ 进行关于疾病知识的宣教 □ 检查、检验项目的目的和意义 □ 术前宣教		□ 出院宣教(康复训练方法、用药指导、换药时间及注意事项、复查时间等) □ 术后心理疏导 □ 指导术后康复训练 □ 指导术后注意事项

（续　表）

主要护理工作	护理处置	□ 患者身份核对 □ 佩戴腕带 □ 建立住院病历，通知医师 □ 住院介绍：介绍责任护士，病区环境、设施、规章制度、基础护理服务项目 □ 询问病史，填写护理记录单首页 □ 观察病情 □ 测量基本生命体征 □ 抽血、留取标本 □ 心理与生活护理 □ 根据评估结果采取相应护理措施 □ 通知检查项目及注意事项		□ 测量基本生命体征 □ 观察患者病情变化并及时报告医师 □ 腹腔引流液性状与计量 □ 遵医嘱用药 □ 完成护理记录 □ 心理与生活护理 □ 指导并监督患者治疗与康复训练 □ 根据评估结果采取相应护理措施 □ 核对患者医疗费用 □ 协助患者办理出院手续 □ 指导并监督患者康复训练 □ 整理床单位
	护理评估	□ 一般评估：生命体征、神志、皮肤、药物过敏史等 □ 专科评估 □ 风险评估：评估有无跌倒、坠床、压疮、深静脉血栓等风险 □ 心理评估 □ 营养评估	□ 风险评估：评估有无跌倒、坠床、压疮、导管滑脱、液体外渗的风险 □ 疼痛评估 □ 康复评估	□ 风险评估：评估有无跌倒、坠床、压疮、导管滑脱、液体外渗的风险 □ 疼痛评估 □ 康复评估
	专科护理		□ 心理与生活护理	□ 引流管防脱落
	饮食指导	□ 根据医嘱通知配餐员准备膳食	□ 根据医嘱通知配餐员准备膳食	□ 根据医嘱通知配餐员准备膳食
	活动体位	□ 根据护理等级指导活动	□ 根据护理等级指导活动	□ 根据护理等级指导活动
	洗浴要求	□ 协助患者洗澡、更换病号服	□ 协助患者晨、晚间护理 □ 备皮后协助患者清洁备皮部位，更换病号服 □ 告知患者切口保护方法	□ 协助患者晨、晚间护理 □ 备皮后协助患者清洁备皮部位，更换病号服 □ 告知患者切口保护方法
病情变异记录		□ 无　□ 有，原因： □ 患者　□ 疾病　□ 医疗 □ 护理　□ 保障　□ 管理	□ 无　□ 有，原因： □ 患者　□ 疾病　□ 医疗 □ 护理　□ 保障　□ 管理	□ 无　□ 有，原因： □ 患者　□ 疾病　□ 医疗 □ 护理　□ 保障　□ 管理
护士签名		白班　小夜班　大夜班	白班　小夜班　大夜班	白班　小夜班　大夜班
医师签名				